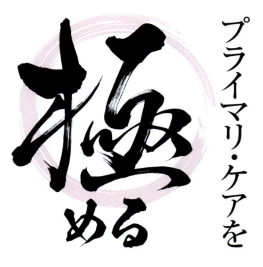

プライマリ・ケアを極める

- 監修 ── **石井　正** 東北大学病院総合地域医療教育支援部 教授
- 編著 ── **赤石哲也** 東北大学病院総合地域医療教育支援部
  阿部倫明 東北大学病院総合地域医療教育支援部 准教授

中外医学社

本書は，東北大学病院総合診療部，東北大学総合地域医療教育支援部，東北大学漢方内科先進漢方治療医学寄付講座の公式事業として作成されました．

巻頭言

　もう8年前になる2011年の東日本大震災発災当時，私は宮城県石巻市の石巻赤十字病院で外科医として勤務していました．その時たまたま宮城県災害医療コーディネーターでもあったことから，最大の被災地となった石巻圏で半年間にわたり災害医療救護活動（フィールドで延べ53,696名診療）の統括をしました．翌2012年に，母校である東北大学から「被災地を中心とした医療復興の仕事をして欲しい」とお声がけを頂き，現在の職に就くことになり，同時に本学の総合診療も所掌する立場になりました．

　ひとくちに医療復興と言っても，東北地区はもともと震災前から医師不足に悩んでいた地域であり，震災でさらに拍車がかかっている状態でして，現在も課題は山積です．地域の医療過疎，診療科偏在をどうするか，人口減＋超高齢化社会にはどのような医療体制が適当か，今も解決策を懸命に模索し続けています．それはある意味，東日本大震災における災害医療活動が残した宿題でもあります．

　これらの課題に対する解決策の一つが，特定の領域・分野において専門的診療を行う専門医ではなく，地域のゲートキーパーとして活躍しうる「地域においてある程度何でも診れる医師」の養成であると考えています．その担い手として，根っから総合診療を「専門領域」とする総合診療専門医がまず頭に思い浮かびますが，その他にも，私のように専門的back ground（私の場合消化器外科領域）が別にあり，「2ndキャリア」として日々地域で総合診療を担う医師も重要なプレーヤーとしてあげられると思います．

　本書は，このような総合診療専門医だけでなく，現場で忙しく全人的総合的医療を行っている先生方のいざという時の切り札として活用してもらうことを主な目的として作りました．限られた時間で最大限の「活きた知識」を得られるよう工夫しました．さらに医学生や研修医にとっても，有用な「診療のTips」集となりますので，本書を軸にさらに深く掘り下げた勉強をするとより効果的と思います．

　総合診療は何も総合診療のみをずっとやってきた医師だけのものではありません．特に東日本大震災の被災地のように著しく医療過疎の地域においては，現場の医師が"総力戦"で総合診療を担わないといずれ立ち行かなくなると思われます．その意味で，本書は我が国の地域医療再構築の一助になればと考えています．

　　2019年4月

　　　　　　　　　　　　　　　　　　　　　　　　　　　　　　　石井　正

序　文

　医療現場では，専門外の疾患の診療にも関わらざるを得ない状況にしばしば遭遇します．医療安全面から考えれば「専門外なので」と断るのも間違いではありません．断るにも勇気がいります．実際，専門外の疾患に不用意に手を出して患者さんに実害を与えたとなれば，患者さんにとって不幸です．誤診して訴えられる恐れもありますし，逆に素晴らしい診療をしても誰かに褒めてもらえるわけではありません．それでも，専門外の疾患を自分が診察せざるを得ない場面は，医師としてまじめに生きていればきっと遭遇します．そういうとき，「知らなくても問題ない細かい知識」と「外すことが許されない大原則」を的確に使い分ける能力が試されると思います．たとえば発症後まだ間もない片麻痺の患者さんが受診したとき，「丁寧に神経診察をして MRI も確認してから専門医にコンサルト」するか，「まず頭部 CT だけ撮影して専門医に素早くパス」するか，グレーなようで明確な答えがあります．しかしその答えは，まじめで丁寧な診療を心がける医師であればあるほど，見えづらくなってしまう恐れがあります．そんな悩みに直面したことのある現場の先生方の診療に少しでもお役に立てればという願いを込めて，私たちは本書を作成しました．お読みになった専門の先生方からみると，おかしい，古い，と感じられるところも少なからずあるかと存じます．何卒，ご容赦ください．直すべきポイント等はご指摘を頂ければ幸いです．また本書を手にされた初期研修医の先生方におかれましては，指導医の先生方から教わることや，患者さんのベッドサイドで積み重ねる経験の方をより重視して下さい．本当に大切な医師としての考え方は，ひとりひとりの患者さんの人生や症状と真剣に向き合うなかで少しずつ身につくと思います．本書がそういう経験のなかで生じる不安感や疑問点の解消に少しでもお役に立てれば光栄です．

　　2019 年 4 月

　　　　　　　　　　　　　　　　　　　　　　　　　　　赤石哲也，阿部倫明

目　次

1　内科当直，内科救急
[赤石哲也，阿部倫明]　1

DNAR 指示／心肺蘇生／除細動／ショック／けいれん重積／気管挿管／持続鎮静／アナフィラキシーショック／DIC／利尿薬／急性腹症／リウマチ性多発筋痛症(PMR)／偽痛風／Crowned-dens 症候群

2　内科救急外来
[赤石哲也，阿部倫明]　26

蕁麻疹／ハチ刺症／花粉症／嘔吐下痢症／疼痛／鼻出血／帯状疱疹／排尿障害／Bell 麻痺／扁桃腺炎

3　生活習慣病
[赤石哲也，阿部倫明]　48

脂質異常症／糖尿病／高尿酸血症(痛風)／骨粗鬆症／メタボリックシンドローム

4　循環器内科
[高山　真]　74

頻脈性の不整脈(心房細動，発作性上室頻拍)／徐脈性の不整脈(AVブロック)／致死的な不整脈／心臓弁膜症／肺塞栓症／虚血性心疾患／心不全

5　消化器内科
[岩田朋晃]　94

腸閉塞／急性腹症／虚血性腸炎／結腸憩室炎／多発性肝囊胞(PCLD)／GERD／B 型肝炎・C 型肝炎／肝腫瘍／ピロリ菌検査

6　呼吸器内科
[赤石哲也，田中淳一]　100

喘息／COPD／心不全との鑑別／ネブライザー／$\dot{V}50/\dot{V}25$ 比／小児喘息／肺結核

■ v

7 膠原病内科 [菅原知広] 109

自己抗体／SLE／シェーグレン症候群／ANCA 関連血管炎／ベーチェット病／大動脈炎症候群／成人スティル病／強皮症／関節リウマチ

8 腎臓内科 [阿部倫明] 113

蛋白尿／急性腎障害／慢性腎臓病(CKD)／血尿／ネフローゼ症候群／IgA 腎症

9 血液浄化 [阿部倫明] 123

緊急血液透析／アフェレーシス／腹膜透析

10 高血圧 [阿部倫明] 130

二次性高血圧／白衣高血圧／仮面高血圧／降圧薬の使い分け／高血圧緊急症／ペルジピンハーフ

11 血液疾患 [菅原知広] 141

貧血／Wintrobe 赤血球指数／DIC／輸血／急性白血病／慢性白血病／APL(M3)／可溶性 IL-2 受容体／骨髄異形成症候群／ITP／TTP

12 整形外科 [大竹高行] 147

頸椎症／頸髄症／椎間板ヘルニア／頸性めまい／腰部脊柱管狭窄症／ぎっくり腰／寝違え／脱臼／腱反射／椎体すべり／胸郭出口症候群／変形性膝関節症

13 精神科 [白木達也] 159

ベンゾジアゼピン系薬／ロゼレム／自殺／うつ病／不眠／発達障害／統合失調症／境界性人格障害／不穏・せん妄／パニック障害／強迫性障害／リストカット／摂食障害

Master the Primary Care Contents

14 外科 ［小野寺 浩］ **170**

創縫合／指ブロック／手指腱損傷／汚染創／破傷風トキソイド／破傷風グロブリン／ヘルニア嵌頓／閉鎖孔ヘルニア／虫垂炎／胆管炎

15 脳卒中 ［小林潤平］ **178**

脳梗塞超急性期／early CT サイン／DWI-FLAIR ミスマッチ／二次予防／1-3-6-12 ルール／DAPT／TIA／t-PA 製剤

16 脳神経内科 ［小林潤平］ **190**

神経局在診断／デルマトームの不連続性／環指徴候／薬剤性の不随意運動／機能性頭痛／感覚障害／めまい／Epley 法／突発性難聴

17 てんかん ［赤石哲也, 小林潤平］ **201**

治療原則／薬剤切り替え／若年女性および妊婦への投薬／抗てんかん薬の使い分けと副作用／イーケプラ／ビムパット／PNES（心因性非てんかん発作）

18 小児科 ［齊藤稔哲］ **210**

新生児／発熱／脱水／迅速検査／咽頭所見／インフルエンザ／中耳炎／尿路奇形／川崎病／熱性けいれん／頭部受傷／蕁麻疹／喘息／ホクナリンテープ／嘔吐・下痢症／腸重積／麻疹／ワクチン／虐待／検尿異常

19 皮膚科 ［赤石哲也, 照井 仁］ **232**

ステロイド軟膏／ワセリン／アズノール／蕁麻疹／接触性皮膚炎／白癬／皮脂欠乏性湿疹／乾癬／疥癬／口内炎／眼部帯状疱疹／褥瘡

20 漢方薬 ［高山 真］ **238**

頭痛への使い分け／漢方薬の副作用一覧／柴胡とサイコ／冷え性に 38番／葛根湯と肩こり／誤嚥予防／大黄は妊婦に注意／過敏性腸症候群／利水効果に五苓散／女性の 3 大処方／生薬の知識集

目次 ■ vii

21 感染症・抗菌薬 ［赤石哲也，岩本隆志］ 245

尿中抗原検査／デ・エスカレーション／MRSA／ESBL 産生菌／耐性菌／
経口 3rd セフェム／感染部位別の使い分け／意外に使える ST 合剤／
β-D-グルカン／血液培養

22 神経変性疾患，認知症 ［赤石哲也］ 256

レヴィー小体型認知症／進行性核上性麻痺／皮質基底核変性症／パーキ
ンソン病／薬剤性ジスキネジア／認知症／MMSE／HDS-R／介護保険と
主治医意見書

23 不眠，不穏・せん妄 ［岩本隆志］ 271

睡眠薬の強さと持続時間／BZ 系によるせん妄の悪化／BZ 系の離脱せん
妄／神経症性不眠／ロゼレムにも禁忌あり／低活動型せん妄／リスパダー
ル／セロクエル／ジプレキサ／錐体外路症状／セレネースで呼吸は止まる
か？／DLB には「非定型」

24 急患センター，当直バイト ［赤石哲也，岩本隆志］ 282

尿路結石／切断指の保存法／子宮外妊娠／汚染創は縫合するな／破トキ
と破グロ／NHCAP／処置時の鎮静／助産師の手／ABCD^{2}スコア／t-PA
製剤の drip and ship／若年性脳梗塞／脊髄症／アスピリン喘息／混注
してはいけない薬剤／蒸留水は点滴できない／デパケンにメロペン禁忌／
妊婦の禁忌薬一覧

25 予測指示（実例） ［赤石哲也］ 295

アナフィラキシー／嘔気／しゃっくり／けいれん／血圧／血糖／インスリ
ン／酸素／人工呼吸器／頭痛／疼痛／尿量／発熱／不穏・せん妄／
不眠／便秘

26 見落としやすいその他の疾患 ［阿部倫明，赤石哲也］ 304

医原性／薬剤性／中毒性／アレルギー性／外因性／遺伝性／感染性／
心因性／婦人科疾患／その他の内科疾患(補遺)

Master the Primary Care Contents

27 検査項目のチェックリスト
[赤石哲也] 316

血液検査／ペア血清／尿検査／血ガス／便／培養／病理／画像検査／生理検査／スパイロ／ピロリ菌検査／認知機能検査

28 その他の個別項目
[赤石哲也] 322

嚥下機能評価／静脈血栓症評価／甲状腺疾患と治療開始目安／好酸球増多／汎血球減少／疲労感／老年医学／禁煙外来／経管栄養と低ナトリウム／更年期障害／男性更年期／リウマチ性多発筋痛症(PMR)／アミロイドーシス／IgG4関連疾患／血管内リンパ腫／中心静脈栄養／補体／関節炎／薬剤性パーキンソニズム／突発性難聴／ステロイドパルス療法／針刺し事故

29 おまけ　統計
[赤石哲也] 342

統計鉄則10箇条／多重共線性(マルチコ)／検定法使い分け／多変量解析／ROC曲線／生存分析

索引・・・・・・・・・・・・・・・・・・・・・・・・・・・・・・348

内科当直，内科救急

1-1 心肺停止，心肺蘇生

DNAR なら心肺蘇生しない

> **Case Example**
> 当直中の深夜，PHS が鳴る音で起こされる．
> 「先生，病棟の患者さんが呼吸していません．すぐ来てください！」
> 病棟に駆け付けると，暗い病棟の片隅に 1 部屋だけ煌々と灯りがともり，夜勤の看護師が集まっている．

☑ 通常の流れ 図1

① まずはその患者が DNAR(Do not attempt resuscitation)でないかどうか確認
　※ DNAR は「DNR」ということもあります
　（当直看護師が「この患者さん，DNAR です」と教えてくれるとは限らない）
② 脈は触れるのか？（必ず自分で触って確認すること）
　⇒ 触れないなら，どんな状況でもまず心臓マッサージ！
③ 気道確保，モニター装着，除細動器の準備
　⇒ 心電図波形みて，バイタルみて，アンビュー換気しつつ挿管準備も
　※窒息が疑われれば吐物吸引・安全体位（吐物をアンビューで押し込むのは厳禁）
　※末梢ライン確保も必要だが，心停止下ではかなり難しい
　※日中なら，必要に応じて院内 EM コールを検討してもよい
　※隙をみて，家族や主治医にも忘れずに連絡（通常，家族が到着しないと心臓マッサージは終わりませんので）

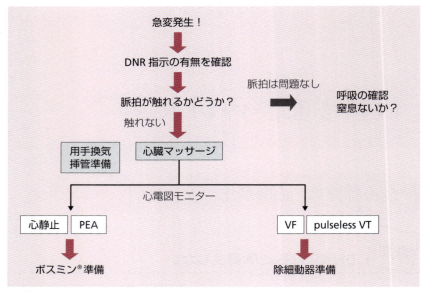

図1 病棟で急変が起きた場合の対応

④ モニター心電図はVF（心室細動）またはpulseless VT（無脈性心室頻拍）か？　PEA（無脈性電気活動）またはAsys（心静止）か？
※前者なら除細動の準備
※後者ならボスミン®（アドレナリン）1A(と後押し用の生食20cc)の準備

Asystole の場合　※除細動器いらない
- ボスミン® 1A 静注（「ボ1」）⇒ CPR 約2分してモニター確認（「C モ」）
  （⇒ アトロピン® 1A 静注 ⇒ C モ）⇒ ボ1…を繰り返す
  ※アトロピン®は地下鉄サリン事件の際にも大活躍した，心臓を鞭打つ薬

PEA の場合　※除細動器いらない
- ボ1 ⇒ C モ ⇒ C モ　を繰り返す

VF または pulseless VT の場合
- まず，すぐに除細動（2相性 150〜200 J）
  ⇒ C モ ⇒ 2回目の除細動 ⇒ ボ1 ⇒ C モ ⇒ 3回目の除細動（360J）
  ⇒ アミオダロン 300mg＋5% TZ 20cc slow i. v.
  ⇒ C モ ⇒ 除細動 ⇒ ボ1…を繰り返す

Master the Primary Care Chapter 1

 もし妊婦だったら？

　妊婦だったら，胸骨圧迫は少し上ぎみで行います．気道はむくんでいるので，普段より 1Fr 細い挿管チューブを準備します．手が余っていれば**仰臥位低血圧**の予防・除外のため，用手的に子宮を左方へ移動してもよいでしょう（左側臥位をとらせるのが有名ですが，そしたら心マできませんし）．
　4 分間 CPR（心肺蘇生法）しても回復がなければ，院内であれば超緊急で死線期帝王切開の適応になります．ただし非常に稀です．もし良心から路上で刃物を使って死線期帝王切開などやれば医師免許すら剝奪されかねません．「母体が死んだら子どもだけ生き残っても意味がない」という考えが現在は常識的なためです．100 年後には変わっているかも知れません．

1-2 ショック（昇圧薬）

 頻度的には敗血症か，絶食下の補液不足による「脱水」

 いずれにせよ下肢挙上，補液．敗血症なら抗菌薬も

 たとえ心不全でも，輸液しつつ昇圧薬くらいが無難
（利尿薬を併用しても，効くまで時間がかかる）

　入院患者の血圧が収縮期血圧 80mmHg を割ってきました．DNR ではありません．さて，どうしましょう．…ボリュームが足りていない（脱水）のか？　敗血症性ショックなのか？　消化管のどこかから血液が漏れているのか？　心臓に何か問題があるのか？　夜間に自分ひとりでどうやって判断しろというのだろうか？　いや，自分で考えねば…．エコーを心窩部に当てて下大静脈の張り具合をみるとか，胸部聴診で肺水腫の有無をみてみるとか，経静脈の怒張をみるとか，いろんなことをしている先生がいるけど，とりあえず血圧は下がっているわけだし，まず点滴入れて反

内科当直，内科救急 ■ 3

応みてみるか….

　夜間当直時に血圧低下で呼ばれた当直医の頭の中を文章に書き出してみました．まず点滴を入れて反応をみる行為を「輸液チャレンジ」とよびます．もちろん，心不全のように輸液チャレンジが望ましくない病態も往々にしてあるわけですが，循環器内科専門医ならまだしも，普通は下肢挙上してライン確保して補液しながら昇圧薬を使うか検討する，くらいが最低要求ラインではないでしょうか．

血圧 80mmHg 以上ないと尿は出ません

　ショックやプレショックの患者さんで「尿がなかなか出ない，なぜだろう」と困っている先生を見かけますが，血圧 80mmHg 以上はないと腎臓で尿は作られません．補液しながらイノバン®（ドパミン）を少量でも流せば，血圧の上昇とともにそのうち尿も出てきます．ちなみに後述しますが，イノバン®を高用量にすると腎臓の血管も締まってくるので，逆に尿は減ってきます．

- **Shock index**（参考程度に）＝心拍数/収縮期血圧　（健常者は 0.5）
  - ・SI＝1.0 ⇒ 推定出血量 約 1L
  - ・SI＝1.5 ⇒ 推定出血量 約 1.5L
  - ・SI＝2.0 ⇒ 推定出血量 約 2L
- **輸液チャレンジ**：30 分で 500〜1,500cc の輸液をし血圧の反応をみる
  - ⇒ responder なら輸液継続
  - non-responder なら肺浮腫や脳浮腫で死亡率が上がるので，むしろ輸液を絞り目に

「命」の「番」人，イノバン®！
- 1〜3（または 5）γ ……主に D 作用で腎血管拡張 ⇒ **利尿**
- 3（または 5）〜10γ ……β₁作用 ⇒ **心臓ばくばく**
- 10γ 以上 ……………α作用 ⇒ 血管ギュー（血圧 UP）
  （⇒ しかし腎血管もギューなので，尿は逆に減る）

※「ボスミン®」はアドレナリン，「イノバン®」がドパミン
　⇒「ボス（上司）のアドレス」と記憶しておく
※γ（ガンマ）：μg/kg/分（パッケージに換算表が付いてます）

心不全に利尿薬と昇圧薬を併用してみる

ラシックス® 0.5A 静注＋カコージン® 3γ で，尿流が増えるかも知れません．ADH（バソプレシン）は生体内における最強の昇圧剤．「カテコラミンより強い昇圧作用」と考える先生もいる．

1-3 けいれん重積

Case Example
「先生！ 患者さんがけいれんしています．アンビューうまく入りません．サチュレーション下がってきました！ ラインとれません！ 先生，どうしますかっ!?」

 まず気道の確保．SpO₂ 確認して酸素投与も

 医者なら意地でもライン確保せよ

① ラインあり ⇒ **セルシン®（ジアゼパム）1A** を slow i.v.（2分以上かけて）
　※もちろん呼吸も止まるので，モニターとアンビューを準備
　※BZ（ベンゾジアゼピン）が効きすぎたらアネキセート®（フルマゼニル）（ただしリバース後はけいれんリスク再上昇）
　※高齢者では 0.5A や 0.25A でもよい
　※血圧低下にはエホチール®（エチレフリン）など

② ラインなし ⇒ **ダイアップ®（ジアゼパム）坐薬 Sp** または **セルシン® 1A 注腸**
　※筋注は古い
　（注腸では，チューブ内に残る分も考慮して多めに吸って注入）

呼吸止めて挿管に失敗しても，アンビューとネーザルあればたいていは大丈夫！

「セルシン®を静注して呼吸を止めた挙句に挿管できなかったらどうしよう」などとためらってけいれんを頓挫させることを躊躇してはいけません．数分のけいれんならまだしも，重積状態になったら1秒でも早くけいれんを止める必要があります．脳に障害が残りますし，外傷のリスクもあります．

もし鎮静したうえで挿管に失敗しても，最悪の場合，そのままアンビューで換気しながら救急車で最寄りの救急病院に搬送して挿管してもらえばよいわけです．ひどい喉頭浮腫や肥満がなければたいていは搬送中も問題なく換気できますし，鎮静後の舌根沈下がひどくて換気が困難でチアノーゼになってもNGチューブを鼻穴から突っ込むだけで換気できるようになることが多いです（というか医者なら意地でも挿管しましょう）．

ちなみに，近くの救急病院にアンビュー押しながら救急搬送するメリットとして，おそらく救急病院には**エアウェイスコープ**（1台数十万円）が置いてあります．もしベテランでも難しいような挿管困難例でも，エアウェイスコープの画面を見ながらやれば，研修医だって簡単に入れられることが多いです．

 けいれん再発予防薬を忘れるな！

これを怠ると，ICUでけいれんを繰り返しスタッフからヒンシュクを買うでしょう．もともと内服していた抗てんかん薬があるなら，お薬手帳で確認し全て再開すべきです．お薬手帳がないなら，かかりつけ医に電話し確認しましょう．

抗てんかん薬の内容が不明な場合や，そもそも意識も悪くて内服が難しい場合は，とりあえず**イーケプラ®（レベチラセタム）の点滴製剤（1,000mg/dayなり2,000mg/dayなり）**がお勧めです．

イーケプラ®の点滴を置いてない病院なら，ホストイン®（ホスフェニトイン）やアレビアチン®（フェニトイン）の点滴でもよいですが，血管炎やら致死性の徐脈やら副作用に注意が必要です．どうしてもイーケプラ®がよければ，経鼻胃管からイーケプラ®錠剤を粉砕して急速飽和させる手もあります．

ご年配の先生だと「ノーベルバール®（フェノバルビタール）1A＋生食100cc点滴」とか「フェノバール®（フェノバルビタール）1A筋注」みたいな感じでバルビツール系を好む先生もいます．

点滴の単剤投与だけでは不安なら，ロヒプノール®（フルニトラゼパム）1A＋生食100cc（30分～1時間で点滴）を併用してもよいでしょう．

Master the Primary Care Chapter 1

1-4 挿管（ひとりで，アウェークの状態で）

アウェーク挿管を深夜に医師ひとりでできる自信がないなら，当直バイトする権利なし

　すでにぐったりした CPA の患者さんに（半ば儀式的に）挿管するのと，急変直後でまだ意識が残っていて苦しんでいるチアノーゼの患者さんに挿管する修羅場とでは，難易度が全く違います．医師がたくさんいる日勤帯と，夜間で医師が自分ひとりしかいない状況とでも，まったく違います．医師が自分ひとりで，看護師 1〜2 名しかいない状況でも挿管できる技術がない先生は，残念ながら当直バイトをしてはいけません．

肩枕（患者側の体勢），ベッドの高さ（医師側の姿勢）で勝負がほぼ決まる

　挿管に成功するかどうかは，挿管に取りかかる時点での患者側の姿勢（患者の肩の下に枕を入れて，喉頭が見やすい角度にする）と，医師側の姿勢（医師の腰の高さあたりにベッドの高さを上げておく）が，ほとんど全てです．

　そういう意味で，緊急挿管の現場には人手がいります．患者さんの肩の下に枕を入れるのにも数名必要ですし，ベッドの高さを上げる人，挿管チューブや喉頭鏡を救急カートから出して準備する人，主治医や家族にコールする人…など，いろいろ必要です．

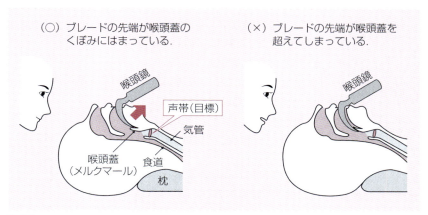

図2　ブレード先端が喉頭蓋より深く入ると，声門がうまく見えない

内科当直，内科救急 ■ 7

挿管チューブにスタイレットを入れずに渡してくる新人看護師さんもたまにいますが，怒らず冷静に教えてあげましょう．

クリコイド・プレッシャーと，ブレード先端の位置も重要

「医師と患者の姿勢」ほど重要ではないですが，挿管できるかどうかの別なポイントとして「クリコイド・プレッシャーをうまく介助者にやってもらうこと」と「喉頭鏡の先端が奥に入り過ぎていないこと」も重要です．

ちょっと考えてほしいのですが，喉頭鏡のブレードの先端はどこに入れますか？　**舌と喉頭蓋の間**ですよね．ここで，**ブレードが喉頭蓋を越えてしまうと，なぜか声帯はまったく見えません．**おそらく声帯まで一緒にブレードで持ち上げられてしまって，食道しか見えなくなるのでしょう．舌をよけることだけに集中して一生懸命ブレードをこねくりまわしても声帯が見えず「あれ，どこだ？」と焦ったら，冷静にブレードを少し引いてみると，喉頭蓋がぷるんっと現れて，その背後に声帯が見えるはずです　図2　．

挿管時の鎮静にドルミカム（10mg/筒）を1筒すべて使ったら多すぎ

挿管時の鎮静薬
① **ドルミカム®（ミダゾラム）1A**（10mg/2cc）＋**5％ブドウ糖液** 18cc
　⇒ 希釈液 20cc（0.5mg/cc）⇒ 4cc（2mg；つまり 0.2 筒分）を 30 秒で i.v.
　※1〜2分待って効果をみて，不十分ならさらに希釈液 4cc ずつ静注する
　※普通は希釈液 10cc（ドルミカム® 5mg 分）までで寝る
② **プロポフォール**（500mg/50cc）
　⇒ 10 秒かけて 2〜3cc くらいの速度で，就眠が得られるまで slow i.v.
　※普通は計 10cc までで寝る
③ **セルシン®**しかなければ，0.2〜0.4mg/kg 静注（セルシン® 10mg を i.v.）
　※**セルシン®には 5mg 注と 10mg 注の製剤がある**ので，必ずどっちか確認する
　※普通はセルシン® 10mg までで寝る
　※**セルシン®は希釈禁忌**なので，原液のまま使う

外科の先生では，鎮静薬を一切使わずに挿管する先生もいます．また，麻酔科や救急の先生方は筋弛緩薬を併用するケースもみますが，内科医で挿管時に筋弛緩薬を使っている先生はまだ見たことないです．

 挿管チューブの深さは，バカのひとつ覚えで「22cm」でOK

「男性が24cmくらいで…女性が，えーっと，えーっと…」などとなるくらいなら，性別に関係なく22cmと覚えておいてもOK．「バカのひとつ覚え」と言われても，覚えてなくて深く入れ過ぎて片肺換気になるよりはマシでしょう．

挿管チューブの深さでも，CV（中心静脈カテーテル）の深さでも，挿入や穿刺後に「あれ，固定って何センチだっけ？」とアタフタすると看護師に不安感をもたれます．

 挿管後の持続鎮静は，ドルミカムちょろちょろ流す程度で十分なことが多い

 鎮静薬の持続少量投与は，シリンジポンプを使って厳密に行う

挿管に成功して現場に安堵の空気が漂ったのも束の間，早急に人工呼吸器の設定と，持続鎮静の指示を要求されます．

- **ドルミカム®注（10mg/2cc）×5A＋5%TZ（20cc）×2本**
  ⇒ **希釈液50cc（1mg/cc）**⇒ 希釈液 **2cc/hr** くらいから**シリンジポンプ**で開始
  ※良好な鎮静を得たいなら，3〜4cc/hr以上は必要かも（つまり上の希釈液を1日に2本用意する必要あり）
  ※体動が目立つなら，希釈液1ccフラッシュし，1cc/hrずつ増量（**最大10cc/hr**）
  ※プロポフォールと同じく，**長期に使うと耐性**ができやすい（逆に，フェノバール®は耐性が出にくく，まず覚めない）
- **プロポフォール**なら，0.3mg/kg/hr（原液1〜2cc/hr）の速度で開始し，適宜調節
  ※通常は0.3〜3.0mg/kg/hr（原液1〜10cc/hr）の速度で十分

気管切開チューブの入れ替え時は，再挿入困難時の奥の手を心に準備しておく

　難病の患者さんが入院している病院では，気管切開チューブの交換をお願いされることが休日にもあるかも知れませんが，稀にスルっと再挿入できないと，あっという間にチアノーゼになることがあり，相当ビビります．残念ながら気切チューブの入れ替え時のトラブルに関しては，意地でも再挿入するしかありません．やみくもに乱暴にやってはいけませんが，ある程度の力が必要なときもあります．

　もし気切チューブを乱暴に挿入したり抜去したりして，肉芽を引きちぎるなどして大出血したら，さっさと再挿入してバルーンを膨らませるか，それでも届かない場合は，スタイレット入れた挿管チューブを浅めにつっこんでバルーンを膨らませれば，理論的には肺へのタレこみによる窒息は防げます（そういう状況は遭遇したくないですが）．

　非常にレアなケースとして，ICU で挿管チューブの入れ替えをお願いされることもありますが（普通は 2 週間以内に気管切開するので滅多にありませんが，痰などによる閉塞で），抜いたはいいものの再挿管で手間どるケースがしばしばあります．抜く前にガイドワイヤーを通しておいて，それを使って入れ替えた方が無難です．

抜管前のステロイド投与は必須ではないが，せめてエアリークテストだけはやっておくこと

　抜管はなるべく，人手が多い平日の日中にやりましょう．CPAP モードや吹き流しの状態で 2〜3 時間様子をみて，血ガスも大丈夫そうなら抜管可能であろう．抜管後に喉頭の浮腫で呼吸不全になるケースもあるので，抜管前に試しにバルーンの空気だけ抜いてみて，呼吸音がしっかり漏れて聞こえてくるか確認する「エアリーク（カフリーク）テスト」は必ずやっておきましょう．病院によっては抜管前にステロイドを点滴する所もあるので，施設の指針に従いましょう．個人的には，カフリークテストで問題なければ事前のステロイド点滴は必須ではないように思います．

1-5 人工呼吸器の管理

加温・加湿器が，配管の冷気から肺を守る

　レスピレーターに加温・加湿器を接続し忘れて強制換気を続けると，肺に障害をきたします．レスピは圧縮空気がないと動かず，以前は病院の中央配管から冷たい圧縮空気を取り込んでレスピを動かす場合が多かったため，特に冬場などは加温・加湿器の調子が悪いと危険でしたが，最近のレスピはコンプレッサー内蔵型が多いので room air から圧縮空気をつくって配管の酸素と混ぜて患者に送り込みます．よって万が一，加温・加湿器が壊れて加温も過湿もされていなくても，肺胞が干からびたり，室温以下の冷気が無理やり送り込まれたりする心配は少なくなりました．

　ちなみに肺胞内の湿度が十分あるか簡単に判断するテクニックとして，気管から出てすぐの位置のチューブ内に結露があれば，たとえ加湿器内に結露がなくても，肺胞内の相対湿度はほぼ100％に保たれていると考えてよいです．

まず従量式（VCV）か従圧式（PCV）かを選ぶ

普通は従圧式，神経難病なら従量式

従量式
- 設定したVt（一回換気量：0.40〜0.55L）が強制的に送り込まれる
- 内圧に関係なく一定量の空気が送り込まれ，**バロトラウマ**が起こりやすい
  （バロトラウマ予防：Vtを下げる，吸気流速を下げる，重圧式にする）
- 気胸や縦隔気腫が起こるリスクもある
- 徐々に気道内圧が上がり，圧アラーム鳴りっぱなしの困った状態になってしまうことも

従圧式
- 設定したPIP（最大吸気圧：20〜30cmH$_2$O）を得るまで空気を送るので，症例ごと，呼吸ごとに送り込まれるVt量は異なる

- 従圧式だとバロトラウマの危険は減るが，十分な換気（Vt）が得られている保証はない
- 一般的な場面では従圧式が安全だが，ALSなどの神経難病では自発呼吸が弱く換気が不十分になりやすいので従量式の方が安全

モード選択は，自発呼吸なければ A/C または CMV，少し自発あれば SIMV，ほぼ自発あれば CSV か PSV か CPAP

　ざっくり言えば，自発が回復するに従って，「A/C あるいは CMV ⇒ SIMV±PS ⇒ CPAP±PS」と覚えておけばよいです．A/C は「assist/control」の略です．選択しているモードが適切か自信なければ，ためらわず血ガスで確認しましょう．もし自発呼吸が不安定なのに PSV や CPAP を選んだらアウトです．PS（pressure support）では，吸気トリガー（患者の自発呼吸努力）が検知されない無呼吸では強制換気による保証がありません．CPAP では自発呼吸に関係なく，常時のっぺらと PEEP をかけるだけです．

最後に，FiO$_2$，換気回数，PEEP 圧，I：E 比などの各項目を設定する

- PIP（最大吸気圧）＝PI（調節圧/吸気圧/呼吸圧：PS）＋PEEP
（つまり，吸気圧＝PS＋PEEP）

常識的な設定値
- FiO$_2$ は，患者の酸素化の状況を見ながら 0.30〜0.60 くらい
    ※ちなみに大気中の酸素分圧は 0.21 くらい
    ※「酸素は濃い方が良いから…1.00 で」などと言わないこと
- 換気回数は 10〜13 回くらい
- PEEP は 2〜5cmH$_2$O くらい
- I：E 比（吸気：呼気時間）は 1：2 くらい
- 従量式でいくなら 1 回換気量は 450〜500cc くらい
- 最大気道内圧（吸気圧上限）はせいぜい 30〜50cmH$_2$O

Clinical Example

ALS で入院中の終末期の患者さん. DNAR で呼吸器装着は希望していない. 夜間,「呼吸が苦しい」と当直医 call. 意思を再確認したが, 挿管はやはり希望しないと. アンビューで呼吸をアシストしてあげるにしても, 一晩中押し続けるわけにはいかない. どうしよう.

☑ 解答案①: NPPV (鼻マスクや顔面マスク) 装着による CPAP

欧米では NPPV 装着やネーザルカヌラの挿入すら DNR 患者にはダメという意見もありますが, 日本ではまだグレーです. ちなみに DNR 指示は, 取得後にも患者希望が確認できれば変更したって構いません. あくまで緊急時に, 患者や家族の意思が確認できない際のためのものです. NPPV の顔面マスクは, 鼻マスクと比べて口からの漏れがないので換気効率が上がりますが, 窮屈で不快だし目も乾きます.

なお CPAP のうち単相性でなく二相性の圧で換気効率を上げるものは「BIPAP (バイパップ)」とよびます. NPPV は心不全や睡眠時無呼吸 (SAS) でも使いますが, 中枢性 SAS (CSA) や慢性心不全では BIPAP の方がよいとされます. 閉塞型 SAS (OSA) なら CPAP でもよいそうです.「BIPAP」は換気の種類ですが,「BiPAP」(i が小文字) は製品名です.

☑ 解答案②: ソラナックス頓用で内服 (実際はこっちが多い)

1-6 アナフィラキシーショック[1]

Clinical Example

Ns 「先生. 患者さん, 造影 CT 終わったら, 喉がムズムズするらしいんですけど」
医師「あ, そ」
Ns 「先生. 患者さん, 何だか具合悪そうなんですけど」
医師「あ, そ. ベンチで横になってもらったら」

---

[1]参考文献: 注射剤によるアナフィラキシーに係る死亡事例の分析. 平成 30 年 1 月. 日本医療安全調査機構

> Ns 「先生.患者さん,吐きたいそうなんですけど」
> 医師「あ,そ.じゃあトイレにでも連れて行ってあげたら」
> Ns 「あ,先生.患者さん,何だか意識おかしいんですけど」
> 医師「あ,そ…え,意識!? あれ,やべ.●●さ〜ん,●●さーん! うわ,なにこれ.えーっと,AED もってきて…じゃねぇや,脈拍は…あるし,点滴するか! 下肢挙上して! ちょっと,誰か呼んで! EM コールかけて,EM コール! えーっと,えーっと…」
> Ns 「先生,サチュレーションが測れません! チアノーゼが出てきました!」
> 医師「ぐ…」

大至急,ボスミン 0.3 筒(とう),大腿に筋注!

急性期の治療で最も重要なのは,**1 秒でも早く,ボスミン®(アドレナリン) 0.3 筒(0.3mg)を大腿外側筋注**することです.過去の死亡事故も原因はほぼ,ボスミン®筋注を数分〜10 分以上ためらったことが原因です.対応が遅れて心停止になってからでは,静脈内に投与しようが何しようが手遅れです.アナフィラキシー「ショック」だから,血圧低下がみられなければボスミン®は不要か,というとそうでもありません.そもそもアナフィラキシーの現場にマンシェットを巻く余裕なんてありません.脈が触れるか,触れないかの二者択一です.すでに脈が触れないってことは,もうその時点で半分負け戦です.なら,「血圧がいくつか」なんてあまり気にしなくてよいです.血圧低下やチアノーゼがあるような呼吸苦,意識障害があれば誰でもボスミン®を使いますが,嘔吐,めまい,全身皮膚掻痒感,膨疹,のどの違和感,口唇浮腫などみられた時点でボスミン®筋注を考慮して薬剤の準備を始めておくべきです.ここでためらう医師が結構多くて驚きます.たとえば「ちょっと吐き気がする」程度の訴えならボスミン®を使わないで点滴速度を早めるなりプリンペラン®(メトクロプラシド)混注するなりで様子みるかも知れませんが,全身に膨疹が出てきたりゲーゲー嘔吐したりし始めたら,もう即座にボスミン® 0.3 筒「ブスっ」です.間違ってボスミン®を「血管内に静注」でもしない限り,血圧が 300mmHg になったり脈拍が 200bpm を超えたりはしません.ボスミン®を使ったから患者が死んだ,なんて聞いたことありません.もし間違って静脈内投与して血圧が 200mmHg 以上になってしまったとしても,動脈硬化や動脈瘤がなければ人間の脳の血管は 300〜400mmHg の圧にも耐えうるといわれています.「な

んかこの患者さん，やばそうだな」と感じたら，ボスミン®筋注をためらってはなりません．

　過去の死亡例でみられる原因薬剤は，造影剤，抗菌薬，筋弛緩薬［エスラックス®（ロクロニウム）］，フサン®（ナファモスタット），局所麻酔薬などです．いつ誰に起こるかは予測不能ですが，2回目以降の投与で起きやすいようです．ただし，同一薬剤2回目でなくとも，交叉反応で起きることもあり，初めて使った製品で起きることもあります．

アナフィラキシーを早めに見抜くためのサイン

- 皮膚・粘膜症状………くしゃみ，口の中の違和感，発疹，掻痒，浮腫，紅潮
- 呼吸器症状……………呼吸困難，気道狭窄，低酸素血症
- 循環器症状……………徐脈 or 動悸，血圧低下，意識障害
- 持続する消化器症状…嘔吐，腹部疝痛，尿・便意
- その他…………………頭痛，めまい，悪寒

参考: 心停止までの時間（目安）:
　　　　経静脈的な薬剤・造影剤の投与…5分以内
　　　　ハチ毒…約15分
　　　　食べ物…約30分

アナフィラキシーの対応まとめ

① まず**原因薬剤の中止**
② **バイタル確認**と並行して，**すぐにボスミン® 0.3mg 筋注（大腿外側）**
　　※生きるか死ぬかなので，大腿四頭筋拘縮症など気にしなくてよい
③ 患者を仰臥位，**下肢挙上**．嘔吐しているなら顔を横向きに
④ **高流量の酸素**を投与
⑤ 静脈ルート確保，**生理食塩水**を全開で投与
⑥ 必要なら心臓マッサージ

　ちなみに，全身症状が出ているのにボスミン®使わないで抗ヒスタミン薬やステロイドの点滴しかしない先生がいますが，あくまでそれらは第二選択薬で，アレルギー反応の二峰目の予防という意味しかありません．ステロイドの点滴をしてから効果が出るまで，数十分以上かかります．それらの投与が救命に寄与するというエビデンスはありません．

1-7 DIC（播種性血管内凝固症候群）

原因不明の血小板減少と D-dimer 上昇？
…それは DIC だ！

まず基礎疾患の治療から入れ

　原因（基礎疾患）としては，感染症・敗血症，脱水症，白血病（M3），リンパ腫，悪性腫瘍末期，外傷・火傷，横紋筋融解，膵炎，肝障害，膠原病，ショック，溶血，不適合輸血，重症アレルギー，蛇咬傷，低体温，産科DIC（羊水塞栓症，胎盤早期剥離），大動脈瘤，巨大な血管腫（Kasabach-Merritt 症候群）などがあります．

　一般内科医として DIC に遭遇するのは，圧倒的に入院患者における敗血症（感染症）と悪性腫瘍末期が多いでしょう．なお，悪性腫瘍末期の場合には，家族との相談のうえでDICに対する積極的な治療を行うかどうか決めて下さい．ちなみに「敗血症」とは，菌血症（血液にばい菌がいる）に全身炎症反応が加わった状態です．

　DIC の病態は，上記のような基礎疾患を背景として**全身に持続的な激しい凝固活性化**が起こり，細小血管の中で**微小血栓**が形成され，**凝固因子や血小板の消費（⇒ 出血傾向）** とともに**血栓による臓器の虚血（多臓器不全：MOF）** がもたらされます．

　DIC の診断基準はいろいろなものがあり，厚生省もたびたび新しい基準を発表していますが，臨床現場でざっくり判断するときには 表1 で4点以上かどうかみます．

表1　急性期 DIC 診断基準：4 点以上で DIC と判断

	SIRS	血小板	PT 比	FDP
0点	0〜2点	12万以上	<1.2	<10
1点	3点以上	8〜12万	≧1.2	10〜25
2点	―	―	―	―
3点	―	8万未満	―	≧25

　ちなみに SIRS（systemic inflammatory response syndrome）の診断項目は，以下の通りです．

- 体温＞38℃または＜36℃
- HR＞90bpm
- RR＞20/min または PaCO$_2$：＜32mmHg
- WBC 数≧12,000 または＜4,000，または幼若球数＞10%

　がん，血管腫，血液疾患などに伴う DIC では，SIRS の症状を伴わないことが多いです．
　ほか，DIC の検査所見として以下のような所見も知られています．

AT-Ⅲ（↓），TAT（↑），D-dimer（↑），血漿 Fbg（↓），
血漿プラスミノーゲン（↓）

 今時の DIC 治療は，ヘパリンよりリコモジュリン

DIC の治療
① まずは原病（基礎疾患）の治療 ⇒ 抗菌薬，抗がん薬 etc
② 抗凝固療法 ⇒ **リコモジュリン®（トロンボモジュリンα）**
　　　　　　　（1 日 1 回で OK！　ヘパリンより楽）
　ヘパリンなら 1 時間あたり 250～500 単位くらいで持続投与
　フサン®（ナファモスタット）
　FOY®（ガベキサート）
③ 補充療法 ⇒ **血小板輸血**（血小板≦3～5 万で）
　FFP 輸血（Fbg≦100mg/dL，PT-INR≧2.0，APTT≧上限 2 倍）
　アンチトロンビンⅢ製剤（AT-Ⅲ≦70%なら**ヘパリンより先に**）

　DIC 治療は，ICU があるような総合病院では各科で一般病床にて行うのが普通で，いちいち ICU に移さない場合が多いですが，もし救命できなかった場合にもめるおそれのあるケースでは，念のため ICU に移してしっかり全身管理した方が安全かも知れません．バイト先のような小病院で DNR でない患者が DIC になって家族に治療希望があるなら，遠慮なく高次医療機関に搬送依頼しましょう．**DIC の致死率は 40%前後あります．**

1-8 利尿薬の使い分け

ボリュームを入れるべきか引くべきか？　胸部レントゲンは肺炎なのか心不全なのか？　いつもみんな悩んでいる

　利尿薬を使うべきタイミングで躊躇している先生をよく見かけます．確かに利尿薬を入れると脱水になるから，ヘモコン（血液濃縮）で腎機能は悪化するかも知れません．しかし，心不全や肺水腫の状態や，圧痕性浮腫を伴うような全身浮腫の状態では，水を引くしかないのです．「教科書には無尿にラシックス®は禁忌って書いてある」という人もいますが，水を引くしか手段がないケースでは，利尿薬で引くしかないんです．利尿薬が効かなくてひどい肺水腫になっているようなケースでは最終手段として透析を回しますが，いずれにせよ水を引くしかないわけです．無尿のまま放っておけば，心不全はどんどん悪化するし，血清カリウムもどんどん上昇するし，そのうち破綻して命を落とします．心不全の患者さんでは，副作用やら何やらで専門医でないと使い方が難しいジギタリスやβブロッカーを使うくらいなら，利尿薬を使う方がスマートです．

脱水や低血圧による尿量低下に利尿薬を使うな

　敢えて利尿薬を使うとまずいシチュエーションを挙げれば，脱水や血圧低下で無尿の患者に利尿薬で押していたら，それはまずいです．血圧が80mmHg以下なら尿なんか出ませんし，もし利尿がついてしまえば脱水がさらに進行します．循環動態がくるったり，脳梗塞になったりするかも知れません．脱水や血圧低下では，とにかく補液するしかないのです．血圧が低い無尿なら，**適当に補液しながらイノバン® 1〜5γで持続投与**するのがよいでしょう．

　もう一つ，利尿薬を使うと良くないケースとして，末期がん患者の悪性胸水や腹水に対して利尿薬を使うかどうかです．基本的に悪性胸水や悪性腹水には利尿薬は使わない流れです．禁忌というほどではありませんが，症状の改善につながる根拠は全くありません．苦痛緩和目的に穿刺して液を抜く場合もありますが，血中の貴重なタンパクも流出するので循環動態を乱すリスクや死期を早める可能性があることは頭の片隅に置きましょう．末期がん患者の悪性胸水や悪性腹水に伴う苦痛の緩和には，麻薬を使うか，ソラナックス®（アルプラゾラム）やワイパックス®（ロラゼパム）の頓用，というのが一般的な対応でしょう．

電解質はあまり気にするな．敢えて言えば，高カリウムではカリウム保持性利尿薬を使うな

　利尿薬を使うのを嫌う先生の言い分として，「利尿薬を使うと電解質が動いちゃうから怖くて使わない」というのも耳にします．自由水だけ抜きたいならサムスカ®（トルバプタン）という薬がありますが，値段が高いです．循環器内科や心臓外科ではhANPもよく使われますが，こちらも値段が高いし，一般内科医が使うケースはまずありません．ちなみにhANPは利尿薬というより「血管拡張薬」であり，急性心不全の治療で循環器内科専門医がしばしば使っています．他の候補として，最近糖尿病の治療薬として登場したSGLT-2阻害薬があり，尿中に糖がドバドバ出ることによる浸透圧利尿が期待され，利尿薬としての効果も期待できる薬ですが，血圧も下がるのでプライマリケアのレベルでは慎重に使う必要があります．

　結局，初学者や非専門医にとっては，ラシックス®（フロセミド）が無難でしょう．サイアザイド系〔フルイトラン®（トリクロルメチアジド）など〕は腎機能がある程度悪くなってからでは効果が期待できず，糖尿病や高Ca血症のリスクもあります．そもそもサイアザイド系は「利尿薬」ではなくて「降圧薬」の括りです．一方，ラシックス®は作用時間こそ短く，またそのうち効果も減弱してきますが，Na利尿効果は凄いし，腎機能もあまり悪化させないので，プライマリケアのレベルではダントツで頼りになります．プライマリケアのレベルにおいて，血清電解質で利尿薬を使い分けるとすれば，低カリウムの患者にはカリウム保持性利尿薬を選ぶことでしょう．逆に，高カリウムの患者にカリウム保持性利尿薬を使うのはやめましょう．

 ループは利尿薬，サイアザイドは降圧薬

使用頻度ランキング
① **ループ利尿薬**：**浮腫**に使う（Not 降圧）
　※作用短いが腎機能を悪化させない ⇒ 腎臓が悪い人にはループで
② **サイアザイド**：**降圧**に使う（Not 抗浮腫）
　※腎臓に悪い人（eGFR＜30）には使うな
　※利尿効果＆末梢血管抵抗低下
③ **K保持性利尿薬**：抗浮腫と降圧が半々．弱い
　※ループと併用して低Kを防ぐ

※臓器保護作用がある ⇒ 心不全や心筋梗塞後にしばしば使う
④ 糖尿病薬の SGLT-2 阻害薬
　　　※利尿薬ではないが尿糖による浸透圧利尿
⑤ 肝硬変に伴う体液貯留 ⇒ サムスカ®（トルバプタン；V2 受容体拮抗薬）
　　　※サムスカは，自由水を引く

強さランキング
① ループ ⇒ ただし作用時間短く，耐性が生じて徐々に効果は薄くなる
② サイアザイド ⇒ ループで無効ならサイアザイドを上乗せ
③ K 保持性利尿薬 ⇒ ループで低 K になっちゃったら上乗せ

外来でラシックス 20mg/day 程度の処方なら全く怖くない（おまじない程度）

　利尿薬が効くと一時的に普段の 10 倍もの尿が出ることがありますが，効かないと何の反応もみられません．そういうとき，ラシックス®（フロセミド）の用量を上げると，ある用量以上で急に尿が出てきてくれることがあります．しかし用量が 100mg/day とかになってくるとさすがに腎臓を傷めるかも知れません．では，どれくらいのさじ加減で使っていくのがよいのでしょうか．

　夜間救急外来などで一般内科医が処方するなら，**ラシックス®内服 20mg 1 日 1 回**を 2〜3 日分だけ処方して「週明けかかりつけの先生か，腎臓内科に行ってください」と伝えて帰宅させるのがよいでしょう．腎臓内科の先生だと，ラシックス®10A，つまり 200mg もの量をスロー i.v.することもあるそうです．とある腎臓内科の先生いわく「内服 20mg/day 程度の処方なんて，何も怖くない」そうです．

　ただ，漫然とラシックス® 100mg/day もの高用量で長期間処方し続けるのは間違いです．常識的なラシックス®処方量は**せいぜい内服 20〜40mg/day** までで，それでも効果が足りなければ他剤を併用しましょう．ラシックス®の処方量を増やす際には，倍々のペースで増量するのが一般的です（例：20mg ⇒ 40mg ⇒ 100mg）．

ラシックス内服量は，注射量の 2 倍で

　ラシックス®内服のバイオアベイラビリティは静脈注射と比べて約 50％なの

で，ラシックス®の経口投与量は，静脈注射量の2倍必要です．たとえばラシックス®注10mgは，ラシックス®錠20mgに相当します．

ラシックス100mgくらいドカンと入れても反応なければ，持続静注に切り替えてみる

　ループ利尿薬であれサイアザイド利尿薬であれ，いちど糸球体でろ過されて尿細管の内側からチャネルをブロックすることで効果を発揮します．よって，一度に大用量を投与してもそのままドバっと尿に流れておしまいです．少量をゆっくり点滴混注やシリンジポンプで時間をかけて投与する方が利尿効果が高いです．シリンジポンプの使用に自信がなければ，Na含有量がなるべく少ない点滴にラシックス®を混ぜて24時間持続点滴してもよいでしょう．

　具体的な用量としては，ループ利尿薬のボーラス静注20～100mgをしてみて，効果がなければ，持続静注として2～20mg/hrを開始してみるとよいでしょう．

1-9 何か内臓が捻れている状態

　夜間救急外来で「嘔吐と腹痛」という主訴の人が来たら，あなたは何を考えますか？　腸閉塞でしょうか？　虫垂炎でしょうか？　腹膜炎でしばしば嘔吐が起きることを知っている先生なら腹膜刺激徴候の診察もするでしょう．若い女性の患者さんなら，妊娠反応も調べるでしょう．しかし，多くの先生が見落としてしまう緊急症があります．それがこの「内臓が何か捻じれている」病態です．腸間膜動脈閉塞症と並んで，診断が遅れやすい急性腹症です．

内臓が捻じれると，人は吐く．卵巣腫瘍茎捻転やら，精巣捻転やら，腸管捻転やら，たいてい緊急症

　若い男性（思春期～20歳代）で下腹部～陰嚢に痛みを訴えながら吐いていたら，1秒もためらうことなく泌尿器科にコンサルトすべきです．あなたが1秒ためらうごとに，彼の精巣は少しずつ腐っていきます．精巣捻転に一度なった人は再発しやすいので，既往歴にも注意が必要です．

　若い女性が下腹部痛＋「嘔吐」という情報があれば，妊娠反応を調べるのは当然のこと，妊娠反応が陰性ならば腹部CT（可能なら造影あり）を撮影すべき

です．4〜5cm のゴロっとした腫瘤が子宮の近くに見えたら，おそらく診断は卵巣腫瘍茎捻転です．

 急性腹症では，多少腎機能が悪くても造影 CT を！
（ただし妊娠反応検査は必ず先に済ませる）

　腸管捻転を疑ったら，何よりも腹部造影 CT が重要です．これでついでに腸間膜動脈閉塞症も一緒に除外できます．「造影剤は使うと副作用とか怖いし，同意書とるの面倒だし，単純 CT で済ませます」という先生は多いですが，急性腹症の患者は基本，造影 CT が必要です．腹部大動脈解離であれ，腸間膜動脈閉塞症であれ，急性虫垂炎であれ，結腸憩室炎であれ，急性腹症は造影剤を使わないと判断が難しい病態ばかりです．数年に一度くらい，造影剤によるアナフィラキシーでヒヤっとすることがあるかも知れません．しかし，造影剤を使わないで年に何度もヒヤっとするよりはマシです．腎機能に関しても，Cre 1.5 くらいまでなら一度くらい造影剤を使っても大きな問題はないだろうといわれますし，必要なら流し込む造影剤の量を 7 割なり 5 割に減らせばよいのです．

　最後に，当然ながら 50 歳未満の女性では造影 CT の前に必ず妊娠反応検査はしておいてください．これを忘れて患者さんとトラブルになった場合，誰もあなたをかばってくれません．患者さんの「妊娠している可能性は絶対にありません」という言葉を真に受けてはいけません．50 歳以上で妊娠反応が陽性であったという話も，たまに耳にします．

1-10 PMR や偽痛風など，よくみるマイナー疾患

 PMR と偽痛風の新患を診断できなければ，
ベテラン内科医とはいえない

　国家試験のときに，PMR（リウマチ性多発筋痛症），偽痛風なんて，あまり気合いを入れて学んだ記憶は私にはありません．しかし内科医になって，特にプライマリケアの現場にいると，これらの疾患に遭遇する機会はかなり高いです．これらの，医学部で習っていないマイナーな疾患だけど実はメジャーな疾患をしっかり診断できるかどうかが，一般内科医としてのレベルを反映します．

　たまに間違われますが，「線維筋痛症」ではなくて「リウマチ性多発筋痛症」

です．線維筋痛症は除外診断としてのイメージが強く，たとえ診断できたところで有効な治療法も少ないのですが，PMRはれっきとした膠原病で，ステロイドが著効するので，内科医としての腕の見せ所です．

PMR（リウマチ性多発筋痛症）
- 高齢者（特に女性）における超メジャーな疾患．経過は日～週単位
- 四肢**近位部**(頸，肩甲部，上腕，大腿)に対称性の疼痛とこわばり(特に朝)
    ※「筋痛症」なので関節痛ではない．上肢帯とか下肢帯など少し広めの範囲
- 基本的に炎症なので，採血ではWBC↑，CRP↑，赤沈↑
- 少量ステロイド（10～15mg/day）経口で治療するだけで著効するので，しっかり診断して治療できれば「名医」になれる
- ただしPSLの減量は慎重かつ長期に行わないと，しょっちゅう再発する
- 高齢者がある日突然動かなくなった ⇒ 脳梗塞？　DLB？　PMR？
- **50歳未満で発症のPMRはまずいない**（だいたい65歳以上）
- PMRと併発しやすい側頭動脈炎は，側頭動脈（外頸動脈系）だけに起こるわけではない．内頸動脈系の眼動脈にも起こるから，失明する
- 両手のむくみ（対称性の滑膜炎）を伴うとRS3PE症候群
    ※ PMRもRS3PEも，治療は一緒でステロイド

もし関節穿刺するならイソジンで入念に消毒

偽痛風と感染性関節炎を厳密に鑑別したいなら，関節液を鏡検するしかない

偽痛風（crowned-dens症候群を含む）は，一般内科をしていると，しばしば経験します．片側の膝関節がどーんと腫れて発赤しているので「細菌性関節炎に違いない！　CRPも10以上だし，これはやばいぞ！」といきり立って整形外科に緊急コンサルトすると，「偽痛風ですね～」とNSAIDsだけ処方されて帰宅になることがあります．結果的に整形外科でしっかり診断してもらえているのでよいのですが，偽痛風が頭に入っていなかったとなると一般内科医としては恥ずかしいです．本来は体内で分解されるはずのピロリン酸という物質がカルシウムと結合してピロリン酸カルシウムになって関節内の軟骨などに沈着して起きます．とりあえず加齢に伴って関節に変性が進むと起こるのが偽痛風です．結局診断には関節穿刺して関節液を顕微鏡で技師さんに見てもらうしかないのですが，整形外科医がいない病院では一般内科医がみんな関節穿刺し

ているのかというと，関節穿刺しないで経験的に診断することも多いです．とはいえ，関節穿刺しないと厳密には鑑別できませんから，関節穿刺する内科の先生もいます．そのときは，エコーを使おうが局所麻酔を省略しようが自由ですが，**必ずイソジン®（ポビドンヨード）で穿刺部を清潔に消毒して滅菌状態で穿刺してください**．医原性に関節に感染を起こしたとなれば，目も当てられません．ブドウ球菌による関節炎などでは最終的に外科手術が必要になることもあります．ちなみに，たかが偽痛風でも関節液はまるで細菌性関節炎のような濁った黄色の汚い関節液になります．やはり顕微鏡で技師さんにみてもらわないと分からないのです．

　関節穿刺時の針の太さですが，キシロカイン®（リドカイン）を注入するだけだったら細い針でもよいのですが，関節液の採取・除去の目的で刺す場合には 18G で刺すようにいわれます．関節液は髄液と違って結構ドロっとしているうえに，偽痛風なんかでは濁っていますから，細い針だとうまく吸えないのです．整形外科の先生方はたいてい麻酔せずにブスっと刺していらっしゃいますが，若い人では「痛え！」となって膝に力が入ってうまく刺さらないこともあるので，適宜局所麻酔薬など使ってもよいと思います．少なくとも私だったらできれば麻酔してほしいです．考えただけで失神しそうです．そう考えると，よほど膝関節の外傷歴や手術歴，敗血症の既往でもない限り，単関節炎では関節穿刺しないで偽痛風の暫定診断のもと NSAIDs で経過観察するのもアリな気がしてきます（結果として実は細菌性関節炎だったら辛いですけど）．

　なお，偽痛風において関節穿刺するメリットが「診断」以外にもう一つあります．それは，穿刺によってパンパンに貯留した関節液を何 cc か除去することで，関節痛が劇的に改善することがあるのです．診断と治療が同時にできるなら，一石二鳥ですね．

頸の偽痛風(crowned-dens) は通常の頭部 CT では撮像範囲に入っていない．crowned-dens の診断は CT 骨条件で

　crowned-dens 症候群（環軸椎偽痛風）も，四肢の偽痛風と同じく，採血で CRP が上がっていることが多く，たいてい発熱も伴うので，片頭痛や緊張型頭痛と間違えることはまずありません．むしろ項部硬直を伴うので髄膜炎が疑われて髄液穿刺までされてしまうオーバートリアージの方が多いでしょう．crowned-dens の診断は，頭部 CT を骨条件でチェックします．もう一度書きますが**「骨条件で」**画像をみてください．CT 値がどうのとかいろいろな意見があるでしょうが，基本的には**骨条件でみなければ分かりません**．

通常の頭部 CT のオーダーでは，環軸関節は撮像範囲に含めてもらえないと考えてください．もし病歴から crowned-dens を疑って指示もないのに気を使って環軸椎まで撮像範囲に含めてくれている技師さんがいたら，よほど優秀な技師さんです．普通は，医師が撮影前に電話して伝えるか，オーダーコメントに「環軸関節までみたいので，撮影範囲に含めてください」と明記する必要があります．

なお，crowned-dens 症候群では，発熱を伴わないことや採血で炎症所見が軽微であることも少なくありません．

2 内科救急外来

2-1 閉経前の女性

 閉経前の女性が来院したら，まずは妊娠反応検査が必要か考える

　最近は，40歳代や場合によっては50歳代でも陽性の人が混ざっていることがあります．いわゆる中年であっても，閉経前であれば妊娠反応検査の必要性は検討する必要があります．「頭痛＋嘔吐」，「嘔気＋めまい」，「腹痛＋嘔吐」の症状で来院することもあります．間違っても妊娠反応を検査する前に造影CTなど撮影してはなりません．

　妊娠反応が陽性であった場合，正常妊娠，流産，子宮外妊娠，胞状奇胎などの鑑別が必要になりますので，すぐに産婦人科に紹介します．

2-2 蕁麻疹，食物アレルギー

 ポララミンの点滴だけで満足せず，抗ヒスを2〜3日分処方する

　食物（魚，そば，カニ，えび，飲酒，果物，豚肉，香辛料 etc），**薬物**（抗菌薬，降圧薬，解熱鎮痛薬 etc），**物理刺激**（皮膚のこすれ，温熱，冷感，日光，圧迫），**発汗**（入浴，運動，緊張）などで起こります．

　治療のポイントは，以下の通りです．

① 原因・悪化因子の除去と回避が重要
② 抗ヒスタミン薬（やステロイド）内服による薬物管理が基本
　※即効性を期待して，外来で点滴してもよい
③ 塗り薬（外用薬）は効果が薄い

一般的な治療
- ポララミン®（d-クロルフェニラミン）5mg＋生食50ccを5〜10分で点滴
  （補助：ソル・コーテフ®100mg＋生食50ccを5〜10分で点滴）

治療してもなかなか皮疹や全身症状がひかない症例では，経過観察の意味も込めて入院管理してもよいでしょう．帰宅させて二峰性の遅発性アレルギーで翌日再び救急搬送されるよりはマシです．なお，帰宅前に，二峰性の遅発性アレルギー予防の目的で，抗ヒスを2〜3日分処方してもたせてあげるべきです．

- 運転する人 ⇒ アレグラ®錠（フェキソフェナジン）60mg 1日2錠 分2を2〜3日分
  ※たとえアレグラ®でも「眠気あったら運転は控えて下さい」と伝える
- 運転しない人 ⇒ セレスタミン®配合錠（ベタメタゾン・d-クロルフェニラミン）1日3錠 分3を2〜3日分 or ジルテック®（セチリジン）
  ※いずれにせよ「週明け，内科受診してください」と伝える

蕁麻疹に軟膏は邪道

　蕁麻疹に軟膏を処方している先生をよくみますが，リンデロン®軟膏やアルメタ®軟膏を全身に塗っても治療効果が薄いだけでなく，ステロイド軟膏（特にstrong以上）を何ヶ月も長期的に漫然と使い続けるとステロイドの全身性の副作用が出ます．皮膚の薄さにもよりますが，大した皮膚炎もないのに漫然とステロイド軟膏を処方し続けるのは控えるべきです．

　ちなみに喘息などで吸入ステロイドを使いますが，ステロイド軟膏と違って全身性の副作用は出ないものの気道のカンジダなどの感染予防（うがい）が必要です．

顔面の症状や全身症状が強い蕁麻疹は，入院でもよい

　帰宅させてダメな蕁麻疹の症状として，アナフィラキシーショック，眼瞼・口唇に目立つ浮腫，紫斑，消化器症状，搔痒が軽度，などの所見があれば，帰宅させるときは注意が必要です．そもそも蕁麻疹という診断が間違っているかも知れませんので．クインケ浮腫/血管炎浮腫では，気道浮腫で死ぬこともあります．

　ちなみに，蕁麻疹はなぜか若い女性に多い印象です．あと，**お腹の調子が悪いときにアレルゲンをとると蕁麻疹の症状が出やすい**ようなので注意しましょう．おそらく下痢などで腸管粘膜のバリアがゆるいと，未消化のアレルゲンが体に侵入しやすいためです．また，なぜか蕁麻疹は夜に来ることが多いです．サンマの時期（9〜10月ころ）に多い印象でしたが，マグロ，カジキ，カツオ，サンマなど，なんでも起こるそうです．

2-3 ハチ刺症

 エピペンはハチに刺された人全員に処方する必要はない

　まず，針が残っているのにそれをつまんで引き抜こうとすると，毒がさらに注入されるので危険です．もし針が残っていれば，つままないで，指や注射針ではじき飛ばして除去しましょう．ちなみに，針が残っているのはミツバチの場合で，スズメバチなど何度でも刺せる大きい奴らは針を残しません．ハチに刺されてすぐなら，傷口を絞ったり，流水で洗い流したりして，なるべく毒液を除去すべきですが，口で吸おうとすると口の中の傷から毒が入ってくるので避けた方が無難です．刺されて発赤・腫脹が出てくるので，局所を冷やし，心臓より高い位置に刺された場所を挙上するとよいです．都市伝説の「アンモニア塗布」「尿をかける」は無効です．

　病院では，強力ネオミノファーゲンシー®（グリチルリチン）の静注，あるいは抗ヒスタミン点滴（ポララミン®）あるいはステロイド点滴［デカドロン®（デキサメタゾン）やソル・メルコート®（メチルプレドニゾロン）］を行うのが一般的です．点滴しないで処方だけで帰宅という先生もいますが，患者さんも早く症状を取り除いてほしいでしょうから点滴治療くらいしてもよいでしょ

う．痛みがひどければ，キシロカイン®とデカドロン®を混ぜて細い針で局所注射することもありますが，疼痛がよほどひどくなければしなくてよいです．アナフィラキシー反応（全身症状）がひどければ，すぐに高次医療施設へ搬送して構いません．局所に塗る軟膏としては，抗ヒスかステロイドの軟膏を出します．

ハチ刺症の外来処置（例①）
- ソル・メルコート® 125mg ＋ 生食 100cc を点滴
- さらに，強力ネオミノファーゲンシー® 20mL を i.v.
- 帰宅時処方：アレグラ®（60）1 日 2 錠 分 2 5 日分
　　　　　　 ＆リンデロン®V 軟膏 10g

ハチ刺症の外来処置（例②）
- 強力ネオミノファーゲンシー® 20mg　2 管を i.v.
- デカドロン®注 1.65mg 1 管 ＋ キシロカイン®ポリアンプ 1%（10mL）0.3 管
　　⇒ 刺し口のあたりに，すごく細い針で皮下局所注射
- 帰宅時処方：ネオマレルミン®錠（d-クロルフェニラミン）2mg 1 日 3 錠 分 3
　1 日分 ＋ リンデロン®V 軟膏 1 本

帰宅時処方例
- デルモベート®軟膏（クロベタゾール）0.05%（strongest）
　＋タリオン®OD（ベポタスチン）10mg 1 日 2 錠 分 2

　なお，責任はもてませんが，先生によっては「42℃以上の熱いシャワーや蒸しタオルで刺された部位を温めれば，ハチ毒やムカデ毒が失活して症状が改善する」という治療法を推奨する人もいます．私は怖いのでやったことありませんが，もし皆さんが刺されたら，一度試してみてもよいかも知れません．念を押しておきますが，40℃程度のぬるま湯に入れたら炎症が悪化するので地獄です．あくまで「42℃以上」の温熱療法です．いずれにせよ私は怖くてできませんが…．

　今後再び刺されたときにアナフィラキシーを起こすリスク［つまりエピペン®（アドレナリン）を処方する必要性］を調べる手段としてハチ毒アレルギー検査がありますが，必須ではないですし，実際そこまで検査している先生はほとんどいません．ただ，これまでハチに刺されてアナフィラキシーやショックになった経験が一度でもある人にはエピペン®をもたせるべきでしょう（特に山林で作業する機会が多い人）．現時点ではエピペン®を処方するには事前にWeb上で講習を受けるなどして登録してもらう必要があります．

アナフィラキシーの場合，72時間以内に二峰性に再発することがある

　ハチに刺された場所だけでなく全身に症状が出るようなアナフィラキシーを起こした症例では，帰宅させるときにより注意が必要です．一峰目のアナフィラキシー反応は刺されてから数分～15分以内に起こりますが，二峰目の遅延反応は2～14日以内に遅れて起こります．蕁麻疹の項でも述べましたが，帰宅前に念のため抗アレルギー薬やリンデロン®錠を数日分だけでも処方してあげた方が安心でしょう．なお，刺されてからアナフィラキシー反応が出現するまでの時間が短い（30分以内）症例ほど，注意が必要です．

　具体的に処方する薬ですが，一般的にはポララミン®錠，アタラックス®P（ヒドロキシジン），ペリアクチン®（シプロヘプタジン），アレグラ®（フェキソフェナジン），クラリチン®（ロラタジン），ザジテン®（ケトチフェン），ザイザル®（レボセチリジン）などから選んで処方します．抗ヒスは第二世代以降の方が，眠気が少ないです．なお念のため，アナフィラキシーの場合の治療法に関して以下に再度掲載しておきます（p.14参照）．

> **アナフィラキシーショックの治療**
> ① 気道確保（挿管），酸素投与
> ② **ボスミン®（アドレナリン）0.3～0.5A 筋注（大腿外側）**
> 　　※「皮下注」ではない
> ③ ライン確保（補液）
> ④ 抗ヒスタミン薬点滴，ステロイド点滴（再発・増悪予防）
> ⑤ アナフィラキシーショックや全身症状を呈した症例は**入院**
> 　（局所症状のみの場合は帰宅も可能だが，常に二峰性のリスクあり）
> ⑥ ショック経験者には，アレルギー検査によらず**エピペン®処方**
> 　（ハチ毒アレルギーの検査まで行う先生は少ない）

2-4 花粉症

 流行りは内服＋点鼻＋点眼±小青竜湯

　花粉症のシーズンに鼻水が止まらないと受診する患者さんには，採血で

MAST 36 や total IgE を調べることもありますが，その日のうちに 15 分で分かる検査として，鼻汁をプレパラートに塗って好酸球を鏡検するという**鼻汁好酸球検査**があります．

　基本的には抗アレルギー薬を処方しますが，第一世代抗ヒスは眠気が強いので，運転する人には避けた方が無難です．**アレグラ®**や**デザレックス®**（デスロラタジン，新薬）が比較的眠気が少ないといわれます．最近では内服に加えて点鼻薬を希望する患者さんも多いです（嫌がる人もいますが）．点鼻薬のラインナップとして，古くからあるナゾネックス®点鼻（モメタゾン），フルナーゼ®点鼻（フルチカゾン）や，新しいアラミスト®点鼻（フルチカゾン），エリザス®点鼻（デキサメタゾン）などがあります．さらに，目のかゆみがひどければ，パタノール®（オロパタジン），ザジテン®（ケトチフェン），アレジオン®（エピナスチン）などの点眼薬を追加で処方してもよいです．漢方薬の小青竜湯も根強い愛用者がいます．

　余談ですが，花粉症の人は**口呼吸だけは直した方がよい**です．鼻は本来，加湿器＋加温器＋空気清浄機としての役割をもちます．口呼吸してしまうと，扁桃腺や肺に抗原やアレルゲンがダイレクトに入り込みます．IgA 腎症や一部の自己免疫疾患では，口呼吸と関係があるといわれます．他にも近年，プロバイオティクスやシンバイオティクスが花粉症によいとする報告もありますが，実際の有効性は不明です．手洗い，洗顔，うがい，ゴーグルや眼鏡の装着，化学繊維の服，睡眠，禁酒・禁煙なども有用だそうです．

2-5 嘔吐，下痢

発症初期には止痢薬やブスコパンは使うな

下痢には点滴＋乳酸菌製剤．タンナルビンやロペミン，ブスコパンは数日以上待ってから

　おそらく一般内科医が生涯で診る患者の数でいえば，嘔吐・下痢症がトップではないでしょうか．冬場の急患センターでバイトをすれば，朝から晩まで嘔吐・下痢症の対応をすることになります．急性胃腸炎の治療は，脱水の程度に応じた点滴と乳酸菌製剤の処方，帰宅後に消化のよい食事の励行が中心です．脱水の程度を BUN/Cre で評価しようとする先生もいますが，基本的には「嘔

吐と下痢がひどくて昨日から何も口にできない」とか「すぐ吐くので水分も摂れない」という人には，何も考えずにラクテック®を点滴してあげればよいでしょう．「下痢ではカリウム喪失するから3号液がよい」という先生もいますが，滅多に低下しないので普通に外液で十分です．

胃腸炎で処方する薬ですが，整腸剤としてはミヤBM®（酪酸菌）とラックビー®（ビフィズス菌）が王道です．私は殺菌薬であるフェロベリン®（ベルベリン）もよく処方しますが，そもそも置いていない病院が多いです．腹痛と嘔気が強ければ，点滴にブスコパン®（ブチルスコポラミン）あるいはプリンペラン®（メトクロプラミド）を混注する先生をよくみかけますが，基本的には急性期には消化管が異物を体外に排出しようと頑張っているのを邪魔しない方がよいので，タンナルビン®（タンニン酸アルブミン）やロペミン®（ロペラミド）のような止痢薬や，ブスコパン®のような消化管運動抑制薬は，発症数日以内の急性期には不要です（プリンペラン®は逆に腸管ぜん動を亢進しますが，いずれにせよ胃腸炎の急性期に余計な薬は混合しなくてよいでしょう）．

帰宅前に「水分ちゃんと摂ってくださいね」と指導しますが，下痢や嘔吐による脱水にはOS-1を勧めます．OS-1は普段飲むとあまり美味しく感じませんが，下痢や発熱時の脱水において飲むと美味しく感じます．漢方薬でもそうですが，体に不足しているものを摂取すると美味しく感じるようです．また，「消化によいものを食べてくださいね」と指導しますが，よく「昆布，コンニャク，シイタケなどが消化によい」と勘違いしている高齢者がいます．普通に考えて，昆布やらシイタケやらが消化によいはずありません．むしろ腸閉塞のリスクとして有名です．おそらく食物繊維が多そうだからよいと考えているのでしょうが，ふつう消化によい食べ物とはお粥とかおじやのことです．

さすがに下痢が5日も6日も続くとぐったりなので，そうなってくるとブスコパン®や止痢薬を考えます．もし止痢薬を出すなら，弱い順に，タンナルビン®⇒ロペミン®の順で出すとよいでしょう．ただし，タンナルビン®はカゼインが入っているので牛乳アレルギーの人には禁忌です．病院によっては「タンナルビン®＋アドソルビン®」が一包化されて準備されている病院もあります．タンナルビン®は整腸剤，アドソルビン®は吸着剤です．

下痢が1週間以上続くようなら，さすがに消化器内科にコンサルトしてみます．抗菌薬が処方されるかも知れません．もし下痢発症前に抗菌薬投与の病歴があれば，偽膜性腸炎を疑って便中CD毒素を調べるかも知れません．

嘔吐，下痢のまとめ

- 発症初期 ⇒ ラクテック®点滴

  ※血便や黒色便でないことをまず確認

- 帰宅後 ⇒ 水分摂取励行，ミヤBM®処方，あればフェロベリン®処方
- 4〜5日下痢が続く場合 ⇒ 採血，点滴，タンナルビン®やロペミン®の追加処方を検討
- 1週間以上下痢が続く場合 ⇒ 念のため消化器内科に紹介（場合によっては抗菌薬？）
- もし先行する抗菌薬点滴があれば糞便中CD毒素をチェック

胃腸炎の採血異常やCTの腸管浮腫だけで焦る必要はないが，血便，黒色便，妊娠は見落とさないように

　胃腸炎の患者さんで採血した場合，**急性胃腸炎ではだいたいWBCが1万以上，CRPも5くらいまで上がることが多いので，その程度の上昇ならあまり驚かなくてよいです**．さすがにWBCが2万以上とか，CRPが10以上だと少し焦りますが，WBC 2万程度でも胃腸炎と判断すれば帰宅させている先生もいます．胃腸炎で腹部CTを撮ると腸管浮腫がみられる場合もありますが，それだけで入院適応にはなりません．画像の判読に自信がなければ，消化器系の専門医の先生にいちど相談してみてもよいでしょう．

　「下痢が」という主訴で来院して，実は黒色便や血便で，消化管出血がありました，というオチもたまにあります．「水様便ですか？　血は混じっていますか？　黒くないですか？」と一言確認する癖をつけましょう．それから，嘔気・嘔吐を主訴に来院した女性では，妊娠反応検査も忘れずにお願いします．

ノロウイルスの迅速検査はあまり行わない

　よくノロウイルスの迅速検査をしたがる先生がいますが，あれをやるかどうかは状況次第です．たとえば，災害時の避難所で集団感染が起こったときなどはやる意味があるかも知れませんが，急患センターに下痢で受診した患者さん全員にノロウイルス迅速検査するのは疑問です．もし迅速検査の感度が100％ならやる意味あるかも知れませんが，感度はせいぜい80〜90％といわれています．つまり「陰性でも否定できない」のです．さらに，ノロウイルスに特効薬もないので，診断できても対症療法しかありません．

　ノロウイルスに感染すると2〜3日は死ぬほど辛いです．吐物は放置すると1週間ほど感染力をもちますし，とにかく凄い感染力です．冬場は「壁やドアノブに触った手を不用意に顔や口にもっていかない」，「触ってしまったら手洗

いをしっかりする」ことに尽きます．手を口元にもっていかないという意味で，マスクも十分に意味があるでしょう．

2-6 疼痛

 局所の炎症ベースならNSAIDs，神経ベースならリリカやガバペン，最終手段はトラムセットや麻薬

まず内服可能なケースなら，疼痛の治療で最も使われる薬剤の一つはカロナール®（アセトアミノフェン）でしょう．点滴製剤のアセリオ®（アセトアミノフェン）も上市され，使用機会はますます増えています．

> **処方例**
> - カロナール®（200mg）錠　1錠 or 2錠　頓用
>   ※4時間以上あける．アセリオ®点滴と合わせて1日4回まで
>   ※肝機能障害がある場合にはなるべく避ける

カロナール®は熱発によく効きますが，疼痛にはロキソニン®（ロキソプロフェンナトリウム）やボルタレン®（ジクロフェナクナトリウム）の方が効くように感じることもあります．ブルフェン®（イブプロフェン）を処方する先生もよくみかけます．これらのNSAIDsを処方する場合には，患者に過去に消化管潰瘍出血の既往や糖尿病がないか確認すべきで，もしあればカロナールの方が無難でしょう．

> **処方例**
> - ロキソニン®1錠 ＋ ムコスタ®（レバピミド）1錠　頓用
>   ※高齢者では潰瘍が怖いので，ムコスタ®の代わりにパリエット®〔ラベプラゾール，プロトンポンプ阻害薬（PPI）〕
>   ※4時間以上あける．ロピオン®点滴（フルルビプロフェン　アキセチル）と合わせて1日4回まで
>   ※空腹時のNSAIDs単独服用はなるべく避ける

ロキソニン®と併用する消化管保護薬としては，ムコスタ®やセルベックス®（テプレノン）が多く使われますが，保険適応上はサイトテック®〔ミソプロストール；プロスタグランジン（PG）製剤〕やネキシウム®（エソメプラゾールマグネシウム；PPI）でもよいでしょう．

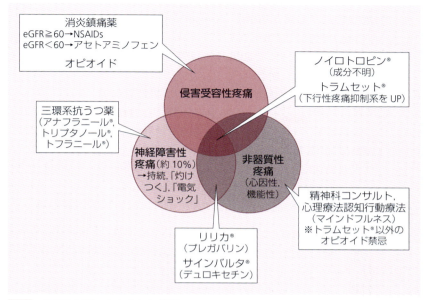

図1 疼痛治療薬のおおまかな分類

　局所あるいは全身の炎症に伴うような疼痛では，アセトアミノフェンやNSAIDsでよいのですが，神経障害性疼痛の場合にはリリカ®（プレガバリン）やガバペン®（ガバペンチン）などの薬剤の適応があります 図1．ただ，これらの薬は往々にして常用量でも**ひどい眠気やふらつき**を起こすことがあるので，あらかじめこれらの副作用について伝えておかないと患者さんからの信頼を失ってしまうこともあります．

 ## 非経口の痛み止めは，アセリオ，ロピオン，ソセゴンなどの点滴か，ボルタレン坐薬

　内服が何らかの理由でできないケースや，内服の効果が不十分な場合，点滴や坐薬を検討します．いずれにせよ血圧低下のリスクに注意が必要です．**痛みがスッととれるぶん，血圧もガクンと下がります．**

> **内服不可時**（※血圧低下に注意）
> - **アセリオ®静注液 1,000mg 点滴　0.5 袋**
>   ※ 4 時間以上あける．カロナール®内服と合わせて 1 日 4 回まで
>   ※肝機能障害がある場合にはなるべく避ける

- ボルタレン®坐薬（25mg，50mg） or
アンヒバ®坐薬（アセトアミノフェン）（100mg，200mg）
    ※血圧低下に注意．使用時は収縮期血圧（SBP）100mmHg以上あることを確認してから
- ロピオン® 1A＋生食100cc　30分〜1時間で点滴
    ※4時間以上あける．ロキソニン®内服と合わせて1日4回まで
    ※ロピオン®は急速静注すると喘息を誘発する
- ソセゴン®注15mg＋生食100cc　30分〜1時間で点滴
    ※4時間以上あけて1日3回まで．麻薬使用時は拮抗するため不可
    ※眠前であればアタラックス®P 50mg混注可
    ※ソセゴン®による血圧低下や呼吸抑制が怖ければ筋注でも可

最後に，**がんに伴う疼痛，呼吸苦**についてですが，もちろん麻薬が中心になります．麻薬が処方できない状況などであれば，内服可能なら**ソラナックス®**（アルプラゾラム）1T頓用がよく効きます．

麻薬を使えるなら**オプソ®液**（モルヒネ）などが使いやすいですが，内服困難時であれば，

- フェントス®テープ（フェンタニルの貼付剤）
- モルヒネ注2mg皮下注
- モルヒネ2mg＋生食50cc　30分で点滴

などが使いやすいでしょう．なお，麻薬を使用する際，もし自分が過去に県をまたいで病院を異動したことがある場合には，麻薬施用許可を現在の県知事から受けているか確認してから処方するように気をつけましょう．

「どこが痛い？」を英語で言うと

外人さんと会話するとき「よろしくお願いします」という英語が見当たらなくて困るように，「どこが痛いですか？」と聞くときに何と言えばよいのか困ることがあります．「どこが痛みますか？」なら "Where does it hurt?" や "Where is the pain?" でよいでしょう．「どこがいちばん痛みますか？」なら "Where does it hurt most?" です．「ここ痛い？」なら "Does it hurt here?" です．

2-7 鼻出血

鉄則 前かがみで鼻翼部圧迫を 10 分間．
ダメならワセリン軟膏ガーゼかボスミンガーゼを挿入．
それでもダメなら耳鼻科で焼いてもらう

　小学校なんかでは鼻血の生徒が鼻穴にティッシュを突っ込んで上を向いていますが，あれは医学的にダメです．血がどんどん気道の方に垂れ込んで窒息するリスクもあります．正しくは「鼻翼部を圧迫」して「首は前屈」です．鼻や口から出てくる血は，膿盆にでも出しておけばよいでしょう．決して飲みこんではいけません．嘔気や嘔吐を起こします．

　たいていは鼻翼部を 5 分も圧迫すれば止まりますが，わざわざ病院に来るような症例はなかなか止まらないから受診している難治例です．もし血圧が 180 mmHg を超えるような場合，それが原因で鼻出血が止まらないことも考えられるので，ペルジピン®点滴（ニカルジピン）などで降圧してもよいでしょう．

　一応アドナ®（カルバゾクロム）＋トランサミン®（トラネキサム酸）＝アドトラの内服や，あるいは生食の点滴にアドトラを混ぜて投与しますが，効果がどの程度なのかは知りません．ワセリンなどの軟膏を塗りたくったガーゼを突っ込むのもよいでしょう．最近はあまり見かけませんが，ボスミン®ガーゼという手があります（後で詳述）．それでも止まらなければ，耳鼻科医がいる病院へ搬送し，焼灼してもらいましょう．SLE などの血管炎や，難治性の高血圧の症例では，なかなか止まりません．

Topic　ボスミン®ガーゼ（5,000 倍ボスミン）

　5,000 倍希釈ボスミン®というからには，ボスミン®を 5,000 倍に薄めるのかと思ってボスミン®外用液を 5,000 倍に薄めるべく大量の水に入れたりしないようにしましょう．ボスミン®外用液は 0.1％製剤なので，すでに「1,000 倍希釈された状態」で製品になっていますから，それを 5 倍に薄めるだけで「5,000 倍ボスミン」の完成です．しばしば同量の 4％キシロカイン®と混ぜることもあります．これをしみ込ませたガーゼを鼻穴に突っ込むのです．ボスミン®外用液 0.1％をさらに 5,000 倍に薄めたらただの水なので効果ありません．

2-8 帯状疱疹

眼球，頭部・顔面の帯状疱疹を見落とすな！

一生懸命皮疹を探しても病初期には帯状の皮疹がみられず，疼痛や搔痒だけの訴えの場合がある

　帯状疱疹も一般内科医として働いていると，多いと月に一度は経験するメジャー疾患です．私自身，これまで人生に2度かかりました．1度目は中学生のころ胸部に，2度目は研修医のころ頭部に出ました．2度目は頭ににきびが大量にできたと思い石鹸で洗ったり病院で抗菌薬を処方してもらったりしましたが1週間以上経っても改善する気配がなく，ある日，仙台にいる知り合いの医者と電話していたときに「頭ににきびが大量に出て痛いんだ」と言うと「お前それ帯状疱疹じゃね」と指摘され，翌日研修先の病院の皮膚科を受診し，「なんでこんなになるまで放っておいたのか」とたしなめられました．**頭部や顔面の帯状疱疹は危険**なので，髄膜炎とか麻痺にならなくて本当によかったです．ファムビル®（ファムシクロビル）を処方してもらって，あっという間に皮疹は消えました．

　帯状疱疹の患者さんは**「体の半分だけ帯状に皮疹が出てきて痛いです」という主訴で来院してくれる人はほとんどいません**．そんな人は受付の時点で皮膚科に回されるので，一般内科医が診察することなどまずありません．内科に紛れ込んでくる帯状疱疹の患者は，「右側胸部痛」「左季肋部痛」「左前胸部痛」「肋間神経痛の疑い」などの主訴で受診します．ひどいと「胆嚢炎の疑い」で紹介されてくることもあります．たまに「右側頭部痛」とか「左後頭部痛」などでも受診します．これらの主訴を聞いて帯状疱疹を鑑別に挙げられる先生は多くないでしょう．普通はせいぜい「肋間神経痛」と診断してメチコバール®を処方するか，「肋骨骨折の疑い」で安静指示して帰宅でしょう．つまり初診の時点で帯状疱疹を見落としてもヤブ医者ではありません．ただし，**眼球結膜，顔面，頭部に生じた帯状疱疹を，ろくに皮膚や眼球結膜も観察せずに無治療で帰宅させた場合はヤブ医者**です．先ほども書きましたが，眼部帯状疱疹では治療が遅れると視力障害をきたすおそれがありますし，顔面・頭部帯状疱疹を放置すると髄膜炎や脳神経麻痺の後遺症を残すおそれがあります．

　診察のポイントとして，「どこかが痛い」という訴えで受診した患者さんは**基本的に痛がっている部分の服を脱がせて皮膚を観察すべき**ということです．初

めから典型的な帯状の皮疹を呈する人は少ないですが，いくつか赤い辺縁をもつ微小な皮疹がすでに散見できるかも知れません．あと，病初期には「疼痛」でなくて「かゆい」という訴えだけの場合もあります．「痛み」と「かゆみ」は兄弟のような感覚だといわれています．どちらも炎症によって侵害受容器が刺激を受けている状態なのでしょう．

　ちなみに最近，帯状疱疹の皮疹をスワブして水痘帯状疱疹ウイルス（VZV）がいるか迅速判定するキット，「デルマクイック®VZV」が登場しました．私はまだ使用経験がありませんが，もし勤務先の病院に置いてあれば，試しに使ってみてもよいでしょう．採血でVZV-IgMとVZV-IgGの結果が出るのを何日も待つより楽かも知れません．

新薬のアメナリーフは1日1回たった2錠でOK．腎機能もほとんど関係なし

　帯状疱疹になったら今までは，ゾビラックス®（アシクロビル；ACV）やらバルトレックス®（バラシクロビル；VACV）なりファムビル®（ファムシクロビル；FCV）なり処方されて，朝昼晩と1日3回，5日間せっせと薬を飲む必要がありました．ゾビラックス®（200mg）錠に至っては，1回800mgを1日5回（1日トータルで…20錠!?）という絶望的な多さなので，私が医者になったころにはもはや誰も処方していませんでした．

　そんななか，最近登場した新薬のアメナリーフ®（アメナメビル）は，なんと1日1回（2錠）飲むだけでOKです（ただし7日間ですが）．その他のアメナリーフ®の利点として，主に糞便に排泄されるので腎機能をあまり気にしなくてよい点です．従来のアシクロビルやファムシクロビルは腎機能を気にしないといけなかったので採血して腎機能チェックする必要がありましたが，アメナリーフ®ならそういう心配も少ないようです．

　さて，アメナリーフ®以外を処方するときに注意しないといけないのは，適応疾患が「単純疱疹」と「帯状疱疹」に分かれていることです．両者は用量がまったく違います．HSVによる単純疱疹の用量で，VZVによる帯状疱疹に処方しても全然足りませんので，間違えないで下さい．あと，皮疹がひどいときは，抗ウイルス薬に加えて，ビダラビン軟膏3％を50gくらい処方してもよいです．治癒後に帯状疱疹後神経疼痛が残ってしまった場合，煩わしい後遺症で患者のQOLを長期にわたり下げるので，リリカ®（プレガバリン）などを処方して対症療法に努めます．リリカ®は眠気やふらつきの副作用が強いので，運転する人には私は25mg錠を昼1錠＋眠前1錠（1日トータル50mg）だけ処方します．

顔面・頭部の帯状疱疹や高齢者では,
入院してゾビラックス点滴

汎発性帯状疱疹は,周囲に感染しうる

　体幹部のデルマトームに限局した帯状疱疹なら,抗ウイルス薬や鎮痛薬でも処方して帰宅でよいでしょうが,眼部帯状疱疹,顔面・頭部帯状疱疹,高齢者の帯状疱疹では安易に帰宅させない方が無難で,心配なら入院のうえでゾビラックス®点滴も検討する必要があります.ちなみに点滴と内服をいっしょにやったらレセプト切られるかも知れません.

　帯状疱疹は他人に感染しないという定説がありますが,免疫抑制者などにみられる**汎発性(播種性)帯状疱疹**では**高い感染率**があります.気道粘膜でVZVが増殖して飛散しますし,皮疹の診察時にも手袋が必須です.可能なら入院後は個室管理がよいでしょう.ちなみに理論的には,通常の帯状疱疹でも接触感染はしうると考えられます.「帯状疱疹は他人には感染しない」はウソです.相手の免疫力しだいでしょう.

> **帯状疱疹のまとめ**
> - どこかが「痛い」「痒い」と訴える患者では,服を脱がせて皮膚もみる
> - 新薬の**アメナリーフ®**は1日1回(原則7日間)で,腎機能もあまり心配ない
> - 顔面,頭部の帯状疱疹や高齢者では,入院&点滴治療も検討
> - 眼部帯状疱疹は,すぐに眼科に緊急コンサルト
> - 内服や点滴の治療に加えて,ビダラビン®軟膏を処方してもよい
> - 帯状疱疹後神経疼痛が残ったら,リリカ®少量を長期的に処方
> - 「帯状疱疹は他人にはうつらない」はウソ

2-9 排尿障害

おしっこのトラブルは,排尿の障害と,蓄尿の障害に
分けて考える

　排尿障害を上手にさばけないと,内科医として大変です.いろんな治療薬もあって混乱しますので,もう覚えるべきはシンプルに「**出口がきついならαブ**

ロッカーで出口をゆるめる．溜められないなら抗コリン薬で膀胱をゆるめる」です．最近ではβ_3刺激薬（ベタニス®など）で膀胱をゆるめるというのが流行りですが，それは発展編です．

具体的な薬剤名として，排尿障害（出口が狭くて出せない）にはαブロッカー系を中心に，ハルナール®（タムスロシン），フリバス®（ナフトピジル），エブランチル®（ウラピジル），ユリーフ®（シロドシン）を使います．

一方，蓄尿障害には抗コリン薬を中心に，ベシケア®（ソリフェナシン），バップフォー®（プロピベリン），ウリトス®/ステーブラ®（イミダフェナシン），ベタニス®（ミラベグロン）を使います．

神経難病における排尿トラブルでは，多系統萎縮症（MSA）では排尿障害が多く，パーキンソン病では蓄尿障害が多いという傾向があるようです．排尿障害と蓄尿障害の鑑別には，エコーで膀胱内の残尿量をみるのも参考になります．

排尿障害（膀胱内に残尿≧100mL）：**前立腺肥大，MSA** など
- **エブランチル®，ハルナール®，フリバス®，ユリーフ®**など処方（いずれも**αブロッカー**）
    - ※ BPH や脳梗塞後遺症にみられる**溢流性尿失禁**は，**腎盂腎炎**のリスク
    - ※ BPH への新薬：**ザルティア®**(タダラフィル；PDE5 阻害薬)

蓄尿障害（主に過活動膀胱）：**腹圧性，パーキンソン病，認知症**など
- **ベシケア®，バップフォー®，ウリトス®/ステーブラ®**など処方（**抗コリン薬**）
    - ※ β_3刺激薬の**ベタニス®**

なお，尿のトラブルに関しては，排尿障害と蓄尿障害という「表現型の違い」の他に，神経因性か非神経因性かという「機序の違い」もあります．たとえば蓄尿障害（主に過活動膀胱：OAB）の半数以上は非神経因性のもの（例：加齢に伴う腹圧性尿失禁）ですし，排尿障害（出口がきつい）の多くも男性では非神経因性の前立腺肥大症（BPH）です．ちなみに，過活動膀胱（溜められない）と前立腺肥大症（出せない）を合併した症例では何を出すのか悩みますが，基本的には出口を拡げることを優先してαブロッカーを出すのが普通です．尿漏れより，尿閉や尿路感染の方が怖いですので．

神経因性膀胱の原因
- 大脳疾患…脳卒中，特発性パーキンソン病（iPD），多発性硬化症（MS），多系統萎縮症（MSA），脊髄小脳変性症（SCD），認知症，脳髄膜炎，特発性正常圧水頭症（iNPH）
    - ※排尿は基本的に脳幹反射（**上位排尿中枢：橋**）

- ※大脳皮質（特に前頭葉）からの抑制低下で，排尿・排便の自制低下
- ※アルツハイマー病の失禁は切迫性尿失禁
- ※脳梗塞後の溢流性尿失禁では，尿路感染のリスク
- 脊髄疾患…脊髄損傷，脊柱管狭窄症，椎間板ヘルニア，脊椎症，脊髄梗塞，脊髄腫瘍，仙髄部の二分脊椎など
  - ※**下位排尿中枢：S2～S4（オヌフ核）**
- 末梢神経障害…**糖尿病**，骨盤内手術，馬尾腫瘍など
- 多産の女性では腹圧性尿失禁
- 薬剤性

下腹部の固い膨満では尿閉を疑い，すぐ導尿を

　尿のトラブルで一番急がないといけないのは，尿閉です．腎機能障害の末期としての無尿もまずいし，物理的な尿路閉塞による尿閉もまずいです．特に物理的な尿閉は患者さんの苦痛もひどく，すぐに解除してあげるべきです．尿道フォーレカテーテルかネラトンカテーテルを入れるだけなので処置自体は簡単ですが，問題は的確に診断できるかどうかです．私は先日，全身の浮腫と下腹部痛で受診した高齢男性を診察しましたが，ネラトンカテーテルを入れたところ実に 2,000cc 以上の尿流出を得ました．それまでの人生最高値が 1,200cc だったので，記録大幅更新です．どうやら前医（開業医）で「おしっこが出ないのは脱水が原因だから，点滴しましょう」と言われてラクテック®500cc を点滴されたそうです．もはや拷問です．きっとその先生も，尿閉が頭に浮かんでいればそんな治療はしなかったはずです．尿閉は診断がけっこう難しいのです．

　さて，尿閉を疑うポイントですが，尿の減少と，下腹部膨満です．エコーを当てなくても，下腹部を表面から見たり触ったりすれば，「何だこの盛り上がっている固いのは」と気づくはずです．それは尿が溜まってパンパンに膨らんだ膀胱です．もしかすると採血をしたら Cre はすでに上昇しているかも知れません．尿閉に伴って腎後性腎不全を起こしかけているのです．もはや緊急症ですから，至急フォーレを入れましょう．そこで見落とすと，上述したような全身浮腫でぐったりした患者さんが出来上がります．

2-10 Bell 麻痺

 Bell 麻痺の治療は 1 に PSL，2 に ACV

　はい，また来ました，アシクロビル（ACV）．さっき帯状疱疹でも出てきました．あれ，Bell 麻痺は単純ヘルペスウイルス（HSV）で，帯状疱疹は水痘帯状疱疹ウイルス（VZV）ですよね？　そう，ACV は HSV でも VZV でも使うんです．ちなみに Bell 麻痺も Ramsey-Hunt 症候群も，VZV で起こります．あんまり厳密に鑑別しようとしている先生は見かけませんが，HSV-IgM と VZV-IgM のペア血清をフォローすれば鑑別できそうです．

　余談ですが，「ガンシクロビル（GCV）を使う」というひっかけ問題が専門医試験などで出題されますが，GCV はサイトメガロウイルスの特効薬で，血液内科やエイズ患者の治療でもしない限り使う機会はありません．

　ここで重要な鉄則ですが，帯状疱疹では 1 にも 2 にも抗ウイルス薬でしたが，**Bell 麻痺の治療は 1 にステロイド，2 に抗ウイルス薬**です．なお，抗ウイルス薬の投与は病初期にしか意味がないので，発症から 1 週間以上経ってから遅れて抗ウイルス薬を開始する意味はありません．

- 帯状疱疹には抗ウイルス薬
- 顔面神経麻痺にはプレドニゾロン（PSL）±抗ウイルス薬
  （PSL＋抗ヘルペス薬併用 > PSL 単独 > 抗ヘルペス薬単独）

 顔面神経麻痺では程度をアセスメントして点数化する

　顔面神経麻痺の急性期には，絶対に顔面神経麻痺の程度を点数でアセスメントしておく必要があります．たとえば柳原法（40 点満点）などです．これはその後の治療効果を判定するという目的もありますが，**顔面神経麻痺の重症度や発症速度，回復速度が，最終的な顔面神経麻痺の予後とある程度相関する**ためでもあります．具体的にいうと，Bell 麻痺が 1 日で急速に発症した人は重篤になりやすいです．また，回復速度が遅い人は最終的な回復具合も悪いです．

　つまり，顔面神経麻痺を定量的にスコアリングしておくことは，経過を定量的にフォローできるだけでなく，PSL や抗ウイルス薬の投与量・期間を増やすべき難治例を早い段階で見分けるメリットもあります．

程度の軽い Bell 麻痺は数週間で勝手に治る

　Bell 麻痺の最終的な回復レベルは柳原法で 34〜35 点くらい（つまりほぼ完全回復）が平均的です．最終的な麻痺のレベルが完全麻痺なのは数％未満で，ほとんどの患者さんはある程度までは回復します．Bell 麻痺からの完全回復には 3 週間〜3 ヶ月かかりますが，発症 2 週目の時点で完全麻痺になっているような重症例ではもっと長期戦が予想されます．ちなみに完全麻痺というのは柳原法で 7〜8 点以下の症例です．一般的に 20 点以上は「軽度麻痺」，10 点〜18 点は「中等度麻痺」，8 点以下は「重度麻痺」です．

Bell 麻痺の鑑別は，水痘帯状疱疹ウイルスに伴う Ramsay-Hunt 症候群

　Bell 麻痺としばしば鑑別が必要なのが，水痘帯状疱疹ウイルス（VZV）に伴う Ramsay-Hunt 症候群です．なぜ鑑別する必要があるかというと，予後が違うし，推奨される治療薬の用量も違うからです．Bell 麻痺より Hunt 症候群の方が予後が悪いので，PSL や抗ウイルス薬も多めに必要です．厳密には病初期に両者の鑑別は難しいケースが多いので「顔面神経麻痺」と一緒くたに扱われていることが多いですが，実際には異なる疾患です．

　Hunt 症候群では，頭部や耳部に皮疹や疼痛の訴えがあるとは限りません．「左耳が痛いです，何か皮疹が出てます」とヒントを言ってくれる患者さんは滅多にいませんので，自分できちんと診察・問診するしかありません．**Bell 麻痺は半数以上でたとえ治療し忘れても勝手に自然治癒しますが，Hunt 症候群では無治療だと半数以上で後遺症が残ります．**なるべく早期に PSL＋抗ヘルペス薬の併用療法を開始すべきなので，Hunt 症候群の見落としは禁物です．Hunt 症候群では帯状疱疹ベースの用量（例：バラシクロビル 500mg 錠なら 1 日 6 錠 分 3 を 7 日分）で治療します．

顔面神経麻痺の患者では就寝中の兎眼にも配慮

　Bell 麻痺であれ Hunt であれ，就寝時には兎眼のため目が閉じ切らず，角膜を傷害するおそれがあります．フラビタン®点眼液や眼軟膏（フラビンアデニンジヌクレオチド）も合わせて処方しましょう．

PSLは夕食後や眠前には飲ませるな

不眠になって間違いなく眠れなくなります．朝1回か，朝昼2回で処方しましょう．

 顔面神経麻痺に対する PSL 用量

Bell 麻痺では 30～60mg/day から開始し，1 週間かけて漸減．
Hunt 症候群では，軽度麻痺なら 30mg/day から，中等度麻痺なら 60mg/day から，高度麻痺なら 80mg/day から開始．
(例)
1, 2 日目　PSL 5mg 錠　1 日 16 錠　分 2　朝昼食後
3, 4 日目　PSL 5mg 錠　1 日 12 錠　分 2　朝昼食後
5, 6 日目　PSL 5mg 錠　1 日　8 錠　分 2　朝昼食後
7, 8 日目　PSL 5mg 錠　1 日　4 錠　分 2　朝昼食後
9, 10 日目　PSL 5mg 錠　1 日　2 錠　分 1　朝食後（これで終了）

2-11 扁桃腺炎（溶連菌など）

 Centor score 1 点以下なら抗菌薬は不要

Centor score
・体温 38℃以上（1 点）
・咳嗽がない（1 点）
・前頸部リンパ節腫脹・圧痛（1 点）
・扁桃の腫脹・滲出物（1 点）
　　【+α】15 歳未満は+1 点
　　　　　45 歳以上なら−1 点

Centor score 点数と，迅速検査陽性率
- Centor 0 点：2〜3％
- Centor 1 点：4〜6％
- Centor 2 点：10〜12％
  ⇒ 2 点以上なら迅速検査を！（陰性なら抗菌薬不要）
- Centor 3 点：27〜28％
- Centor 4 点：38〜63％

治療は基本サワシリンだが，若年者で肝機能障害が伴っていたら要注意

　扁桃腺炎の治療は基本ペニシリン系で，サワシリン®（アモキシシリン）が王道です．痛みが強ければトランサミン®（トラネキサム酸）も合わせて処方します．ただ，溶連菌（GAS）の扁桃腺炎と鑑別が難しい病態として伝染性単核球症（IM）があります．EBV や CMV などで起こりますが，Centor score もバリバリ 3 点とか 4 点になります．こういう **IM の患者さんにサワシリン®を出すと，全身に皮疹が出てしまうのでサワシリン®を処方してはいけません**．どうやって見分けるかというと，「最近，初めての異性とキスしましたか？」と聞くのですが，「しました」と白状するのはなかなか度胸が要ります．というわけでヒントになるのが採血で肝機能（AST，ALT）をみることです．IM だと肝機能は上昇します．肝炎もなく，脂肪肝もなく，飲酒歴もない未成年者で肝機能が急に上がったら，IE を疑いましょう．そういう症例にはサワシリン®処方は見合わせて，EBV-IgM，EBV-IgG，CMV-IgM，CMV-IgG のペア血清を調べましょう．

Centor スコアが満点でも GAS とは限らない

　上述したとおり IM でも Centor スコアはよく満点になります．そもそも「**扁桃腺の白苔を伴う腫大**」は，**GAS に特異的な所見では全くなく，実はアデノウイルスや EBV でも普通にみられる所見**です．実際，Centor score が満点で，これは間違いなく GAS だろうと思って迅速検査しても陰性であることの方が多いです．GAS で特徴的なのはむしろ「**軟口蓋の発赤と出血斑**」といわれて，これはアデノウイルスや EBV では少ない所見です．

　GAS の迅速が陰性だったとしても IM でなければサワシリン®を処方してし

まうことはありますが，本来これはよいことではありません．確かに迅速検査キットの感度は 70〜90％といわれているので「陰性」でも GAS は否定できないのですが，ウイルスによる扁桃腺炎であれば抗菌薬を処方するのはおかしいという認識はもっておきましょう．

　咽頭ぬぐい液の迅速検査は GAS にもアデノウイルスにもありますが，アデノウイルスの場合は治療法がないので，迅速検査はしなくてもよいと思います．

小児患者の扁桃腺腫大は生理的なものが多い

　4〜5 歳まではほぼ全員，生理的に両方の扁桃腺がモコモコ腫大しています．よって，小児では扁桃腺の腫大の有無よりも，発赤や白苔付着があるかどうかを評価します．

3 生活習慣病

3-1 脂質異常症

脂質異常症では，甲状腺機能低下症やネフローゼ症候群などから二次性に生じることもある

　脂質異常症の診療で忘れられがちなのが，**甲状腺機能低下症**や**ネフローゼ症候群**に伴って二次性に出現しうるという点です．臨床症状から甲状腺機能低下やネフローゼ症候群の除外が必要と考えられたら，採血検査や尿検査を行って除外しましょう．

スタチンとフィブラートの併用は，横紋筋融解のリスクが高いので要注意．CK と腎機能を定期的にフォローする

- **高 LDL コレステロール**：LDL≧140mg/dL
    - ⇒ 食事・運動療法±（**スタチン** or **小腸コレステロールトランスポータ阻害薬** or **プロブコール** or **陰イオン交換樹脂** or **ニコチン酸誘導体**）
    - ・軽症例へのスタチン ⇒ メバロチン®（プラバスタチン），リポバス®（シンバスタチン），ローコール®（フルバスタチン）
    - ・中等症例へのスタチン ⇒ リピトール®（アトルバスタチン），リバロ®（ピタバスタチン），クレストール®（ロスバスタチン）
    - ・重症例へのスタチン ⇒ 上記の併用，あるいはスタチンを他系統薬（陰イオン交換樹脂，小腸コレステロールトランスポータ阻害薬）と併用
    - ・超重症 ⇒ LDL アフェレーシス，PCSK9 阻害薬（"〜ロクマブ"）

- **低 HDL コレステロール**: HDL＜40mg/dL（実は LDL より危険？）
    - ⇒ 冠動脈疾患の強い危険因子であり，専門医へ紹介
        - ※トランス脂肪酸を減らすとよい
        - ※ HDL 上げる作用あるのは**フィブラート**（EPA・DHA 製剤は無効）

- **高トリグリセライド血症**: TG≧150mg/dL
    - ⇒ 食事・運動療法±（**フィブラート** or **ニコチン酸誘導体** or **EPA・DHA 製剤**）
        - ※ただしフィブラートとスタチンの併用は要注意

- 高 LDL-C と高 TG の合併例
    - ⇒ 食事・運動療法±薬
        - ※薬は，LDL と TG のどちらが重篤かに応じて上記を使い分ける

　これまでスタチンとフィブラートの併用は「原則禁忌」とされてきましたが，2018 年になって「重要な基本的注意」に緩和されました．確かに原則禁忌の時代から併用されているケースをよく見かけたので，緩和は現実的かも知れませんが，いずれにせよ CK 値や腎機能が上がってくれば併用はできません．

　スタチンとフィブラートを併用する場面といえば臨床的には，ストロングスタチン（リピトール®やクレストール®）を入れて高 TG 血症が残ったという状況が多いと思います．フィブラートにも強弱〔リピディル®（フェノフィブラート）＞ベザトール®SR（ベザフィブラート）〕がありますが，やはりリピディル®とリピトール®/クレストール®を併用したケースで CK が上昇しやすい印象があります．また，腎機能が悪ければ，フィブラートだけでもすぐに横紋筋融解症になる印象があります．

　スタチンとフィブラートを併用するなら，「メバロチン®＋ベザトール®SR」のように弱いもの同士で始めるのも手で，経済的に余裕のある患者さんにはゼチーアを一緒に出すこともあります．「リバロ®はストロングスタチンではない」という先生もいますので，リバロ®でいくのも手です．

　なお，横紋筋融解が生じる機序は分かっていません．単純に薬剤の血中濃度だけでは説明が難しそうです．

LDL/HDL 比が 2.0 以上だと動脈硬化が進みやすい体質

　LDL/HDL 比は，1.5 以下が理想とされます．2.0 を超えてくると，コレス

テロールの蓄積が増えて，動脈硬化が疑われる状態です．治療上の注意点として，LDL を下げて HDL を上げようとして，スタチンとフィブラートを併用する場合には，定期的に CK 値や肝・腎機能をフォローして慎重に管理しましょう．

スタチンの数少ないデメリットとしては，横紋筋融解と糖尿病のリスク

　スタチンの早期導入は"良いことずくめ"という話もあります．脂質異常症（高 LDL 血症）の特効薬ですし，心筋梗塞の既往がある人に対しては二次予防として有効です．薬は基本的には最終手段という認識は必要ですが，スタチンでは少し敷居を低めに設定してもよい薬かも知れません．実際，中年以降の先生方ではよくバイアスピリンやスタチンは飲んでいる先生が多いように思います．

　さて，そんな万能薬のスタチンですが，最近では**スタチンの糖尿病発症リスク**が少し問題になっています．横紋筋融解のリスクもあるので，開始するときはそういうリスクがあるんだと念頭に置いておくべきでしょう．

脂質異常症の肥満患者で軽度の肝機能障害がくすぶっていたら，まず脂肪肝を疑う

　体重 100 kg くらいある患者さんで，脂質異常症の薬を飲んでいて，慢性的に肝機能がくすぶっている（トランスアミナーゼで 2 ケタ〜100 台）人がよくいます．たいてい健診結果で肝機能障害を指摘されて心配して受診されますが，心配なのは肝機能障害じゃなくて体重です．そういうケースで最も考えやすいのは脂肪肝でしょう．

　脂肪肝の有病率は恐ろしいほど高いです．日本だけで数千万人規模といわれています．道ですれ違う人の数人に一人が脂肪肝という時代です．外来で肥満患者の AST，ALT が 100 前後でくすぶっているなら（特に ALT 優位なら），まずは脂肪肝を疑います．念のため腹部エコーで肝心コントラストを確認して答え合わせをします．

　治療はダイエット（カロリー制限）に尽きます．栄養士さんにも協力を依頼して栄養指導を入れます．BMI が 40 とか 45 とかはざらにいるのですが，せめて 30 くらいにはなってもらいましょう．なお，脂肪肝は肥満だけではなく糖尿病や飲酒からの悪影響もありますので，糖質制限と節酒指導を併せて行います．

Master the Primary Care Chapter 3

 脂質異常症の薬を始める前に，まず歩く習慣を身につけさせる

脂質異常症の対策
- とにかく歩く，腹八分目（摂取カロリーを抑える）⇒ 適正体重を維持
- 鶏卵や魚卵を抑え，大豆や豆腐を増やす．魚類の DHA や EPA もよい
- 禁煙
- ビタミン C やビタミン E（野菜，ナッツ）

脂質異常症の食事療法
- 炭水化物は 60%
- タンパク質は 15〜20%
- 脂肪は 20〜25%
- コレステロールは 1 日 300mg 以下
- 食物繊維を 1 日 25g 以上
- アルコールは 1 日 25g 以下
- 大豆，野菜，果物，海藻類を多く摂る

脂質異常症の運動療法
- 最大酸素摂取量の約 50% 程度の中等度の強度でよい
- 1 日 30 分以上を**毎日**
- 週 180 分以上
- 筋トレよりも**有酸素運動**を
  ⇒ 速歩，スロージョギング，社交ダンス，水泳，サイクリングなど

 冠動脈疾患の既往がすでにあるケースの LDL-C 目標値はとても厳しい

　図1 に示す通り，冠動脈疾患の既往があれば二次予防として，生活習慣の改善はもちろんのこと，LDL-C 100mg/dL 未満を目指して薬物療法の開始を検討することになります．次に，糖尿病，慢性腎臓病（CKD），非心原性脳梗塞，末梢動脈疾患（PAD）があれば「高リスク」に該当しますので，LDL-C 120mg/dL 未満を目標に，一次予防として生活習慣の改善を指導します．その他のケースにおいては，図1 の危険因子の個数をカウントし，該当するリスクごとの脂質管理目標値を目指して生活習慣の指導を行います 表1 ．

生活習慣病 ■ 51

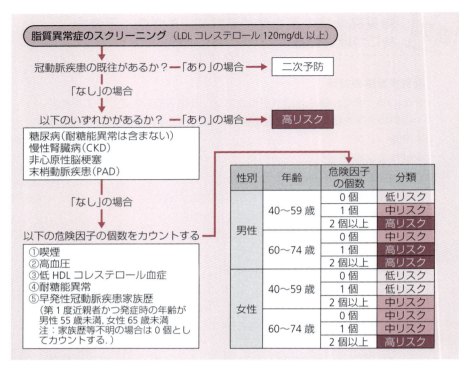

図1 冠動脈疾患予防からみた LDL コレステロール管理目標設定のためのフローチャート（危険因子を用いた簡易版）

（日本動脈硬化学会，編．動脈硬化性疾患予防ガイドライン 2017 年版．2017）

表1 リスク区分別脂質管理目標値

治療方針の原則	管理区分	脂質管理目標値 (mg/dL)			
		LDL-C	non HDL-C	TG	HDL-C
一次予防 まず生活習慣の改善を行った後，薬物療法の適用を考慮する	低リスク	<160	<190	<150	≧40
	中リスク	<140	<170		
	高リスク	<120	<150		
二次予防 生活習慣の是正とともに薬物療法を考慮する	冠動脈疾患の既往	<100 (<70)*	<130 (<100)*		

* 家族性高コレステロール血症，急性冠症候群の時に考慮する．糖尿病でも他の高リスク病態（非心原性脳梗塞，末梢動脈疾患，慢性腎臓病，メタボリックシンドローム，主要危険因子の重複，喫煙）を合併する時はこれに準じる．
・一次予防における管理目標達成の手段は非薬物療法が基本であるが，低リスクにおいても LDL-C が 180mg/dL 以上の場合は薬物治療を考慮するとともに，家族性高コレステロール血症の可能性を念頭においておくこと（ガイドライン第 5 章参照）．
・まず LDL-C の管理目標値を達成し，その後 non-HDL-C の達成を目指す．
・これらの値はあくまでも到達努力目標値であり，一次予防（低・中リスク）においては LDL-C 低下率 20～30%，二次予防では LDL-C 低下率 50%以上も目標値となり得る．
・高齢者（75 歳以上）についてはガイドライン第 7 章を参照．

（日本動脈硬化学会，編．動脈硬化性疾患予防ガイドライン 2017 年版．2017）

冠動脈疾患の既往のある患者さんは，無条件でLDL-C<100だが，今後さらに厳しくなる可能性も

> **Friedewald の式**
> LDL-C=TC − HDL-C − TG/5（間接法）
> Non-HDL-C=TC − HDL-C

　心筋梗塞の既往のある患者さんでは，表1に示したとおり無条件でLDL-C 100mg/dL 未満を目指して治療を開始することになりますが，この 2017 年に出された日本動脈硬化学会の動脈硬化性疾患予防ガイドラインでは，**LDL-C 70mg/dL 未満，non-HDL-C 100mg/dL 未満**というより厳格な目標値も提案されています．今後，臨床現場においても 100 からさらに下がるのか，また non-HDL-C という指標が重要度を増すのか，動向を見守る必要があります．

　なお，保険診療の範囲において，T-Cho（TC），TG，HDL-C，LDL-C の 4 つすべてを計測できる施設は少なく，おそらく 3 つまでになっているはずです．LDL-C は直接法と間接法とで求めることができますが，間接法だと TG が 200mg/dL を超えるあたりからだんだん誤差が大きくなり，400mg/dL を超えたら直接法で求めるのが望ましいようです．

　個人的には，TG，LDL-C，HDL-C の 3 つを求めて，計算式（間接法）で T-Cho を出すのがよいように思います．「高脂血症」とよばなくなった現在，T-Cho にはあまり重要な意味がなくなってきたためです．ただ実際には不注意で 4 つとも測定してもあまり問題にならないことが多いです．

3-2 糖尿病

HbA1c だけ 2 度，糖尿病型であっても，糖尿病とは診断できない

　図2に，現在の糖尿病診断アルゴリズムを載せます．おさえておくべきポイントとして，**血糖値と HbA1c がともに糖尿病型なら 1 度の検査だけで診断できる点**と，**2 度の検査でともに HbA1c のみ糖尿病型であった場合には糖尿病の疑いにとどまる点**が挙げられます．

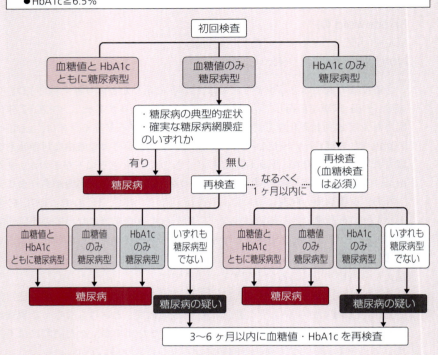

図2 糖尿病の臨床診断のフローチャート
(日本糖尿病学会, 編・著. 糖尿病治療ガイド 2018-2019. 東京：文光堂；2018. p.23 より)

経口血糖降下薬を3剤併用しても血糖コントロール不良なら，糖尿病科へコンサルトする

時代としては病初期の段階で糖尿病科に入院推奨の流れになってきた

専門医への紹介基準
- 血糖コントロール不良/不安定な症例
- 慢性合併症が進んできた症例
- インスリン治療が必要な場合

インスリン導入のタイミングを誤ると，糖毒性が増したり，合併症が進行したりするので，「経口血糖降下薬だけでは手に負えない」と思ったら一度糖尿病科にコンサルトしてインスリン導入してもらうのがよいでしょう．イノレット®30R（インスリン）（1 回 or 2 回打ち）などの混合製剤を使って自分で導入してしまう非専門医の先生もたまに見かけますが，最終的に糖尿病専門医の手を煩わせる結果になることも少なくないので，導入時の判断は糖尿病科に任せた方がよいでしょう．

なお，以前は経口血糖降下薬を非専門医が紋切り型に導入して，手に負えなくなったら糖尿病科に紹介するというのが一般的でしたが，最近の流れとしては，病初期から患者ごとの病態にあった内服薬を使用しようという流れであり，病態を見きわめるために入院推奨という流れのようです．よほど僻地で，近くに糖尿病専門医が全くいないというような状況でなければ，初診時および治療開始時には一度専門医に相談してみるのがよいでしょう．

糖尿病が疑わしい患者の初診時，必ず「尿ケトン」を測る．尿ケトン陽性なら，血ガスでケトーシスやケトアシドーシスがあれば，インスリンの相対適応が生じる

ケトーシスがあるかないかは，糖尿病の診断基準に大きく影響しますので，初診時には必ず尿定性検査を行いましょう．急性発症 1 型糖尿病であれば，尿ケトン陽性で，血ガスではケトーシスやケトアシドーシスがあり，インスリンを開始しなければなりません．緩徐進行型 1 型糖尿病の場合，必ずしもケトーシスになっているとは限りません．2 型糖尿病でもソフトドリンク多飲によるケトーシスがあります．

インスリンが必要だと判断したら，できれば 4 回注（強化インスリン療法）を行いますが，最低でも持効型インスリン，ランタス®（インスリン グラルギン）やトレシーバ®（インスリン デグルデク）を眠前 3〜4 単位皮下注します．これで患者さんのインスリン効果不足と代謝不全による栄養不良の改善が期待できます．このような**インスリン導入すべき患者さんにうっかりメトグルコ®（メトホルミン）を出すと乳酸アシドーシスが進行して致死的になるリスクがあるので注意**しましょう．患者さんに注射をどうしても拒否されて内服薬を出すのなら，**DPP-4 阻害薬あたりが無難**です．

糖尿病患者の外来でチェックするのは「尿中」C-ペプチドではなく,「血中」C-ペプチド

> **糖尿病精査で外来にて評価できる項目**
> - 空腹時血糖値, HbA1c, GA グリコアルブミン
> - 75gOGTT (3時間かかる. 重症者には危険)
> - 尿蛋白, 尿糖, 尿ケトン, クレアチニン補正尿中アルブミン換算値
> - 血中 C-ペプチド (＝内因性インスリン) : S-CPR
>   ※尿中 C-ペプチド : U-CPR は蓄尿です.
> - 抗 GAD 抗体, 抗 IA-2 抗体
>   ※抗ラ島抗体 (ICA) は重要性が低下してきた
> - 空腹時インスリン値

　抗ラ島抗体 (islet cell Ab: ICA) はあまり計測されなくなってきて, 代わりに抗 IA-2 抗体がよく調べられるようになってきました. 1 型を疑い, GAD 抗体が陰性のとき, 抗 IA-2 抗体の測定には保険適応があります (2018 年 4 月, 30 歳未満に限る, という年齢制限が撤廃されました).

　ですが, 抗 IA-2 抗体は基本的には糖尿病専門医が調べるべき内容です. つまり, 1 型糖尿病を疑ったら, 抗 GAD 抗体だけオーダーして (しなくてもよい), 糖尿病専門医を紹介すべきです. 75gOGTT も個人的にはプライマリケアする必要はないと思います. 3 時間程度はかかるので, 外来でするには負担が大きすぎます. 糖尿病が疑わしい患者には, 食事療法と運動療法だけ指導して, 診断に関しては専門医に紹介するのが無難でしょう.

インスリンの出具合は「空腹時血中 C-ペプチド」,
インスリンの効きにくさ具合は「空腹時インスリン値」.
血糖値と併せて早朝空腹時に計測する

　C-ペプチドインデックスや HOMA-R はやや煩雑な計算 (後述) が必要で, 糖尿病専門医がすべき内容であり, プライマリケアのレベルでは必須ではありません. 早朝空腹時血糖, 早朝空腹時インスリン, 早朝空腹時血中 CPR (S-CPR) の 3 つが重要です.

　血中 CPR は膵臓でインスリンが産生される際に出る切れ端です. 注射で投与されたインスリンの影響を受けないので「インスリン自己分泌能の指標」とされます.

　目安として, 空腹時血中 CPR≦0.5 ならインスリン依存性であり, 1 型の可

能性があります．空腹時 CPR≧1.0 あれば，インスリン非依存性です．
　一方，空腹時インスリンに関しては，≧15 なら，強いインスリン抵抗性（インスリンは出ているけれどもインスリンが効きにくい病態，インスリンをたくさん出さないと血糖が下がらない病態）の存在が示唆されます．

C-ペプチドインデックスはインスリン自己分泌能，HOMA-R はインスリン抵抗性の指標

C-ペプチドインデックス＝インスリン自己分泌能
- C-ペプチドインデックス＝（空腹時 CPR÷空腹時血糖×100）
  ⇒ 0.8 未満だと，その時は内服でコントロールできるようにみえても将来的にはインスリン導入が必要かも．主に 2 型糖尿病のインスリン導入時期判断に使う指標

HOMA-R＝インスリン抵抗性
- HOMA-R＝（空腹時インスリン値×空腹時血糖）÷405
  ⇒ 1.73 より大きいとインスリン抵抗性あり．心筋梗塞や脳梗塞のリスクも上がる
  ※空腹時血糖＜140 のときのみ使える指標
  ※基準 1.6 未満．2.5 以上は危険

妊婦の糖尿病に経口薬は禁忌！

　妊婦に経口血糖降下薬は禁忌もしくは非推奨ですので，食事療法や運動療法でも血糖管理がうまくいかない妊婦では，**インスリン療法**を行うことになります．

経口薬だけでは空腹時血糖＜250 にコントロールできなくなればインスリン導入

インスリン療法の適応
- **絶対的適応**
  ・高血糖性昏睡（⇐インスリン使わないと死ぬ）
  ・重度の肝障害や腎障害を合併している

- ・重症感染症，外傷，中等度以上の外科手術（全身麻酔）
- ・糖尿病合併妊娠
- ・静脈栄養時の血糖コントロール
- **相対的適応**
- ・空腹時血糖≧250，随時血糖≧350
- ・経口薬だけでは血糖が管理できない
  - （※膵保護，合併症予防の観点からも，早めにインスリン導入を）
- ・やせ型で栄養状態が低下
- ・ステロイド治療時の高血糖
- ・糖毒性を積極的に解除したい場合

高血糖の妊婦さんを見つけたら，必ずかかりつけの産婦人科か糖尿病専門医を紹介します．インスリンの絶対適応です．持効型インスリンはレベミル®（インスリン デテミル）を使うことがほとんどなので，安易にランタス®（インスリン グラルギン）やトレシーバ®（インスリン デグルデク）を出すのはやめましょう．

もし非専門医がインスリンを使うのであれば，2型糖尿病の初回導入（超速効型3-3-3-0，持効型0-0-0-3など）以外は，糖尿病専門医を紹介しましょう．肝硬変，腎不全，ステロイド内服中などのケースも忘れずに紹介しましょう．**インスリンを正しく使わずに患者さんが亡くなった場合，訴えられる可能性があります．**

DKA（ケトアシ）の患者さんが来たら，ヒューマリンR精密持続シリンジ静注

糖尿病性ケトアシドーシス（DKA）が来たらヒューマリン®R（インスリン ヒト）精密持続シリンジ静注です．生食49.5mL＋ヒューマリン®R 0.5mL（50単位）で50単位/50mLのシリンジを作ります．まず，5単位（5mL）フラッシュして，5mL/hで開始します．点滴は生食500mLをボーラスで入れながら救急車に乗せます．尿定性と血ガスを必ず忘れずに実施して，DKAを正しく診断しましょう．救急搬送できないために一定時間自分で診るのであれば，インスリン製剤の影響でカリウムが4.0mEq/Lを切らないように注意してください．心不全がない限り，生食を3本以上投与して脱水を補正します．1時間おきに血糖測定して記録しましょう．

Master the Primary Care Chapter 3

 糖尿病の大敵,「早食い」と「間食」

食事療法（メタボリック症候群と同じ）
- 総エネルギー量＝標準体重×生活活動強度指数*
    - *軽労働（主婦，デスクワーク）：　　25〜30kcal
    - *中労働（製造業，販売業，飲食店）：30〜35kcal
    - *重労働（建築業，農業，漁業）：　　35〜40kcal

【参考】かつ丼：1,000kcal　カレー：900kcal　牛丼：700kcal
　　　　ラーメン：500kcal　そば：400kcal　サラダ：200kcal
　　　　ショートケーキ：400kcal　ビール：200kcal　おにぎり：250kcal

　重要なのは「早食い」しないことです．早食いは糖尿病と肥満のリスクで，早食いすると血糖値がドカンと上がるので，インスリン分泌もドカンと起こって今後は逆に低血糖になります．血糖値が上がったり下がったりを繰り返すことで，血管障害のリスクが増します．また，このドカンと分泌されたインスリンの作用で脂肪細胞が糖を取り込むので肥満も助長されます．実際，インスリンが枯渇している1型糖尿病は痩せていますが，2型糖尿病は太っています．つまり，インスリンがいっぱい出ると，太るのです．

　あと，市販のペットボトルのジュースはだいたい，ノーマルなサイズで1本あたりペットシュガー（スティックシュガー）10本分以上の砂糖が入っています．喫茶店の机に置いてある，指でトントンしながらコーヒーに少しずつ入れるあのペットシュガーが，ドサッて10本分以上も入っているのです．1日にペットボトルを2本も3本も飲んでいる人には，一度成分表で糖がどれだけ入っているか確認させましょう．

 経口薬を導入する前に，運動療法と食事療法で何ヶ月か血糖値の様子を見守ってみる

運動療法とその禁忌
- 1日の歩数 **8,000〜9,000歩を目標**（日本人の生活歩数は 2,000〜4,000 歩/day）
    - ⇒ まず **4,000歩/day** から始めて，徐々に増やす
    - ⇒ 1回15〜30分で1日2回，週3日以上が望ましい

生活習慣病 ■ 59

運動療法の禁忌・制限
- 空腹時血糖 250mg/dL 以上
- 尿ケトン体陽性
- 眼底出血
- 腎不全
- 心疾患
- 骨・関節疾患
- 壊疽
- 急性感染症
- 高度の自律神経障害

糖尿病 経口薬

 糖尿病経口薬は，インスリン抵抗改善薬，インスリン分泌促進薬，糖吸収・排泄調節薬の3種に大別できる

 腎機能が悪い人にこそ SGLT-2 阻害薬を

経口薬は以下の3タイプに大別できる．

① **インスリン抵抗性改善薬**
⇒ ビグアナイド（BG）＝メトグルコ®（メトホルミン），
チアゾリジン（TZD）＝アクトス®（ピオグリタゾン）
※メトグルコ®禁忌：肝・腎・心障害，手術前後，重症感染症，大量飲酒者
※アクトス®禁忌：心不全

② **インスリン分泌促進薬** ⇒ SU薬，インクレチン関連薬，グリニド
※インクレチン関連薬＝DPP-4阻害薬，GLP-1受容体作動薬
※グリニド＝即効型インスリン分泌促進薬
※SU薬やSGLT-2阻害薬には高齢者には危険
※DPP-4阻害薬とSU薬の併用はすこし注意
※むしろグリニドとSU薬の併用は同一機序なので危険

③ **糖吸収/排泄調節薬** ⇒ α-GI，SGLT-2阻害薬
※α-GI：α-グルコシダーゼ阻害薬＝単独では低血糖を起こさない
（もし低血糖を起こしたら単糖類のブドウ糖でないと効かない）
※SGLT-2阻害薬：尿細管のSGLTを阻害して，尿中への糖の排泄を促す
⇒ 浸透圧利尿により利尿効果もある！　痩せる，血圧下がる
⇒ サムスカ®よりずっと安価な「電解質をいじらない利尿薬」
⇒ 腎機能が悪い人にこそ SGLT-2 阻害薬を

Master the Primary Care Chapter 3

台風の目となるか？ SGLT-2 阻害薬と GLP-1 受容体作動薬

インクレチン関連薬（DPP-4 阻害薬と GLP-1 受容体作動薬）は，低血糖が少なく安定した血糖降下作用が得られ，体重増加もない（むしろ痩せる）ため，急速に普及しています．特に欧米では DPP-4 阻害薬の心不全リスクが大きな問題となっており，SGLT-2 阻害薬や GLP-1 受容体作動薬のプレゼンテーションが増しています．しかし，現時点で GLP-1 受容体作動薬には経口薬がなく，皮下注製剤〔ビクトーザ®（リラグルチド），トルリシティ®（デュラグルチド）など〕であることから処方をためらわれることもしばしばあります．今後，GLP-1 受容体作動薬の経口薬が開発されるのかどうか，注目されています．

第一選択はメトグルコだが，高齢者（75 歳以上）と肝・腎機能障害ある患者には要注意

外来の 2 型糖尿病患者（75 歳以下）でメトグルコ®（メトホルミン；ビグアナイド系）が第一選択なのは，下記の理由です．

① 糖尿病の真のエンドポイントは，「血糖値」ではなく
　「合併症や死亡の予防」
　　⇒ メトグルコ®は，これらを有意に下げます
② 実は不老長寿の薬？　メトグルコ®　飲めば痩せるし　長生きだ
③ 致死率が高いと有名な「乳酸アシドーシス」も，実はきわめて稀

ただ，メトグルコ®は確かに第一選択ですが，使いこなすには多少の知識が必要です．それに，メトグルコ®は主に糖新生を抑制する薬なので，そうでないタイプの患者さんにはあまり効きません．非専門医のレベルにおいてメトグルコ®を導入してしまっても問題になることはあまりありませんが，病態にあった内服薬を導入するためにも，治療開始時にはいちど専門医に相談してみてもよいかも知れません．

食後高血糖に使う α-GI とグリニドだけは食前服用

α-GI（α-グルコシダーゼ阻害薬）とグリニドは食後の高血糖を抑えるのが

目的の薬ですから，食前に飲んでおくのは当然です．これら以外は食前でも食後でもどちらでも可ですが，普通は食後です．

 メトグルコ＋DPP-4阻害薬（±アクトス）まで使ってダメなら糖尿病科へ紹介

 SGLT-2阻害薬が注目されているが，血圧低下，脳梗塞，尿路感染などのリスクを忘れずに

　現在では「メトグルコ®＋DPP-4阻害薬」が王道ですが，一部の製剤を除くDPP-4阻害薬で心不全増悪リスクが明らかとなり，心疾患の既往やリスクのある患者における第二選択の座はDPP-4阻害薬からSGLT-2阻害薬に譲られつつあります．実際，2018年に出た最新のADAガイドラインでも，**心疾患既往のあるDM患者における経口薬の第二選択はSGLT-2阻害薬**とされています．

　とはいえ，**心疾患既往がなければ，依然としてDPP-4阻害薬を第二選択に選ぶ先生が大半**でしょう．

　ちなみに，第三選択として専門医の先生はよく**アクトス®**（ピオグリタゾン；チアゾリジン系）を選んでいます．おそらく，β細胞保護の観点からインスリン分泌促進薬は最後にまわすのがよいとの考えだと思います．ただ，アクトス®は「太る」という副作用があるので使わずに済むのなら使わないで済ませたいところではあります．

　SGLT-2阻害薬は万能薬ではありませんし，非専門医が使うにはリスクもあります．もし非専門医がSGLT-2阻害薬を使うなら，できれば頭部MRAで主要脳血管に狭窄がないことを確認します．さらに，心不全のある患者さんなら，ループ利尿薬が入っていないことが条件です．**ループ利尿薬とSGLT-2阻害薬を併用すると，脳梗塞のリスクが高くなります**．降圧薬の代わりに「降圧＋血糖低下」の一石二鳥を狙ってSGLT-2阻害薬を入れると痛い目に会います．尿路感染症，頻尿，空腹感など，SGLT-2阻害薬のこれらの副作用に耐え切れるのは，合併症が少なくて比較的健康な方です．

 高齢者に注意すべき，SU薬，メトグルコ，SGLT-2阻害薬．心不全さえなければDPP-4阻害薬が安心

　SGLT-2阻害薬は尿中への糖排泄を増やすわけですから，尿の浸透圧が上がるので，水分も引っ張られて尿として出ていきます．これを「浸透圧利尿」と

よび，つまり SGLT-2 阻害薬は利尿薬みたいな働きも有するのです．つまり，高齢者では血圧がガクンと下がることがあります．特に暑い夏では高齢者に使うのは若干はばかられます．糖尿病専門医の先生方ですら，SGLT-2 阻害薬よりも DPP-4 阻害薬の方が安心，と考えている先生が多いようです．ジャヌビア®/グラクティブ®（ジダブリプチン）やトラゼンタ®（リナグリプチン）なら心不全リスクもそれほど高くないので，メトグルコ®の次の 2 剤目としてお勧めです．

ちなみに，腎機能が悪い患者でも大丈夫な DPP-4 阻害薬は，トラゼンタ®（リナグリプチン）とテネリア®（テネリグリプチン）です．

炎症が上昇するようなシックデイには，ご飯を食べてなくても血糖値は上がっている

糖尿病患者では，WBC や CRP が上がるようなシックデイ（UTI，肺炎など）には，ご飯をほとんど食べていなくても血糖値が上がります．これは，ステロイドなどのストレスホルモンが大量に分泌されるためです．1 型糖尿病は内因性のインスリンが枯渇するため血糖が乱高下しやすく，逆に 2 型糖尿病は内因性のインスリンがかろうじて出るので血糖値変化は比較的マイルドで済みます．

こういったことから，1 型糖尿病の患者が，シックデイだからといってインスリンを勝手に中止すると途端にケトアシドーシスになってしまいます．ご飯を食べられなくても，食前血糖値に応じたスライディングスケール対応は継続する必要があります．もし全く食べられなかったとしても，スライディングに従う程度の量のインスリンで低血糖になることはまずありません．繰り返しますが，「基礎分泌」に相当する分の持効型インスリンに関しては，どんなシックな状況でも続けるべきで，これを止めてしまうとケトアシドーシスになってしまいます．

なお，医者が「スライディングスケールの指示」と「1 日血糖 3（4）検」という指示さえ出せば，看護師さんにとってはそれほど入院患者のインスリン管理は大変ではないそうです．ふだんインスリンを使用していない 2 型糖尿病の患者さんでも入院中にシックな状態なら，内服をいったん中止してインスリン管理（スライディングスケール対応）してあげてもよいでしょう．インスリンは内服薬と違って「小回り」が効きやすく便利です．

鉄則

入院患者におけるシックデイのインスリン対応は，
① インスリン食前定時打ち分は，食後に摂食量に応じて投与
② 経口糖尿病薬も食後に回して摂食量に応じて減量
③ スケール対応分，中間型，持効型のインスリンは減らさない

（超）速効型インスリンのシックデイ対応

食欲低下時は，食前定時指示インスリンを食「後」注射とし，食事量により定時指示量分だけ変更して下さい（**スケール分は減量せず，食後に合わせて打って下さい**）．

- 7〜10割： 定時指示量＋**スケール追加分**
- 4〜6割： 定時指示量の 2/3（端数は切り捨て）＋**スケール追加分**
- 1□〜3割: 定時指示量の 1/3（端数は切り捨て）＋**スケール追加分**
- 食事なし： 定時指示分は中止，**スケール追加分のみ**

混合製剤のシックデイ対応

（超）速効型と同じように，食「後」に食事量に応じて減量して下さい．

中間型インスリン，持効型インスリンのシックデイ対応

ノボリンN®（インスリン ヒト），ヒューマリン®N，レベミル®，ランタス®，トレシーバ®は，**食事量にかかわらず普段通り注射して下さい**．

※シックデイは食事を摂っていなくても血糖値は上がっていることが多いので，持効型はしっかり忘れずに打って下さい

経口血糖降下薬のシックデイ対応

食「後」に，食事摂取量に応じて減量して下さい．

- 食事全量なら普段通り
- 食事半量以上なら薬も半量
- 食事半量未満なら中止

ただし，**α-GI，グリニド，ビグアナイド，チアゾリジン，SGLT-2阻害薬は，多少食べられたとしても無理に飲ませず中止でよいです**（理由は以下の通り）．

- α-GI： 食後だと効果ない
- グリニド： 食後だと食間に低血糖リスク大
- ビグアナイド： 脱水時・発熱時などには副作用リスク高い

- チアゾリジン：　月単位で効く薬剤なので数日の休薬は影響が少ない
- SGLT-2 阻害薬：糖質の摂取が少ない時は副作用リスク高い

なお，スライディングスケールの具体例に関しては，「予測指示」の章の中に示しますので，参考にして下さい．

 点滴中のグルコースの打ち消し混注量は，グルコース 5〜10 グラムに，ヒューマリン R を 1 単位

決して「グルコース 1 グラムに，ヒューマリン®R を 5 単位」ではありません．ここを間違えると，混注するインスリン量が 25〜50 倍増えてしまうことになるので立派な医療ミスになります．重篤な低血糖症状を呈してしまうおそれすらあります．どちらが「1」でどちらが「5」か分からなくなったら，インスリンが少ない安全な方を選びましょう．

 HbA1c の目標値は 6.5 か 7 で落ち着きつつあるが，寝たきり患者や高齢者では 8 でも許容されつつある

外来で 80 歳や 90 歳の糖尿病の患者さんに，「HbA1c が 6.5 を超えています．糖尿病薬を増やしましょうか」という話をしている先生をたまに見かけます．いやいや，予想される余命が 10 年未満の患者さんの合併症をそんなに厳密に攻める必要があるでしょうか？　ましてや高齢者は低血糖リスクが最も恐ろしいのに，HbA1c 6.5 未満を目指して血糖値をどんどん下げようとする方がよほど危険です．

他にも，寝たきりの入院患者さんの血糖値管理を厳しく行っている先生も見かけますが，その努力と医療費はどの程度，将来に実を結ぶものなのでしょうか．DNR がとられている患者さんでは将来の合併症を予防する必要はなく，むしろ低血糖の回避がマストです．なお，寝たきりの患者さんの血糖値が 500 を超えても放置している先生という珍しいケースもたまに見かけますが，さすがにそれは度を越えています．無責任に重度高血糖を放置するのは循環動態を悪化させるため，こちらも当然，回避すべきです．

近年，日本糖尿病学会が老年病学会と共同で指針を出しました（高齢者糖尿病の血糖コントロール目標 2016. https://www.jpn-geriat-soc.or.jp/tool/tool_01.html）．それに沿って分類すると，ほぼ寝たきりの患者さんは「カテゴリーⅢ」に該当し，インスリンや SU 薬などの使用者では HbA1c 7.5〜8.5%，それ以外の（低血糖リスクが低い）患者さんでは 8.0%未満が目標に

なります．年齢が65歳未満だとしても，寝たきりなら，この指針に従ってよいでしょう．

スライディングスケール対応するとき，病院に超速効型（Q）がなければ速効型（R）でもよい

　Qは食「直前」の投与ですが，Rは原則として食「前30分」の注射にすること，またQより夜中の低血糖の危険が高くなるので眠前の血糖を下げすぎないようにすることが注意点です．Rの添付文書には食後投与の記載はありませんが，食欲がない場合には，Qと同様に食事量を確認してからの食後投与にして構いません．

高齢者糖尿病の治療の原則は，低血糖の回避

　「高齢者糖尿病診療ガイドライン2017」によれば，高齢者糖尿病の治療の原則は，低血糖を回避して安全にコントロールすることです．
　そう考えると，高齢者にSU薬やSGLT-2阻害薬は危険です．逆にDPP-4阻害薬は使いやすいと思われます．メトホルミンは，糖尿病学会は75歳以上の（新規）投与には慎重な判断を要するとしており，80歳以上には私も使用しません．しかし，超高齢化社会を迎え，メトホルミンのように安価で有用な薬剤は積極的に使いたいところですし，腎機能を含めて元気なら80歳代でも使ってよいのではないかという専門医の先生もいます．有名な乳酸アシドーシスの副作用もあまり見かけません．むしろ，下痢や嘔吐，脱水，造影剤使用時などでは中止するようにお話しておくことの方が大切です．

1型糖尿病の可能性があれば，できるだけ早期からインスリン導入する

　その後のインスリン分泌を温存できると考えられているからです．

2型糖尿病のインスリン導入のタイミングや積極性は，施設によってまちまち．導入はなるべく専門医に任せたいところ

　2型糖尿病のインスリン導入のタイミングとして，

① 3剤以上併用でもコントロールができない場合
② 初診時でもるい痩やケトーシスが明らかで，HbA1cが著しく高い場合

などが目安になるかも知れません．**血中インスリン濃度（インスリン抵抗性の指標）やC-ペプチド濃度（インスリン自己分泌能の指標）から決めるというより，病歴や所見の方が重要**ということです．なお，前述しましたが2型糖尿病でもC-ペプチドインデックスが0.8未満の症例では，その時点で内服によりコントロールできるように見えても将来的にはインスリン導入が必要になる例が多いです．

インスリンは副作用が少なくて確実に血糖を下げることができるから2型でもインスリンを積極的に使う施設も多いようですが，食事療法が順守できてない患者さんにインスリンを投与すると過体重を助長してしまうのでインスリン製剤やインスリン分泌促進薬はなるべく使わないという先生もいます．

なお，糖毒性があるとき（高血糖が持続）と，インスリンによる糖毒性の解除後（早朝空腹時血糖が100〜120程度になり，血糖4検すべて200以下）では，C-ペプチドインデックスの値は全く異なることがあります．糖毒性解除後に初めてその患者さんのフラットな内因性インスリン分泌能やインスリン抵抗性が明らかになるため，その判断はプライマリケアのレベルでは骨が折れます．インスリン導入の判断はやはり，糖尿病内科に入院して行うのが理想です．合併症の精査や，糖尿病の教育も同時並行で行えます．食事療法ができていない患者さんには，食事療法の重要性を説明するために入院して実際に糖尿病カロリー制限食を食べてもらうのが現実的です．

インスリン導入しても経口薬は継続してよい

2型糖尿病では，インスリンを導入しても経口薬を併用するのが普通なようです．インスリン導入を機に，整理して減らすことは多いですが，ビグアナイドやDPP-4阻害薬は続けることが多いです．併用する方が血糖変動を減らすことができます．

内服薬を併用・継続するその他のメリットとしては，インスリン投与量を減らせることです．実際の流れとしては，入院時に内服薬をいったん中止してインスリン中心にして，糖毒性が解除されてきたころから少しずつ内服薬を加えていく感じです．

インスリン導入しても自己血糖測定は必須ではないが，低血糖による事故が起きた場合に責任を問われるリスクはある

　インスリン導入しても自己血糖測定は必須ではありません．しかし，測定すると自宅でも血糖管理状態が確認できて生活習慣の見直しにつながりやすく，測定を追加するだけで血糖が改善するというデータがたくさんあることや，インスリン使用による低血糖のリスク回避の観点からも，血糖測定はお勧めしたいところです．少なくとも，インスリン導入により健康保険で（自己購入よりも）安価に自己血糖測定をできるということを患者さんに伝えることは，今の時代には必須かと思われます．

　もし低血糖によって死亡や後遺症が発生して「自己血糖測定の選択肢があることを知らされていなかった．自己血糖測定していたらもっと早く低血糖に気が付いて処置できたはず」などの訴訟に発展した場合，自己血糖測定という選択肢を伝えていなかったのだとしたら不利な立場になることは間違いないでしょう．

毎食前のインスリン定時打ちは，院内に超速効型がなければ，速効型で代用してもよい

インスリンの種類は，Q, R, N, L (G)

- Q：超速効型（Quick）…ノボラピッド®（アスパルト），ヒューマログ®（リスプロ）
- R：速効型（Regular）…ノボリン®R
- N：中間型（Neutral）…ノボリン®N
- L：持続型（Long）……レベミル®，ランタス®，トレシーバ®

【記載例】
Q 6-4-4, N 0-0-0-8

入院患者のインスリン定時打ちの指示例

（用量は患者さんごとに慎重に決めて下さい）

① 定時打ち分
- ・夕食前　レベミル® 12 単位
- ・毎食前　ヒューマリン®R 4 単位ずつ

② 上記の定時指示に加えて**毎食「前」血糖値による補正指示**
　180〜　1単位追加（ヒューマリン®R）
　220〜　2単位追加
　260〜　3単位追加
　300〜　4単位追加
　350〜　5単位追加
　400〜　6単位追加　あるいは Dr call

 インスリン製剤は1ccが100単位！（これを知らないと，インスリンを100倍入れてしまう）

　インスリンの注射用バイアル製剤は，10ccに1,000単位入っている製剤が多いです．つまり，**「バイアル1ccあたりインスリンが100単位」**入っています．

　インスリン製剤のバイアルは病棟全体で使うので，複数の患者さんで使い回します．吸うときは**必ず，インスリン専用注射器（オレンジキャップの細いやつ）で吸います**．これは**目盛りが「cc」でなく「単位（U）」**です．たとえば6単位注射したいなら，「6」の目盛まで吸います．「cc」でいえば0.06ccという超微量です．

　なお，インスリン注射は主に腹部の脂肪をつまんで打ちますが，打った後はもまないようにしましょう．吸収が早まってしまいます．

糖尿病の危険な合併症
- 壊死性筋膜炎（非クロストリジウム性）
- 気腫性胆嚢炎
- 気腫性腎盂腎炎
- 悪性外耳道炎
- 無痛性心筋梗塞

3-3 高尿酸血症（痛風）

診断基準

【必須】
　発作中の関節液中に尿酸塩結晶 and/or 痛風結節

【以下の 11 項目のうち 6 項目以上】
・2 回以上の急性関節炎の既往
・24 時間以内に炎症のピークに達する
・単関節炎である
・関節の発赤がある
・第一 MTP 関節の疼痛 or 腫脹
・片側の第一 MTP 関節の病変
・片側の足関節の病変
・痛風結節（確診 or 疑診）がある
・血清尿酸値の上昇
・レントゲン上の非対称性腫脹
・発作の完全な寛解がある

※痛風では耳介結節や，頭蓋骨レントゲンで打ち抜き像などもチェック
※血清尿酸値が高い状態が何年も続いて初めて起こる
　⇒ 関節液中に崩壊した尿酸塩結晶がばらまかれ，発作となる
　⇒ 一時的に UA 値が高くなったからといって痛風発作は起きない

 発作中の血清 UA 値は必ずしも高くない！

4 人に 1 人か 2 人は，発作時の血清 UA が正常といわれています．

 痛風発作時の治療は NSAIDs かコルヒチン．尿酸産生抑制薬や排泄促進薬は，発作時に服用してはいけない

☑ 痛風の治療

　発作中は，基本的には安静・冷涼，そして NSAIDs で対症療法的に治療（疼痛がひどければ，ステロイドの関節内投与も効果ある）．

ほかにも，発作後なるべく早く，コルヒチン製剤を飲むと痛みが改善する．
再発予防の治療（尿酸排泄薬など）は必ず発作が終わってから開始する．

- 尿酸の産生抑制…ザイロリック®（アロプリノール）
- 尿酸の排泄促進…ベネシッド®（プロベネシド）

なお，水分摂取励行，クエン酸も再発予防に有効といわれています．

血清尿酸値を急激に下げ過ぎると発作を誘発する

血清 UA 値を急激に下げると痛風発作を誘発するおそれがあるので，およそ 3〜6 ヶ月かけて血清 UA 値を徐々に下げてゆく（目標値は 6.0mg/dL）．

痛風の 6, 7, 8 ルール

- UA 値 **6**mg/dL：血清 UA 値のコントロール**目標**
- UA 値 **7**mg/dL：高尿酸血症の**判断**基準
- UA 値 **8**mg/dL：痛風の**治療開始**基準

3-4 骨粗鬆症

ビスホスホネート（BP）製剤は 5 年まで？

BP 製剤を 5 年以上使ってしまうと，顎骨壊死や非定型骨折のリスクが上昇します．BP 製剤の使用は 5 年以内という暗黙のルールがあります．5 年したら DXA 法で腰椎か大腿骨の骨密度フォローを忘れずに行いましょう．

椎体骨折の 2/3 は無症状

25 歳時の身長より 4cm 以上の身長低下があるか？（椎体骨折リスク 2.8 倍）

- 胸椎圧迫骨折では，壁に直立すると後頭部を壁に付けられない．
- 腰椎圧迫骨折では，立位で後方から肋骨と骨盤の間が2横指未満

治療薬のタイプ
① 骨吸収を抑える…BP製剤，女性ホルモン，SERM（ラロキシフェン），カルシトニン製剤
   ※ **BP製剤の使用は5年以内**
② 骨形成を促す…活性型ビタミンD_3製剤，ビタミンK_2製剤，テリパラチド
③ その他…カルシウム製剤

ステロイドを長期間服用する症例では，BP製剤±活性型ビタミンD_3製剤の処方が望ましい．BP製剤開始前に念のため歯科で顎骨壊死のリスク評価

　膠原病やNMOの患者などで，PSLを長期内服（3ヶ月以上）する患者では，ベネット®（リセドロン酸，75mg月1回1錠）やフォサマック®（アレドロン酸，35mg週1回1錠）などのBP製剤を処方することが望まれます．ワンアルファ®（アルファカルシドール）などの活性型ビタミンD_3製剤を併用してもよいでしょう．

　BP製剤投与開始前に歯科へ紹介し，顎骨壊死のリスクが低いことを確認しておきます．またBP製剤は食道粘膜を傷害するので，服用後30分間は横にならないよう指導します．

ステロイド性骨粗鬆症の治療開始基準[1]
- **既存骨折**あり ⇒ 開始せよ
- 年齢　**65歳以上**：　4点
　　　　50歳～64歳：2点
- PSL投与量　**7.5mg/day以上**：4点
　　　　　　5～7.5mg/day：　1点
- 腰椎の骨密度（%YAM）　**～69%**：　4点
　　　　　　　　　　　　70～79%：2点
⇒ 上記合計が3点以上なら薬物療法を開始せよ

---

[1] 日本骨代謝学会．ステロイド性骨粗鬆症の管理と治療のガイドライン．2014年改訂版

Master the Primary Care Chapter 3

> **骨密度測定撮影法**（専用の測定器が必要）
> - DXA 法（デキサ法）: 膝曲げて寝て X 線照射
> - 超音波法: かかとの骨
> - MD 法
>
> ⇒ 日本人の約半数は 70〜80 歳になれば，%YAM が 70%を下回ってくる

> **処方例**
> - 骨折なし ⇒ SERM〔エビスタ®（ラロキシフェン），ビビアント®（バゼドキシフェン）〕
>   or エディロール®（エルデカルシトール）
> - 骨折あり ⇒ ボナロン®/フォサマック®（アレンドロン酸）（35mg 月 1 回）
>   ±ワンアルファ®（アルファカルシドール，1 μg 1 日 1 錠）
>   ⇒ アクトネル®/ベネット®（リセドロン酸，75mg 月 1 回）

3-5 メタボリックシンドローム

 LDL-C はメタボの診断基準に入っていない

> **メタボリックシンドロームの診断基準**
> 【必須条件】
>   腹囲　男性 85cm，女性 90cm 以上
> 【くわえて，以下 3 項目のうち 2 項目以上】
> - 空腹時高血糖≧110mg/dL
> - sBP≧130mmHg　and/or　dBP≧85mmHg
> - TG≧150mg/dL　and/or　HDL-C＜40mg/dL

　LDL-C はメタボ診断基準に入っていないが，メタボとは独立した動脈硬化のリスク因子である．

　メタボの診断を受けたら，とにかく食事療法と運動療法である．食事は体重あたり 25kcal/day くらいで低めに設定する．日本人の理想的 PFC バランスは，炭水化物 50〜60%，脂質 20〜30%，蛋白 10〜20%くらいといわれている．食事療法に伴う総エネルギー量の計算式はp.59 参照．

生活習慣病 ■ 73

4 循環器内科

4-1 頻脈性の不整脈

鉄則 ワソランは主に房室結節における伝導を抑制する

　His 束を上から下に通れば，（脚ブロックがなければ）幅の狭い "narrow QRS"（＝上室性）になります．例えば は房室結節（AV node）でくるくるリエントリーを起こす房室リエントリー性頻拍（AVNRT）の模式図ですが，房室結節は His 束より上ですから「上室性」で，心電図所見は "narrow QRS" の頻脈になります．

　 の Kent 束をもっていると WPW（ウォルフ・パーキンソン・ホワイト）症候群になります．Kent 束は伝わってきた刺激をほぼそのまま全て伝えようとしてしまう「頑張り屋さん」です．一方，房室結節はたまにズル休みをしながら適当に程よく働く「調整屋さん」です．房室結節にさらに「仕事しな

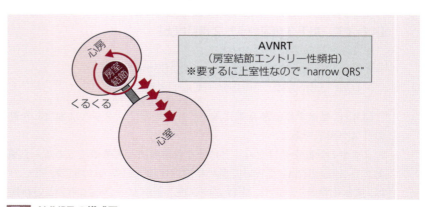

図1　AVNRT の模式図

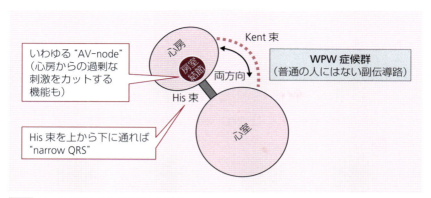

図2 Kent 束があると WPW 症候群になる

くてよいんだよ，休んでよいんだよ」と追い打ちをかけるのがワソラン®（ベラパミル）です．Kent 束に関与する頻拍は，ぐるぐる回る回路（リエントリ）に Kent 束を含む場合と含まない場合があり，後ほど紹介します．

心房細動（AF）はイレギュラー，発作性上室頻拍（PSVT）はレギュラー

心房細動（AF）
- 心房が 450〜600 回/min で無秩序に収縮
  ⇒ 心房からの伝導が不規則に伝わり AF
  ⇒ 一応上室由来なので，AF の QRS 波は narrow QRS

 その波形，AF？ それとも PSVT？

よく病棟の看護師さんから，「先生，モニターで AF です．PAF（パフ，発作性心房細動）だったみたいです」という call があり，行ってみてモニターを見ると PSVT や心房粗動であることがあります．結構モニターを見慣れた看護師さんでも間違えることがあるんです．どちらも上室由来ですから narrow QRS ですし．簡単に見分けるコツとしては，**AF はリズムが無秩序ですが，PSVT は規則的**，というところです 図3 ．

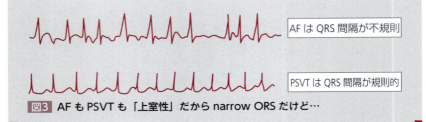

図3 AFもPSVTも「上室性」だからnarrow QRSだけど…

AF-タキだろうが，PSVTだろうが，上室性のnarrow QRSの頻脈にはワソラン．心房から心室への入力を抑える特効薬

　ワソラン®は，房室結節の伝導を抑制します．一言で言ってしまえば，「心房から心室への入力を抑える」です．こんなに分かりやすい作用機序だと，何だか安全に使えそうな気がしますよね．ただし，ワソラン®の投与により血圧も若干下がるので，これも念頭において使用しましょう．

　逆に，房室結節での伝導を抑制するわけですから，当然，重度の房室ブロックや高度の徐脈には使ってはいけません．

心房細動は，発作性でも持続性でも脳卒中リスクは同等と考える．初診ならまず循内にコンサルト

　発作性心房細動（PAF）が，慢性（持続性）心房細動よりも脳卒中リスクが低いという証拠はありません．よって，たとえ発作性（非持続性）のAFであっても，慢性（持続性）と区別することなく同様に抗凝固薬による脳梗塞予防に努めるべきです．実際，抗凝固療法の必要性を検討する際のCHADS$_2$スコアにも，AFが「発作性か持続性か」という項目はないですよね？

　なお，外来に新患で初診の心房細動がきたら，まず循環器内科にコンサルトすべきです．除細動の適応があるかどうかの判断に加え，弁膜症の有無や心筋症の有無，左房拡張の程度なども総合的に判断してもらえるからです．

Master the Primary Care Chapter 4

 CHADS₂ スコアが 1 点以下でも，数日以内に脳梗塞になる患者はいる

心房細動の脳卒中リスク（CHADS₂スコア） ⇒ 2 点以上は抗凝固薬
- Congestive heart failure（心不全）… 1 点
- Hypertension（高血圧） ………………… 1 点
- 75 歳以上 ………………………………… 1 点
- DM ………………………………………… 1 点
- Stroke/TIA エピソード ………………… 2 点

CHADS₂スコアの点数と，放置した場合の年間脳卒中リスク
- 0 点： 1.0%/年未満
- 1 点： 1.0〜2.0%/年
- 2 点： 2.0〜3.0%/年
- 3 点： 5.0〜6.0%/年
- 4 点以上： 7.0%/年以上

心房細動をみたら除外すべき 3 つの病態
① 甲状腺機能亢進（TSH が 0.5mU/L 未満であること確認）
② 心筋虚血
③ 肺塞栓症

　CHADS₂スコアが 0 点でも，数日後に脳梗塞になる症例は少なくありません．脳梗塞になった後に「CHADS₂スコアが 1 点だったので何も処方しないで帰宅させました」と言っても，裁判で負けない確証もありません．実際，脳梗塞になった症例を retrospective に振り返ってみると，CHADS₂スコアが 0 点だった症例はたまに見かけます．休日の外来であれば，循環動態さえ安定していれば，あとは 2〜3 日分の直接経口抗凝固薬（DOAC）を処方して「月曜日に循環器に行って下さいね」と念を押してから帰宅させるのが安心でしょう（循環動態が不安定ならすぐ循内のいる病院に送りましょう）．

　なお，ワーファリン®（ワルファリン）は効くのも抜けるのも 3〜4 日かかるので，腎機能さえ大丈夫なら DOAC を選択しましょう．切るのも簡単だし，出血の副作用も少ないです．

循環器内科 ■ 77

動脈系（動脈硬化）の血栓には抗血小板薬，
静脈系（心房細動，深部静脈血栓症）の血栓には抗凝固薬

血栓症
- 動脈性血栓 ⇒ 抗血小板薬
- 静脈性血栓 ⇒ 抗凝固薬

頻脈で除細動するかどうかは，
症状の有無やバイタルサインで判断する

　心房細動による症状や，頻脈による心機能の低下，心不全徴候，血圧低下などがなければ，基本的にはすぐに除細動やアブレーションをする必要はありません．近年では，除細動すること自体が循環動態を悪化させることもあるため，心房細動に対して鎮静下に除細動を行うことは少なくなってきました（私が医学生のころはバンバンやられていました）．

　なお，除細動の際は脳梗塞のリスクがあり抗凝固療法が最低 3 週間は必要といわれていますが，それでも血栓がゼロとはいいきれず，除細動を考えるなら事前に経食道心エコーをしておいた方がよいです．

　除細動時の鎮静には，ラボナール®（チオペンタール）やドルミカム®（ミダゾラム）を使います．バッグバルブマスクは必ず事前に準備してスタンバイしておきます．SpO$_2$モニターも忘れずに装着しましょう．

あらゆる頻脈性の不整脈をみたら，
まず幅広 QRS（心室性）か幅狭 QRS（上室性）かみる

頻脈の治療適応の判断では，
循環動態が安定しているかどうかが重要

　ただ，たとえ循環動態が安定していたとしても，頻脈（150bpm 程度）がずっと続いていると病棟ではアラームが鳴りっぱなしで看護師さんも困るでしょうし，頻脈を放置すると心臓にも負担がかかって予後が悪化するでしょうから，たとえ患者さんが DNR だろうが何だろうが，ワソラン®を点滴（生食 100cc にといて 30 分で点滴）してみましょう．寝たきりの患者さんだって，心臓がトクトクしていたら不快だと思います．

上室性にはワソラン，心室性にはキシロカインやアミオダロン

　前述のとおりワソラン®はただひたすら房室結節を淡々と抑制して伝導の通りを抑えますので，心房由来の頻脈にはワソラン®が使われます（年配の先生方はよくジギタリスを使いますが…）．一方，急性心筋梗塞（AMI）後遺症など心室自体の頻脈には，キシロカイン®（リドカイン）が使われます．

　ワソラン®は房室結節を抑えるので，Kent束をもったWPW症候群の患者さんに使ってしまうと，His束を介した正常伝導路が抑制されて代わりにKent束側により刺激が行きやすくなってしまうことになります．これが特に問題になるのは，WPW症候群の患者が心房細動になったとき，つまりpseudo VT（偽性心室頻拍）のときです（WPW症候群で頻拍の回路がリエントリーで，心房⇒AV node⇒心室⇒Kent束⇒心房に戻るタイプか，もしくは逆回りに心房⇒Kent束⇒心室⇒AV node⇒心房に戻るタイプならばAV nodeをブロックして頻拍を停止できるので，Ca拮抗薬を使う場面もあります）．プライマリケアのレベルでもしWPW症候群の患者さんの頻拍を治療する機会があれば，Ca拮抗薬単独では手を出さない方が無難でしょう．

　心室性では最近はキシロカイン®よりもアミオダロンを使用する機会が多いようですが，長期的に高用量を続けると間質性肺炎のリスクがあり，また甲状腺機能障害もしばしば出現しますので，長期的に使用するなら循環器専門医に相談しましょう．

　心室性不整脈はしばしば交感神経の過剰興奮により起こる場合もあり，そういうケースではβブロッカーが著効することもありますが，非専門医では判断が難しい場合が多いので，プライマリケアのレベルではあまり手を出さない方がよいかも知れません．

　なお，PSVT（上室性頻脈の代表格）ではワソラン®より先に迷走神経刺激やATP製剤ワンショットでもOKです．息止めやバルサルバ刺激などの迷走神経刺激方法はAV nodeの通りを遅くします．また，ATPは一時的に房室結節を強く抑える薬です．ちなみに，ATP製剤ワンショットは喘息素因のある患者さんには禁忌です．

　心室性の頻脈なら，キシロカイン®だけでなく，サンリズム®（ピルジカイニド）やメキシチール®（メキシレチン）でもよいでしょう．

　逆に洞性徐脈の場合，アトロピン（0.5mg）1筒 ワンショットi.v.します．

PSVT にワソランでなくアデホスをワンショット静注するなら，喘息ないかを確認してから

循環器内科領域の薬でワンショット投与してよいのは，ATP（アデホス®），リドカイン，アトロピンの3つを覚えておきましょう．アデホス®と喘息，硫酸アトロピンと緑内障は禁忌のペアとして覚えておきましょう．

 見落とすと死ぬ不整脈は，「QT 延長」「WPW 症候群」「ブルガダ」「高度徐脈」を覚えておく

- QT 延長 図4 ⇒ トルサード・ド・ポアント（多形性心室頻拍）⇒ 突然死
- WPW 症候群 図4（Δ波 ← Kent 束）⇒ 上室性頻拍
    ⇒ WPW 症候群の患者に一過性 AF が起こると，VF で突然死することがある
    ※ WPW 症候群＋一過性 AF ＝ 偽性心室頻拍（pseudo VT）の状態にワソラン®禁忌．房室結節側が抑制されて，Kent 束（副伝導路）により刺激が行きやすくなるため
    ※ WPW の根治療法はカテーテルアブレーション
- Brugada 症候群 図4：夜間安静時や睡眠中に VF から突然死することがある．治療は ICD 植込み
    ※ECG で右脚ブロック＋V1-3 で coved 型/saddleback 型の ST 上昇
    ※アジア人の 30〜50 歳代の男性．「ぽっくり病」の多くは Brugada か？
    ※以前撮った ECG と必ず比較せよ

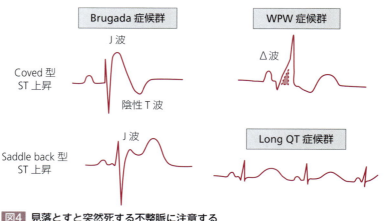

図4 見落とすと突然死する不整脈に注意する

- MobitzⅡ型の房室ブロック ⇒ 高率にⅢ度完全 AV ブロックに至るのでペースメーカー植込み検討を
- Adams-Stokes 症候群：AV ブロックや SSS など徐脈の結果起こる脳虚血の諸症状
    ※ペースメーカー植込みしなければ致死性である
    ※ペースメーカー植込み適応：めまい，ふらつき，心不全
- その他　HCM（肥大型心筋症）：不整脈から突然死

一過性心房細動（PAF）＋ Kent 束伝導
＝偽性心室頻拍（pseudo VT）

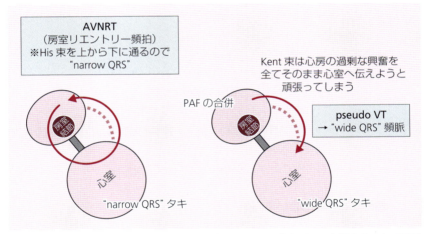

図5　WPW 症候群の発作時は，His 束経由 (narrow QRS) と Kent 束経由 (wide QRS) がある

　有名な「pseudo VT」（偽性心室頻拍）とは，Kent 束を有する WPW 症候群の患者さんにおいて一過性心房細動（PAF）が起きたときにみられます．Pseudo VT でみられる wide QRS は，His 束電導で作られる QRS と Kent 束伝導で作られる QRS が癒合したものです（His 束もチョロチョロ伝導しています）．
　当然，図5右 のような pseudo VT の状態でワソラン®を使ってしまうと，AV node のブロックにより His 束伝導が減ってしまい，Kent 束を介した心房波の伝導がさらに増えてしまうのでワソラン®は禁忌です．WPW でワソラン®を使っていいのは 図5左 のような AVRT のときだけですが，Ca 拮抗薬を

単独で使うことはほとんどなく，普通はⅠa群やⅠc群の抗不整脈薬を併用します．

 循内にコンサルトすべき不整脈は，「致死性」の場合と「有症状」の場合！

循内にコンサルトすべき不整脈 ⇒ 有症状 or 致死性

- 洞不全症候群（SSS）⇒ 有症状なら必ず紹介（ペースメーカー植込み）
- 高度の房室ブロック ⇒ MobitzⅡ型とⅢ度は紹介せよ
- VT ⇒ アミオダロン，カテーテルアブレーション，植込み型除細動器の適応
    ※特に多形性心室頻拍（TdP）は最も危険で，突然死の原因
- 上室性の不整脈（PSVT，心房粗動，心房細動）
    ⇒ いずれも紹介（カテーテルアブレーション．AFでは抗凝固＆レート調整）
- 心不全や弁膜症が合併しているもの
- Brugada症候群（右脚ブロック＋V1-3でST上昇）
    ⇒ 夜間突然死．植込み型除細動器の適応
- Long QT症候群
    ⇒ TdPから突然死（βブロッカー＋運動制限）．植込み型除細動器の適応
- WPW症候群（Δ波）
    ⇒ AF合併例で偽性心室頻拍からVF，突然死．カテーテルアブレーション．

紹介しなくてもよい不整脈

- 右脚ブロックだけなら ⇒ 放置でも可（原因に虚血が隠れている可能性はある）
- 新規の右脚ブロック，左脚ブロック ⇒ 一度は心エコー
- 期外収縮単発 ⇒ 無症状なら放置でも可
- Ⅰ度やⅡ度（Wenckebach型）の房室ブロック

QT延長を調べるときのBazett補正式

$$QT_c = \frac{QT}{\sqrt{RR[秒]}}$$

⇒ 上の補正式でQT_cが0.46以上なら循内コンサルトを！
（正常：0.36〜0.44）

Ⅰ音の異常は全身疾患でも起こる．Ⅲ音は若年者ならスルー

Ⅰ音（僧帽弁閉鎖音）
- 亢進＝心室の収縮力が亢進（甲状腺↑，貧血），僧帽弁狭窄
- 減弱＝心室の収縮力が減弱（甲状腺↓，心不全），僧帽弁逆流

Ⅱ音（大動脈弁閉鎖音）
- 亢進＝動脈が弁を押し返す力が強い（高血圧，肺高血圧）
- 減弱＝動脈弁がぶつかれない（大動脈弁狭窄，肺動脈弁狭窄）

Ⅲ音（拡張早期の心室充満音）は 40 歳未満では健常者でも聞かれる

ホルター心電図では，心室性でも上室性でも 3 連発以上は要注意

睡眠中なら 3〜4 秒くらい脈が飛ぶこともたまにある

ホルター心電図のみかた
- **頻脈性か**（PVC 含まない）
  - ヤバい：心室性頻拍（VT or VF）＝全てアブナイ
    - ※ HR≧200 で血圧低下し失神しうる
      - ⇒ 電気的除細動，カーディオバージョン
  - マシ：上室性頻拍
    - ※上室性だと HR≧160 でも血圧低下しうる
      - ⇒ 循環不全改善のためにも早期にレートコントロールを試す

- **徐脈性か**
  - RR 間隔が「最大≧3.5 秒」だと有症状性だといわれている
    - ⇒ ペースメーカー挿入を検討
      - ※睡眠中なら 4 秒まで様子みても OK

- **期外収縮か**
  - 心室性なら wide QRS，上室性なら narrow QRS
  - 心室性で 3 連発以上は，虚血性心疾患が隠れているかも
  - 3 連発以上（ショートラン）は念のため循内に相談

- 頻脈があれば，洞調律に戻るときに pause が起こってないか
  - 2秒でも pause があれば「徐脈頻脈症候群」の可能性あり
  ⇒ そういうケースでは β ブロッカーの使用は慎むべき

心臓の動きが元気なのに心不全になっていたら，僧帽弁逆流（MR）や動脈弁狭窄症（AS）などの弁膜症が疑わしい

　心不全なのに心エコーで EF（壁運動）が良好なら，severe MR や severe AS などの可能性も疑いましょう．高齢化と共に，severe AS も増えています．僧帽弁逆流は，壁運動は正常もしくは過収縮にみえても，実は血液が左心房に逆流している状態です．なお，心エコーで EF の正常値は 55% 以上ですので暗記しましょう．

肺血栓塞栓症（PE）を疑うなら，SIQⅢTⅢよりも洞性頻脈の方がずっと多い

　一度発症してしまうとしばしば致死的であるにもかかわらず診断が難しい病態に肺血栓塞栓症（PE）があります．入院中は患者さんがベッド上安静などで静脈血の循環が滞り，血栓のリスクが増すと考えられるので，急変時には頭の中で鑑別に挙げる必要があります．PE の診断が難しく，しばしば治療開始が遅くなる原因として，PE に特徴的とされる心電図所見の感度がいずれもあまり高くないことがあります 図6 ．採血で D-dimer を調べれば感度はずっと高いのですが，心電図と違って結果が分かるまで 1 時間以上かかるでしょうし，

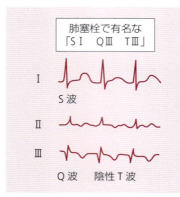

	感度	特異度
SⅠQⅢTⅢ	10% 未満	90% 以上
陰性T波	10% 未満	90% 以上
右脚ブロック	10% 未満	90% 以上
洞性頻脈（≧100）	30%	80%

洞性頻脈の方がずっとみられる

図6　PE に特徴的とされる心電図所見の感度は，どれもさほど高くない

休日だと凝固系の検査ができないという病院も少なくないはずです．このため，診断には発症状況や発症前の病歴，安静度などの情報が大切になります．

誰がどうみても PE だという状況のケースを除き，PE だけでも何とか除外したいという状況では PERC ルールが有用です＊．ここに載せた 8 つの項目を全て満たせば，PE である可能性は 1% 未満で，D-dimer の測定もしなくてよいであろうと判断する目安になるので，使ってみてください．

PERC ルール（肺塞栓の除外目的）
- 50 歳未満
- HR＜100bpm
- SpO_2＞94%
- 片側の下肢腫脹なし
- 血痰なし
- 4 週以内の手術もしくは外傷なし
- PE や DVT の既往なし
- エストロゲン製剤の使用なし

これらのリスク因子がすべて陰性なら PE の検査前確率は 1% 未満

⇒ D-dimer 測定しなくても大丈夫そう

 鉄則 頻脈にはワソラン，徐脈にはアトロピン，高血圧にはペルジピン

当直中に病棟から血圧や脈拍の異常で相談を受けた場合，見逃すと危険な病

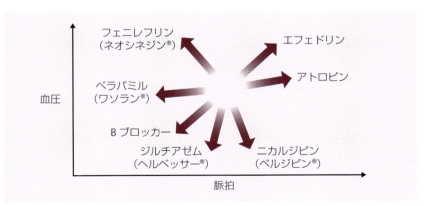

図7 循環作動薬のおおまかな薬効のイメージ
(https://knight1112jp.at.webry.info/201404/article_102.html を参考に作成)

＊文献：Freund Y, et al. JAMA. 2018; 319: 559-66.

態をしっかりと否定したうえで薬剤による対症療法で十分であろうと判断された場合には，期待される薬剤効果として 図7 のようなイメージを参考に治療を選択するとよいでしょう．ただ慣れないうちはどんな薬剤でも，初回投与時には必ず薬剤の禁忌事項・注意事項を確認して医原性に病態を悪化させることがないよう慎重に開始しましょう．

鉄則　心室期外収縮（PVC）はスルーでよいけど，3連発以上（ショートラン），多源性，R on Tは要注意

　結局のところ「心室頻拍（VT）」とは，心室期外収縮（PVC）が連発している状態のことです．当然，幅広QRSです．これが2連発なのか，3連発以上なのか，さらには30秒以上続くのか，などによって，循環動態の不安定具合やVT・VFへの以降リスクも異なります．2連発なら1％前後，3連発以上なら5％前後，30秒以上続くものは10％前後の確率でVT・VFに移行するとされます．なお，3連発以上続くPVCを「ショートラン」とよびます．PVCでは心拍出量が正常の伝導と比べて多少落ちますから，PVCが何度も連発すること自体がそもそも循環動態を悪化させるリスクですし，連発するPVCのRR間隔が短いものはVT・VFへの移行リスクも高くて危険です．

　2段脈や3段脈のように規則的に出るPVCは比較的安全のようですが，形が複数種類ある「多源性」のものや，出現が不規則かつ高頻度のものは，VT/VFに移行する危険度が高いと考えておいた方がよさそうです 図8 ．

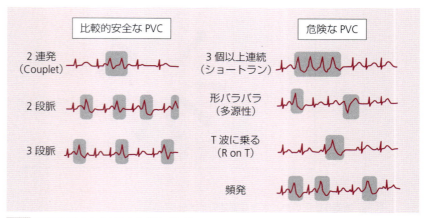

図8　比較的安全なPVCと危険なPVC

4-2 AVブロック（徐脈性の不整脈）

同じⅡ度でも，MobitzかWenckebachかの違いは大きい

　徐脈性不整脈の代表格として，AVブロックを取り上げます．このうち，Wenckebach型について述べますと，房室結節における房室伝導が機能的（ファンクショナル）に遅くなっている状態です．PR間隔が徐々に間延びして，そのうち1拍だけスポーンとQRS波が抜け落ちる感じのやつです．**あくまで機能的に落ちているだけなので，経過観察でよい**のです．寝ているときのように副交感神経が優位になっていると，若者ではいつの間にかWenckebachが出ているということも少なくありません．特に治療しなくてもよいのですが，処置や手術などで脈拍を安定させたいときには，アトロピン投与で副交感神経が抑えられるのですぐ治るはずです．

　一方のMobitzⅡ型は，His束から下における器質的（オーガニック）な問題です．PR間隔は間延びしないのにいきなりQRS波が抜け落ちるやつです．心筋虚血やら，心筋の構造的な問題やら，無視できない異常が潜んでいると考えられるので，必ず循環器内科に相談する必要があります．これらのAVブロックの概念を説明する模式図を 図9 に示します．

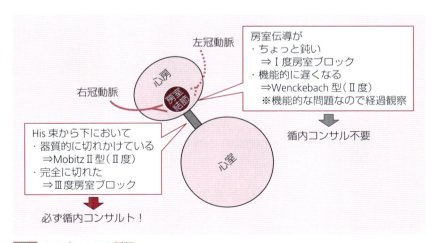

図9 AVブロックの種類

4-3 虚血性心疾患

 鉄則 異常 Q 波が出ていたら，急性心筋梗塞（AMI）発症から 2 時間は経っている．異常 Q 波は死ぬまで残る

　AMI における心電図波形の時間推移を 図10 に示します．最も有名な ST 上昇は，発症直後からまっさきに出現します．ST 上昇が冠動脈灌流域に一致していることや，梗塞部位の反対側の誘導で逆に ST 低下（鏡面像）がみられることも参考になります．若年者などでしばしばみられる早期再分極としての ST 上昇とは ST のラインの形状が異なりますし，上昇する誘導が冠動脈灌流域と一致しないので，そのうち何となく見分けがつくようになります．心膜炎に伴う ST 上昇も，上昇する誘導が広範囲で冠動脈灌流域と一致しないので，何となく AMI とは違うと気付けると思います．
　発症数時間後から出現する異常 Q 波は，心筋梗塞既往の証拠として深い切れ込みが生涯にわたり残存します．

急性心筋梗塞			亜急性心筋梗塞	陳旧性心筋梗塞
発症直後	発症 2～6 時間	発症 2～3 日	発症 1～4 週後	発症 1 年以降
ST 上昇	ST 上昇 異常 Q 波	ST 上昇 異常 Q 波 T 波陰転化	異常 Q 波 陰性 T 波	異常 Q 波

図10 心筋梗塞における心電図波形の時間推移

 鉄則 救急外来に AMI が来たら，バイアスピリンを噛ませるかどうかより先に，心カテできる搬送先の病院をまず探す

　搬送先の病院が決まってから，搬送先の循内の先生に「バイアスピリン®（アスピリン）は 1 錠か 2 錠，噛ませてから送った方がよいですか？」と聞いてみるとよいでしょう．「お願いします」と言われるケースもあれば，「いや，まず

一刻も早く送って下さい」と言われるケースもあるでしょう．

とりあえず，搬送するまでにプライマリケア医のレベルでやれることとすれば，一刻も早く心カテできる病院を探したうえで，補液ルートを確保して，バイアスピリン®を噛ませることと，酸素吸入を忘れないことでしょうか．

運動しただけで CK-MB や Trop-T は上昇する

　CK-MB が上昇していても，その値が CK 値の 1/10 以上はないと，心筋梗塞はあまり疑われません．ちなみに，マラソンすると半数以上の健常者でトロポニン T は陽性になるといわれています．また，腎不全ではトロポニン T は陽性になりやすいことも知っておいていいでしょう．

症状が不安定な狭心症の患者に，負荷心電図（トレッドミル，ダブルマスター）は禁忌

　階段昇降（マスターの負荷試験）やベルトコンベア上を歩行（トレッドミル負荷試験）などの運動負荷心電図は心筋虚血のスクリーニングに用いられますが，不安定狭心症や重度の不整脈，弁膜症には禁忌であり，不用意にオーダーすると急変する恐れすらあります．

　ちなみに，労作時でなく安静時に突然発症して，若者（特に喫煙男性）で，運動負荷心電図をしても陰性で，冠動脈造影でも有意な狭窄所見がなければ，冠攣縮性狭心症（異形狭心症）などが疑われ，エルゴノビンやアセチルコリンで冠攣縮薬物誘発試験を行い，冠攣縮を確認します．

明け方に狭心症発作を起こす若年男性喫煙者は冠攣縮性を疑う．治療は Ca 拮抗薬，発作時はニトロ

　労作時でなく，明け方の就寝中や安静時に狭心症発作を認める人（特に喫煙している若年男性）では，冠攣縮性狭心症の可能性が高くなります．負荷心電図しても何も所見は出ません．冠動脈造影でも，冠動脈は綺麗です．しかし，冠動脈造影中にエルゴノビンやアセチルコリンなどを流すと冠動脈の攣縮が誘発されることを目視で確認することで確定診断に至ります．治療は Ca 拮抗薬です．血管が収縮するのが問題なのですから，β ブロッカーは禁忌です．

冠攣縮性狭心症を疑う所見

- 夜間や明け方に発作 図11
  （「異型狭心症」「夜間狭心症」「安静時狭心症」の異名）
- 安静時にも動悸や息切れ
- 症状持続は数分～15分（労作性よりやや長い）
- 喫煙男性，飲酒，睡眠不足，ストレス，寒冷刺激

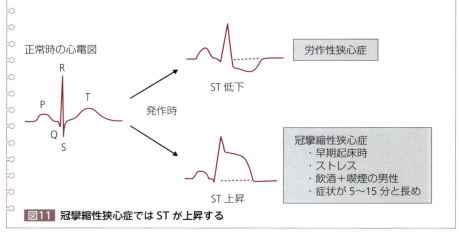

図11 冠攣縮性狭心症ではSTが上昇する

救急外来にAMIが来たら，バイアスピリンを噛ませる前に，貧血がないか念のため確認できるとベスト（貧血に伴うタイプ2心筋梗塞）

たまに採血しないで心電図だけで心筋梗塞と診断してバイアスピリン®を噛ませると，その後になって採血結果が出てHb 5でした，みたいなことがあります．タイプ2心筋梗塞です．高齢者，特に女性に多いです．どこかから血が漏れているんだとしたら，バイアスピリン®を噛ませたらまずい状況もあるかも知れません．もし余力があるなら，せめて採血してからバイアスピリン®を噛ませましょう．

Coronary risk factors

- 高血圧，糖尿病，脂質異常症，喫煙，既往歴，家族歴
  （大量飲酒は危険といわれているが，まだ確定はしていない）

Master the Primary Care Chapter 4

 AMI の 2 次予防に有効なのは，アスピリン，スタチン，ACE 阻害薬/ARB，βブロッカーの 4 つを暗記する

　AMI の二次予防では，冠動脈の危険因子をいかにコントロールできるかが重要です．冠動脈の危険因子としては，不安定プラーク，高脂血症，高血圧が重要です．それらに対応して，アスピリン，スタチン，ACE 阻害薬/ARB，βブロッカーを覚えておきましょう．糖尿病がある患者さんでは血糖コントロールも重要ですし，喫煙者ではもちろん禁煙が必要になります．

AMI の二次予防に有効な 4 つの薬
① アスピリン　② スタチン　③ ACE 阻害薬/ARB　④ βブロッカー

 高齢者の AMI は痛くないことがある
（心不全症状だけ呈する）

　高齢者ではしばしば，AMI なのに胸痛がはっきりしないことがあり，注意が必要です．このような無痛性心筋虚血をきたしやすい病態として，以下の 4 つを覚えておきましょう．

Silent myocardial ischemia（無痛性心筋虚血：突然死予備軍）
① 高齢者　② 糖尿病　③ 陳旧性心筋梗塞(OMI)　④ 冠動脈バイパス術後

4-4 心不全

 心不全の患者さんの問診では，
起坐呼吸や夜間の呼吸困難が重要

　心不全では身体所見に加えて，病歴が重要です．

- 息切れが最近（ここ数日）悪化してきた
- 夜，寝ているときに苦しくて目が覚める
  　※いわゆる「起坐呼吸」は心不全を強く疑わせる
  　※逆に，「むくみ」は心不全への特異度はそれほど高くない
- 喘息のように分単位での悪化ではなく，**日〜月単位で悪化**

循環器内科 ■ 91

> **心不全に特徴的な呼吸困難**
> ① 起坐呼吸
>   ● 前かがみ…COPD（呼吸不全）
>   ● 背もたれ（ファーラー位）…心不全＋肺水腫
> ② 発作性夜間呼吸困難

 心不全（非代償性）の患者さんの診察では，聴診とむくみの確認が重要！

 Wheeze（ヒューヒュー）は喘息だけでなく心不全でも聞かれうる

　聴診すれば，呼吸性雑音に加えて不整脈や弁膜症の有無もある程度分かるし，一石二鳥．

　左心不全では，胸部聴診で所見があるけど全身浮腫はなし，みたいな場合もよくあるので，浮腫がなくても胸部聴診は必ずすべきです．同じように，病棟で臥位の患者さんの首をみて「頸部の静脈が怒張してないので，心不全ではなさそうです」も常に合っているとは限りません．やはり胸部聴診くらいしましょう．

　心不全における呼吸性雑音としては，crackle（バチバチ）も wheeze（ヒュー）も rhonchi（ゴロゴロ）もすべてありうる．特に crackle は水が溜まって，胸部レントゲン写真上 CP-angle が鈍になっているようなケースで聞かれやすい．

　Wheeze（ヒューヒュー）は，喘息か心不全か分からない．とりあえず気管支拡張薬を吸入してみて，改善なければ循内に紹介してしまうというのもあり．

 心不全だろうが，心不全でなかろうが，血圧が低ければ補液する

 ジギタリスやβブロッカーは慣れていなければ手を出すな！

　血圧が低ければ，心不全があろうがなかろうが，いずれにせよ下肢挙上＋点滴（±カテコラミン）するしかない．もし入れすぎたと思ったら利尿薬を使えばよい．急性心不全の循環動態は，Forrester 分類では大きく4種類に分類さ

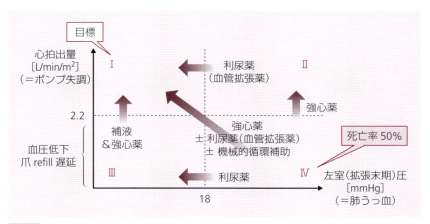

図12 急性心不全の Forrester 分類

れます 図12．患者さんの循環動態に応じて，循環作動薬や利尿薬を使い分けます．

　非代償性の心不全の管理は，プライマリケア医のレベルなら**利尿薬だけ**が無難．もし夜間の救急外来に軽度心不全の患者さんが来たら，**ラシックス®（フロセミド）20mg 1日1回を2日分くらい処方して「明日，循内受診して下さい」で OK**．ラシックス 20mg 程度の処方ならあまり怖がる必要はない．

　一方，ジギタリスや β ブロッカーは管理が難しいうえに副作用も出やすいので，慣れていない医者は使わない方が無難．

　なお，心不全で水を引くとき，**脱水から血栓ができることが怖ければ，入院中であればヘパリン 5,000 単位/day 程度を併用**する先生もよく見かけます．

高血圧，感染症，頻脈，心筋虚血は，心不全のリスク．心不全に隠れた狭心症や AMI を見逃すな！

心不全が代償性から非代償性になる契機
- 無症候性/症候性の**心筋虚血**
- 頻脈性（tachycardia-induced）などの不整脈性
- 高血圧性
- 塩分負荷（⇐ 意外に多い！）
- 風邪など感染症

　心不全のプライマリで重要なのは，**隠れている心筋虚血を見逃さない**こと．ECG で判断が難しいレベルの狭心症を病歴だけから見抜けるかどうかが重要．

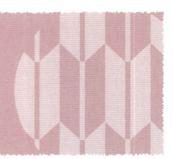

5 消化器内科

  「便秘がひどくて食欲がない」に
下剤だけ出して帰宅させると危険な場合がある

> ある日，とあるお年寄りが「最近ねぇ，食欲がなくてねぇ．便秘がひどくてねぇ」と外来を受診します．バイトで来ていたA先生は「そうかぁ．じゃあ下剤を出すから，これ飲んで，お通じを良くして，様子をみましょうね」と帰宅させます．3日後，別な先生の外来に，そのお年寄りが「なんだかねぇ，下剤飲んでも良くならなくて，今朝から吐き気がひどいんです」と受診しました．バイトで来ていたB先生は「そうかぁ．じゃあプリンペラン®（メトクロプラミド）3日分出すから，これで吐き気をおさえましょうね」と帰宅させます．点滴だけはしてあげたようです．3日後，そのお年寄りは自宅で冷たくなっているところを発見されました．

　上のストーリーはフィクションですが，おそらく似たような話は全国どこでもあることでしょう．
　はい，**腸閉塞**です．腹部聴診や腹膜刺激徴候の診察だけでは分かりません．立位のレントゲンや，場合によってはCTを撮ります．下剤は無効であるどころか，腸管破裂のリスクもあり要注意です．腹部CTでは，**閉塞や狭窄が疑われる部位より上（口側）に腸管の拡張があるかどうか**が重要です．単に「小腸内にガスが目出つ」とか，「小腸がわしゃっと一ヶ所に固まっている」だけで腸閉塞とはいいません．「小腸内にガスが目立つ」だけならただの「ガスっ腹」ですし，**過去に腹部手術を受けた既往**があれば癒着により「小腸がわしゃっと一ヶ所に固まって」見えてもおかしくありません．本物の腸閉塞ではたいてい，閉塞・狭窄部位より上（口側）の腸管拡張と嘔気・嘔吐を伴います．ただ，かなり下部での腸管閉塞（大腸や直腸など）だと嘔気・嘔吐の症状は軽いこともあります．

痩せた高齢女性の腸閉塞では，腹部CTで閉鎖孔に注目する

　腹壁に手術痕もないのに，痩せこけた高齢女性が急にイレウスになることがあります．「手術歴もないのに，なんでイレウスになっているんだろう？」と不思議に思ったら，腹部CTで閉鎖孔（お尻のあたりの骨の穴）に注目してください．あら不思議，閉鎖孔から腸管のループが飛び出しているではありませんか．

　なお，もし閉鎖孔ヘルニアがなかったなら，次に疑うべきは大腸がんです．大腸がんが物理的に閉塞や狭窄を起こして，腸閉塞の原因になります．なお，大腸がんによる腸閉塞は高齢者に限った話ではなく，すべての世代でみられます．30～40歳代の若年女性でも突然腸閉塞になったら，大腸がんによる腸閉塞は鑑別上位に必ず挙げるべきです．

急性腹症を疑ったら，踵落とし試験と，腹部「造影」CT

　踵落とし試験ですが，横になっている患者さんの腹部めがけて踵落としをしないで下さい．訴えられたら確実に負けます．踵落とし試験とは，患者さんを立たせて両足でつま先立ちになっていただき，そこから踵でドシンと着地してもらいます．その際，「いってぇ！」と腹部に痛みを訴えるなら，腹膜炎が疑われます．

　あとは，腹部「造影」CTです．よく腎機能を心配して単純CTしか撮影しない先生がいますが，急性腹症なら原則，造影してください．慣れた放射線科読影医なら単純CTでもある程度は読めるでしょうが，私たち一般内科医では造影しないと見落とす病変もたくさんあります．かなりゴロっとした大腸がんでも造影しなければ，ベテランの先生でもけっこう見逃します．

　確かに造影すると数年に1回，患者さんがアナフィラキシーを起こしてヒヤッとすることはありますが，手術が必要な緊急症例を何例も見落とすよりはましだと思います．造影して困るシチュエーションといえば，せいぜい尿路結石で石が見えにくくなることくらいでしょう．

結腸憩室炎は右腹部にやや多く，虚血性腸炎は左腹部に多い．いずれも高齢者に多い

結腸憩室炎も虚血性腸炎も，
基本は造影CTで

　結腸憩室炎と**虚血性腸炎**はともに高齢者に多い疾患で，腹部エコーや単純CTでは診断が少し難しいです．腹部エコーで憩室炎を見抜く先生もいますが，普通は難しいです．結腸に憩室がある人がみんな炎症を起こすわけでもないので，現在の腹痛エピソードと憩室の関係を知るためにも造影CTを撮った方がよいでしょう．腹部エコーは使い慣れている先生にとっては，かなりの武器になります．昔，腹部エコーで上腸間膜動脈（SMA）塞栓症を疑って患者さんを紹介してきた開業医の先生がいました．造影CTでSMA塞栓症の診断となり，「エコーでそこまで分かるのか」と衝撃を受けました．

　さて，話は逸れましたが，結腸憩室炎か虚血性腸炎か，プライマリケアの段階である程度目星をつける方法として「部位」があります．結腸憩室炎は右側（上行結腸）にやや多く，**虚血性腸炎は左側（下降結腸〜S状結腸）に非常に多くみられます**．なお，結腸憩室炎であれ虚血性腸炎であれ，結腸内圧の上昇や腸管虚血に結びつくような食生活・排便習慣は問題です．日ごろから食物繊維の多い健康的な食事を心がけ，肉をドカ食いせずに，つつましい日本食を心がけることが予防につながるのかも知れません．

偶発的に多発肝嚢胞を見つけた場合，
重要なのは遺伝性の多発性肝嚢胞（PCLD）かどうか

　単純性嚢胞が多発しているだけならば，年1回の画像フォロー（超音波なりCTなり）で問題ありません．

　注意すべきなのは，**多発性肝嚢胞（polycystic liver disease: PCLD）**です．PCLDは，常染色体優性多嚢胞性肝疾患（ADPLD）と，常染色体優性多発性嚢胞腎（ADPKD）を合わせた遺伝性の疾患概念であり，有病率は0.05〜0.1％程度と稀な疾患ではありますが，**頭蓋内動脈瘤，僧帽弁異常，大腸憩室（出血），腎不全などを合併する**ために注意が必要です．ADPLDにおいて，多数の嚢胞がびまん性に分布するタイプ（肝実質がほとんどなくなるような病態）では**肝不全**に至ることもあり，肝移植の適応となる場合があります．また，ADPKDにおいても腎不全が進行し透析導入へ至る例も存在します．

　PCLDの診断基準（肝内に15個以上の嚢胞，家族歴がある場合は4個以上

嚢胞を認める）を満たす場合，もしくは否定しきれない場合は，一度専門医へ相談する必要があると思われます．

GERDや潰瘍にPPIやH₂ブロッカーは何年でも処方し続けてよいが，定期的に汎血球減少が起きていないかチェックしておく

「ガスター®（ファモチジン，H₂ブロッカー）で汎血球減少」は昔からとても有名な副作用です．外来でガスター®を長期的に何年も処方され続けている人など世の中に数えきれないほどいます．そういう人で汎血球減少が進んだときに，H₂ブロッカーやPPIの影響を疑えるかどうか，一般内科医として腕の見せ所です．

最近登場した新しいPPIである「P-CAB」（タケキャブ®など）ですが，こちらは血球減少に関する記載が添付文書にまだないので，現時点で血球減少のリスクは不明です．

HBVキャリア，HCVキャリアを認めた場合，必ず肝臓専門医へ紹介する

まず，肝機能が正常だからといってHCVキャリアを未治療で経過観察する時代は終わりました．インターフェロンフリー治療（direct acting antivirals: DAAs）の登場により，HCVは98～99％程度の症例で排除することが可能になりました．肝機能が正常で推移していても，HCVキャリアは発がんリスクが健常者と比較して有意に高いので，HCVに対する加療は必要です．

次に，HBVキャリアについてですが，ガイドラインではALT≧31U/L，HBV-DNA≧2,000IU/mL（3.3LogIU/mL）以上の場合，核酸アナログ製剤の治療が適応となります．ただし，肝機能が完全に正常なHBV非活動性キャリアであっても，健常者と比較すると有意に肝発がん率が高いことが知られていますので，年1回のエコー等の画像フォローが必要です．また，HBV非活動性キャリアと思われていた症例でも徐々に肝線維化が進んでいる場合もあり，専門医に紹介して線維化を含めた評価をしてもらう必要があります．

エコーやCTで肝臓に腫瘍を認めた場合，必ず肝臓専門医に紹介する

肝臓に腫瘍を形成する疾患はさまざまあります．悪性腫瘍の代表例はもちろ

ん肝細胞がんですが，その他にも，胆管細胞がん，細胆管細胞がん，肝原発肉腫などがあります．境界悪性〜良性腫瘍には，肝血管筋脂肪腫，肝細胞腺腫，肝血管腫，限局性結節性過形成，胆管過誤腫などさまざまな疾患があります．肝腫瘍は画像診断が基本ですが，典型的な所見を示さない腫瘍もあるため，鑑別が困難な症例も少なからず存在します．決して抱え込まずに，専門医へ精査を依頼してください．

横隔膜ヘルニアや GERD では，食後（特に飲酒後）すぐ横になると肺炎になりやすい

　横隔膜ヘルニアや GERD では，胃の内容物が逆流して気管支炎や肺炎を起こしやすいので，食後すぐに横にならないように指導しましょう．またお酒も控えることが大切です．飲酒後すぐ寝るのは一番まずいです．

　あと，一見 GERD のような症状を呈するのに PPI でなかなか改善がみられず，末梢血で好酸球が上昇しているときは，好酸球性食道炎が鑑別に挙がります．おそらく内視鏡検査を依頼した消化器内科の先生が指摘してくれると思いますが，プライマリケア医としても好酸球性食道炎は鑑別として知っておきましょう．食物中のアレルゲンが悪さをしていると考えられていますが詳しい機序は不明です．いちおう GERD と同じく PPI が有効なケースもありますが，無効ならステロイドも検討します．他にも，GERD のように見えて実はうつ病でしたとか，バリウム透視したらアカラシアでした，といったケースも稀にあります．

ピロリの検査や治療は，基本的には内視鏡検査を行える施設でなければできない

　要するに「健診気分で気軽にピロリ検査はできません」ということです．もし内視鏡検査しなくてもピロリの呼気検査ができてしまったら，慢性胃炎の既往もない健康な若者が「ちょっとおなかがムカムカすることが多いから，ピロリの呼気検査したい」程度の興味本位の理由で近所の開業医に行って，保険診療でプチ健診を受けてしまうおそれがあるのです．健診気分のお気軽チェックとしての費用の 7 割を国民の税金でまかなうことになるのです．そんなの，許されますか？　やるなら健診と同じく，10 割全額自費でやりなさいと．

　というわけで，保険診療適応の範囲内でピロリ呼気検査を受けたいなら，事前に頑張って内視鏡検査を受けて，本当に胃粘膜をのぞいてみて慢性胃炎があることを確認してからね，という話です．たいていは内視鏡検査のついでに迅

速ウレアーゼ試験をするので診断がついてしまうケースも多いのですが，内視鏡検査でピロリ陰性だったケースでは，非内視鏡的な検査，つまり尿素呼気試験や便中ピロリ抗原検査，抗ピロリ抗体検査なども追加します．実際に慢性胃炎があるなら，税金を使ってピロリの検査をしようが除菌療法しようが誰も文句を言いません．**ピロリを放置すれば胃がんのリスクが増す**ことが分かっているのですから，しっかり検査や治療を受けてもらいます．

ちなみに，内視鏡を行えない医者が尿素呼気試験をオーダーできるとすれば，1ヶ月以内にどこかの病院で上部内視鏡検査を受けていて，「胃炎」の診断を受けているケースです．近所の開業医で内視鏡検査を受けて「胃炎」と診断されたのにピロリの検査はされていないケース．そういうケースなら，内視鏡ができない一般内科医が尿素呼気試験や糞便 *H.* ピロリ抗原検査をオーダーしても問題ありません．だって「胃炎」なのですから．

ピロリ除菌にはよくボノサップパックが使われます．**除菌に成功すると胃酸分泌が増える**ので，ガスター®か PPI/P-CAB を処方してもよいでしょう．

呼吸器内科

> **鉄則** 高齢者の呼吸困難は，喘息や COPD と決めつける前に，心不全増悪を除外せよ

　「呼吸が苦しい」という訴えで受診した患者さん．胸部聴診で wheeze（ヒューヒュー）も crackles（ポツポツ）も両側に聞こえます．喘息なのか？ いや，よくみると下腿に浮腫があるようにもみえる．もしや，心不全か？ 呼吸器なのか，それとも循環器なのか…．必ずしもその鑑別は容易ではないのですが，特に高齢者の場合では多かれ少なかれ心不全はあるものとして対処すべきです．

　聴診にて水泡音（coarse crackles），Ⅲ音が目立ったり，浮腫が強かったり，頸静脈怒張を認めたり，他に心拍 120/分以上の頻脈があれば，心不全も積極的に疑いましょう．胸部レントゲン撮影や BNP 測定もすぐできるなら有用ですが，BNP は「低ければ心不全は否定的」だけど「高ければ心不全増悪」とはいえない点に注意が必要です．入院中の患者さんでベッドが可動式のものだと，ファーラー位で背もたれに寄りかかってぐったりしている体勢も心不全を疑うヒントになるかも知れません．

　なお，wheeze は重症になると弱くなって聞こえないこともあります．このときには気管支がほぼ完全に閉塞する状態になるので，呼吸音も減弱してきます．wheeze が弱いことと，呼吸音がしっかり聞こえることで，改善したかどうか確認してください．

COPD と心不全の鑑別に役立つ検査
- 胸部レントゲン
- 心エコー
- 採血（NT-proBNP，total IgE）
    ※アレルギー性の気管支喘息を疑うなら total IgE
- スパイロ（$\dot{V}50/\dot{V}25$ 比 ≧ 3.0）

- 身体所見
    - 心不全 ⇐ 浮腫，Ⅲ音，肝臓腫大
    - COPD ⇐ 胸鎖乳突筋の短縮，気管短縮
    - ※ coarse crackles は心不全だけでなく，COPD 増悪時にもみられる
- 病歴（夜間呼吸困難の有無）
- 座り方（COPD だと前かがみ，心不全だとファーラー位が多い）

ただし，喘息と COPD と心不全の 3 者は互いに合併することもあるし，どんなに検査しても鑑別が難しいことはあります．特に高齢者では多少なりとも心機能は低下してきているはずです．また近年，喘息と COPD のオーバーラップとして位置づけられている「ACOS (asthma-COPD overlap syndrome)」という概念も出てきています．

たとえばどんなに検査しても喘息なのか，COPD の増悪なのか，心不全なのかよく分からないというときは，仕方なく利尿薬による治療とステロイド点滴による治療を同時並行で開始してしまうこともあります．

ネブライザーのビソルボンは痰を溶かし，メプチンは気管を広げる

喘息発作時のネブライザー

- 痰が濃い
    ⇒ ビソルボン®（ブロムヘキシン ＝ 気道粘液溶解剤）
    ※アスピリン喘息では悪化するので，必ず既往の確認を
- 喘鳴
    ⇒ メプチン®（プロカテロール）
    　ベネトリン®（サルブタモール）
    ※いずれも，短時間 β_2 刺激薬（SABA）＝気管支拡張薬です

上記 2 種類を目的によって使い分けてもよいし，混ぜて使ってもよいです

なお，ビソルボン®は小児への安全性は確立していないようなので，小児に使うときは形だけでも注意して使ってください．またビソルボン®吸入はアスピリン喘息では禁忌です．吸入薬に含まれている成分が増悪させるようで，内服は問題なく使用できます．

(例) 超音波ネブライザー
- ビソルボン®吸入液　1.5mL
- メプチン®吸入液　0.2mL
  （β刺激で頻脈や AF になる患者もいるため 0.3 でなく 0.2 にしている）
- 生理食塩水　10mL

　ネブライザーは喀痰の全体量を増やして濃度を薄めて喀出しやすくしますが，自分で痰を出す力すらない高齢者や神経難病患者にやると窒息することもあります．他にも，NPPV で陽圧換気している患者さんに下手にネブライザーをすると増えた喀痰がすべて陽圧で気管末梢に押し込まれて呼吸状態を悪化させることもあります．これらの状態ではネブライザーに注意が必要です．

あまりにひどい喘息発作では，最初にネブライザーをしても薬剤が末梢まで到達できない

　細気管支が強く収縮していればネブライザーのミストを吸っても気道末梢レベルまで薬は到達しません．そういうケースでは，繰り返しネブライザー吸入（3 回くらいを目処に）を行い，気管支が開くのを待つか，またはステロイドの点滴や重症であればボスミン®皮下注を同時に行います．

喘息は炎症で可逆性，COPD は喫煙で不可逆性

喘息の気道狭窄は可逆性 ⇔ COPD は不可逆性
喘息は小児〜高齢発症 ⇔ COPD は 40 歳以降の喫煙者

喘息の慢性管理は吸入ステロイド薬（±LABA），COPD は吸入抗コリン薬

　気管支喘息と COPD の鑑別は時に非常に難しい．どちらも閉塞性換気障害に分類され，末梢気道に慢性的に炎症が存在し，閉塞性の換気障害から呼吸困難感をきたすという病態も似通っています．両者は実際，合併している症例もいることが最近のトピックスであり「ACOS」という疾患概念として普及しつつあります．

気管支喘息の慢性管理　※炎症を抑えることが重要
- **第一選択: 吸入ステロイド薬〔±長時間作用型β₂刺激薬（LABA）〕**
　※コンプライアンス重要
　オルベスコ®（シクレソニド），パルミコート®（ブデソニド），フルタイド®（フルチカゾン），キュバール®（ベクロメタゾン），アドエア®（サルメテロール・フルチカゾン），シムビコート®（ブデソニド・ホルモテロール）
- **第二選択: 吸入抗コリン薬**（2018年の喘息ガイドラインで適応拡大）
　長時間作用性抗コリン薬（LAMA）⇒ スピリーバ®（チオトロピウム）etc
　※ホクナリン®（ツロブテロール）テープは発作時には有用だが，慢性管理への使用は限定的

COPDの慢性管理　※喫煙している（いた）患者
- **鉄則: 禁煙**
- 第一選択: 吸入抗コリン薬（スピリーバ®など）
- 第二選択: LABA（セレベント®（サロメテロール）など）

喘息の診断や評価では，$\dot{V}50/\dot{V}25$ 比が 3.0 以上であることを確認する

　呼気NO濃度は有用な検査ですが，プライマリケアの現場では実際的な検査ではないかも知れません．紹介された際の検査結果を見た際には，呼気NO濃度≧35ppbは喘息を示唆するといわれており，気道の好酸球性の炎症を反映すると考えられています．しかし，実際の現場では喘息の検査としては，可逆性検査を含めたスパイロやフローボリュームの方がずっと重要です．

　特に可逆性検査では気管支喘息であれば概ね吸入後にデータが改善します．手技が安定していないと評価は難しいですが，顕著な改善でなくとも，少しの改善でもあれば，吸入ステロイドを使用してもいいと思います．ちなみにこの際の吸入はメプチンであれば2〜4吸入してください．

　またスパイロで $\dot{V}50/\dot{V}25 \geq 3〜4$ 以上（理論上は2.0のはず）だと，末梢気道抵抗が高いことを示唆します．フローボリューム曲線でいえば，いわゆる「下に凸」を示すものです．$\dot{V}50$ も $\dot{V}25$ も，患者の努力による影響を受けないので，とても信頼度の高い指標です．ただ，COPDでもみられる所見で，COPDガイドラインにも記載があります．

小児喘息の発作時における対応例 表1

表1 Wheeze が強い場合（喘息，気管支炎）

①吸入　（A：ビソルボン®，B：メプチン®）	
体重 5kg 未満	生食 10mL　＋　A 0.5mL　＋　B 0.05mL
5〜10kg	生食 10mL　＋　A 0.5mL　＋　B 0.1mL
10〜15kg	生食 10mL　＋　A 1.0mL　＋　B 0.15mL
15〜20kg	生食 10mL　＋　A 1.0mL　＋　B 0.2mL
20〜30kg	生食 10mL　＋　A 1.5mL　＋　B 0.25mL
30kg 以上	生食 10mL　＋　A 1.5mL　＋　B 0.3mL
⇒ ①で改善し SpO2 93%以上なら②で帰宅．それ以外は高次医療機関へ	
②帰宅時処方	
3 歳未満	ホクナリン®テープ（1mg）0.5 枚／回　3 日分
3〜9 歳	ホクナリン®テープ（1mg）　1 枚／回　3 日分
10 歳以上	ホクナリン®テープ（1mg）　2 枚／回　3 日分

成人の喘息発作時における対応例

① まず手元にある吸入薬を 2 回吸ってもらい，改善しないなら病院に来てもらう
② 来院後，まずネブライザー
③ 効果不十分なら，下記の点滴を追加検討
・ソル・コーテフ®（ヒドロコルチゾン）250〜500mg〔＋ネオフィリン®（アミノフィリン）250mg〕＋等張補液 250cc
・ソル・メドロール®（メチルプレドニゾロン）40〜125mg（＋ネオフィリン®250mg）＋等張補液 250cc
〔ただしアスピリン喘息患者ではリンデロン®（ベタメタゾン），デカドロン®（デキサメタゾン），ハイドロコートン®（ヒドロコルチゾン）で〕
（近年はネオフィリン®は推奨されない雰囲気になっています．少なくともすでにテオフィリン製剤を内服している人には使用しないことを勧めます）
④ 改善あれば，PSL 20〜30mg/day 朝・昼を 1〜2 日分 ＋ メプチン®処方

し帰宅し，翌日のフォローを指示してください（吸入できなければホクナリン®でもOK）
改善なければ，入院管理

大発作時（苦しくて歩行不能，会話不能，SpO$_2$ 90％以下）
※血ガスでpCO$_2$上昇があっても，酸素投与を減らしてはいけない！
（慢性の呼吸不全ではないので，酸素の維持が必要です）
① まずステロイド点滴やネブライザーを試してもよい
② PaO$_2$が50以下や，pCO$_2$上昇，呼吸性アシドーシスがあれば，すぐに気管内挿管
③ ヤバそうならアドレナリン（0.1％）0.3cc皮下注をためらうな
④ アドレナリンと挿管で落ち着けば，入院管理か，高次医療機関に緊急搬送

「数ヶ月つづく咳嗽」＋「肺尖部にCTで炎症像」だけで結核を強く疑う必要はないが，「血痰」や「微熱継続」が加わると怪しい

慢性咳嗽の鑑別診断に「結核」は必ず入れておきましょう．頻度的には咳喘息などが多いとは思いますが，原因検索を行った際に，肺尖部に炎症像がみられることもよくあります．「咳が長引く」患者の胸部CTで肺尖部に炎症像を見つけただけでパニックになってN95マスクを装着する必要はありません．**CTでの石灰像，結核の家族歴・既往歴や血痰の有無や，数ヶ月つづく微熱**などがなければ，陳旧性の炎症像をみているだけの可能性があり結核の可能性は高くないです．ただ，もしそういったハイリスクの所見や病歴があれば，ガフキーの結果が出るまで念のため隔離しましょう．

喀痰塗抹に関しては「3連痰」も知っておくとよいでしょう．これは1～3着の馬番号を全て的中…ではなくて，8時間以上の間隔をあけて3回採痰することで感度を最大限上げる工夫です．どうしても痰が出せない患者さんでは胃液採取するケースもあります．

話をまとめますと，結核を疑う病歴として，高齢者では糖尿病，胃切除後，担がん状態，ステロイド使用，喫煙・飲酒がヒントになります．若年者では不規則な生活，偏食・栄養障害・痩せ，喫煙・飲酒があれば疑いやすくなります．これらの病歴に「慢性（2～3週間以上）に咳・痰，微熱」が続き，「体重減少」も加われば要注意です．

患者が結核菌をバラまいているか当日中に知りたければ喀痰塗抹（ガフキー）を依頼．
陽性ならPCRで結核性か非結核性か鑑別

　胸部レントゲンやCTなどで何かの病変像を認め，結核が少しでも疑われる所見や病歴があれば，まずはその日のうちに分かる喀痰塗抹（ガフキー）を提出し，検査科から電話がくるまで30分ほど待ちます．心配ならN95マスクを装着して待っていてもよいですが，変わった先生だと思われるかも知れません．幸いなことにガフキー陰性なら，当日の対応を急いで行う必要はありません．当面外来フォローでよいです．ただ，慢性咳嗽を主訴とする患者さんに漫然とアスベリン®を処方し続けるのは，眠気の副作用もあるのであまり勧められません．

　もし調べていればCEA, SCC, SLX, シフラ, NSE, β-D-グルカン, Pro-GRP, 結核菌特異的IFN-γなどの結果を，翌週くらいの外来で結果説明します．偶発的に発見された病変で，がんなどが強く疑われなければ，画像フォローは3ヶ月後で普通は問題ないです．

- 人生で結核にかかったことがあるか？⇒「ない or 分からない」
  - ⇒ 血液による**IGRA検査**（QFT, T-SPOT）
    - ※ツベルクリン反応と異なり，BCG接種の影響を受けない
    - ※外注なので判明に数日かかる
- 怪しければ，喀痰を3回連続検査（＋胃液検査も検討）
- いまこの瞬間に，その患者が結核菌をバラまいているか？
  - ⇒ **喀痰の抗酸菌塗抹検査（感度50％）**
  - ⇒ 陽性なら，結核（N-95必要）または非結核性抗酸菌症（N-95不要）
  - ⇒ 両者の鑑別には**喀痰の結核菌PCR**や**喀痰LAMP法**（遺伝子増幅法）
  - ⇒ 2～3日後に結果が出るまで（陰圧室がなくても）個室隔離でOK
  - ⇒ 残念ながらPCR（＋），LAMP（＋）なら，陰圧室ある病院へ搬送
    - ※保健所には，症状＋画像で疑った段階で連絡してもOK[1]
    - ※関わった接触者は発病予防にイソニアジド半年を予防内服

---

[1] 結核をかなり強く疑うようなら，その時点で保健所に連絡が必要です．例えば，症状＋画像だけで疑わしいようなら，法律上は連絡が必要です．実際には，症状＋塗抹陽性の時点で連絡することが多いです

（参考）結核患者の治療方針

- リファピシン（RFP）＋イソニアジド（INH）＋ピラジナミド（PZA）＋ストレプトマイシン（SM）またはエタンブトール（EB）の4剤併用を2ヶ月
  ⇒ 同量のRFP＋INHを4ヶ月．粟粒結核などの重症例にステロイド使用することもあるが両刃の剣
  （※潜在性結核患者には，INHを常用量で6〜9ヶ月）

胸部CTで明らかに肺がんのように見える腫瘤性病変でも，結核の可能性は否定できない

　肺がんと結核は，どんな画像所見も呈しうるといわれており，胸部CTで「これは一体なんの画像なのだろう」と不思議になったら，まずこの2者は鑑別に入れておくべきです．

　胸部CTで，明らかな市中肺炎や，若年者のマイコプラズマ肺炎などでなければ，念のため下記のような検査項目を検討するべきでしょう．自信がなければ初めから呼吸器内科にコンサルトしてしまってもよいと思います．

- 喫煙歴と既往歴のチェック
- 喀痰細胞診
- SCC，SLX，NSE，シフラ，CEA，CA19-9，ProGRP
- KL-6（SP-Dは症状経過観察に使用）
  ※2つ以上出すと保険算定にひっかかるならKL-6だけでOK
- β-D-グルカン
- BNP
- 結核菌特異的IFN-γ（T-SPOTなど）
- 喀痰培養
- 喀痰塗抹ガフキー
- 抗酸菌培養 or 結核菌PCR

結核は梅毒と並ぶ"great imitator"だ．

　結核は梅毒と同様に，どんな症状でも呈しうる"great imitator"です．肺結核では典型的な「しつこい咳」と「血痰」がみられることが多いですが，肺外結核では，不明熱，倦怠感，体重減少，リンパ節腫脹，便通異常など，症状

は多岐にわたり，結核を疑うことはしばしばとても困難です．

　誤解を恐れずに書けば，患者の生活歴も結核を疑ううえで重要な情報となります．たとえば路上生活者や，海外からの出稼ぎ労働者でタコ部屋に押し込まれている外人などは検査前確率が高めでしょう．パチンコ店で集団感染が起こることも稀にあります．

Master the Primary Care Chapter 7

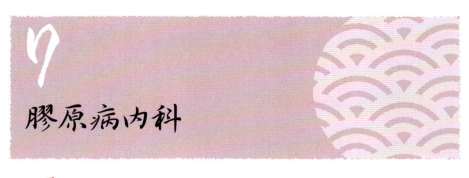

膠原病内科

まず ANA, RF, ANCA で振るい分け

大事な身体所見や病歴を見逃さないこと

　膠原病は症状が多岐にわたりやすく，しばしば診断が遅れます．プライマリケアの現場において初診で診た医師が膠原病に気付けないと，症状がどんどん増悪して患者さんの QOL を著しく損なうおそれがあるため，初診で診る医師が膠原病を疑えるかどうかは重要です．膠原病を疑った場合，リウマチ専門医に紹介するかどうかの判断をするうえで，自己抗体によるスクリーニングが有用です．

　ただ，すべての受診患者さんに網羅的なスクリーニングをやみくもに行ってはいけません．膠原病自体が稀少疾患なので，プライマリケアですべての患者さんに網羅的にスクリーニング採血をするのは現実的ではありません．**プライマリケアのレベルでは，大事な身体所見や病歴を見逃さず，膠原病が疑われる症例を適切にふるい分けることが第一**です．

　表1 に，各種自己免疫疾患と，出現しやすい自己抗体の種類の一覧を載せます．この表からも分かる通り，膠原病が疑われる症例における最初のスクリーニングでは**抗核抗体（ANA），リウマチ因子（RF），c-ANCA，p-ANCA** を提出しておけば，プライマリケアのレベルにおいては十分であると考えられます．実際には，**シェーグレン症候群の症状が一般的に知られている以上に多岐にわたる**こともあり，SS-A 抗体と SS-B 抗体もセットで提出する先生が多いようです．

表1 各種自己免疫疾患と，各種自己抗体の出現頻度

	抗核抗体	抗dsDNA抗体	抗U1RNP抗体	抗SS-A/SS-B抗体	抗Scl-70・セントロメア抗体	抗Jo-1抗体	c-ANCA・p-ANCA	抗カルジオリピン抗体	抗CCP抗体	リウマチ因子(IgM-RF)
SLE	○	○	△	○				○		
関節リウマチ				△					○	○
シェーグレン症候群	○	△		○	△					△
強皮症	○		△	△	○					
多発性筋炎/皮膚筋炎	◎		△	△		○				
混合性結合組織病	○		○	△				△		
抗リン脂質抗体症候群	◎							○		
血管炎症候群							○			
ベーチェット病										
大動脈炎症候群										
結節性多発動脈炎										
成人スチル病										

(◎：非常に多い．○：多い．△：しばしばみられる)

SLE，強皮症，シェーグレンなどメジャーな膠原病では，白血球やCRPが上昇しているとは限らない

SLE（全身性エリテマトーデス），強皮症，シェーグレン症候群などでは白血球もCRPも完全に正常範囲内ということがよくあります．「膠原病なら炎症像があるはず」「膠原病ならWBCやCRPは上昇しているはず」という考えは間違っています．SLEなどでは主要な血液学的異常として血球減少があるくらいです．

ベーチェット病，大動脈炎症候群，結節性多発動脈炎，成人スチル病などでは自己抗体が陰性だが，白血球，CRP，赤沈の上昇などが診断のヒントになる

ベーチェット病，大動脈炎症候群，結節性多発動脈炎，成人スチル病など

は，メジャーな膠原病関連の自己抗体がすべて陰性となるため，診断が遅れやすい疾患です．

　ベーチェット病では「不明熱」が主訴になることはあまりありませんが，それ以外はたいてい不明熱を伴います．血液培養をしても陰性で，結核のT-spotも陰性で，がんや薬剤性も否定的で，膠原病関連の自己抗体も陰性で，さて困ったというときに疑います．ちなみに，C型肝炎の患者さんの血管炎ではクリオグロブリンも測定するとよいでしょう．

- 陰部や粘膜の潰瘍＋採血で針さした所に(無菌性の)膿 ⇒ **ベーチェット病？**
- 発熱＋体重減少＋筋痛・関節痛＋四肢しびれ ⇒ **結節性多発動脈炎？**
- 不明熱＋高血圧＋造影CTで大動脈壁肥厚 ⇒ **大動脈炎症候群？**
- 不明熱＋関節炎＋皮疹＋咽頭痛＋リンパ節腫脹 ⇒ **成人スティル病？**

ANCA関連の小型血管炎は名称が変わった

- c-ANCA関連
  旧Wegener肉芽腫 ⇒ **多発血管炎性肉芽腫症（GPA）**
- p-ANCA関連
  旧Churg-Strauss症候群 ⇒ **好酸球性多発血管炎性肉芽腫症（EGPA）**
  〔**顕微鏡的多発血管炎（MPA）**の名称はそのまま〕

ベーチェット病は血管炎．
動脈だけでなく静脈にも異常をきたす「類」膠原病疾患

　ベーチェット病の人は血が止まりにくいし，血管も詰まりやすいです．個人的にはあまりトリプタン製剤とかも使いたくありません．ベーチェット病の人が鼻血とか出し始めると止めるの結構大変です．

　ベーチェットは「類」膠原病なので，膠原病関連の自己抗体は軒並み陰性です．臨床所見と病歴から診断しましょう．HLAは外注で定価は2～3万円（要相談？）ですが，3～4日ですぐ結果が分かります．ただ，混合診療になってしまうので，医療者側が費用負担することが多いです．

強皮症患者の死亡率は冬季に多い．問題となる臓器における寒冷誘発の血管攣縮のため？

　全身性強皮症（SSc）は，古典的 5 大膠原病の一つです．SSc のうち**限局（肢端）型**では勝手に良くなる症例も少なくありません．一方，肺線維症や肺高血圧，強皮症腎などを合併する症例や**びまん型**では予後が悪く，**10 年生存率は 70％前後**ともいわれます．不要な寒冷刺激や精神的緊張はなるべく避けるよう指導した方がよいでしょう．

> **古典的 5 大膠原病**
> - 関節リウマチ，リウマチ熱
> - 結節性多発動脈炎
> - SLE
> - 全身性強皮症
> - 皮膚筋炎

> **強皮症**
> - 限局性（旧 CREST 症候群）
> - 全身性：限局（肢端）型 ⇒ 抗セントロメア抗体
> 　　　　：びまん型 ⇒ 抗 Scl-70 抗体，抗 RNP 抗体

RF と抗 CCP 抗体は同時に測るとレセプト切られることがある．MMP-3 は疑いの段階で測定すると切られることがある

　RF 陰性例で抗 CCP 抗体を追加で測るのは OK．あるいは RF を測らずに抗 CCP 抗体だけ測るのも OK．ちなみに **RF は SLE やシェーグレンで上がることもありますが，抗 CCP 抗体はリウマチでしか出現しません**．抗 CCP 抗体は症状の増悪因子の一つとしても知られています．

　なお，関節破壊の病勢マーカーとして，MMP-3 を覚えておきましょう．リウマチ活動期，SLE，PMR（リウマチ性多発筋痛症）などで上昇しますが，変形性関節症や痛風では上昇しません．

Master the Primary Care Chapter 8

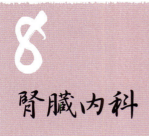
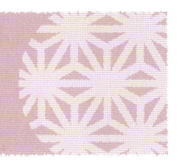

腎臓内科

「蛋白尿のある腎臓病」,「蛋白尿のない腎臓病」,「血尿の有無で分かる腎臓病」,「形態異常の腎臓病」に大別して理解する

尿路の疾患は,「皮質」(糸球体)と,「髄質」(尿細管)と,それ以下(泌尿器科疾患)に分ける

　一般論として,検尿で蛋白尿,糸球体性血尿,さまざまな尿中沈渣が認められる場合には「腎皮質」(糸球体など)の障害を疑います.逆に,検尿異常のおとなしい腎機能障害や濃縮力障害,尿細管上皮円柱(+)の場合には「腎髄質」(尿細管など)の障害が疑われます.血尿がみられるのに糸球体疾患が否定的な場合,腎盂や尿管より先の泌尿器科疾患を疑います.

　強い血尿のみがみられる場合,腎がんや尿管以降の泌尿器科疾患を否定してから,腎炎を鑑別します.髄質(尿細管)の障害では血尿はあまり目立ちません.

　鑑別として他にも,腫瘍や泌尿器科疾患のような形態異常も挙げられますので,何らかの腎機能障害が疑われるケースでは,一度は画像検索(超音波検査,CT,MRI など)を行うとよいでしょう.

AKI は大至急で原因精査.腎前性はまず補液,腎実質性は腎専門医へ,腎後性は泌尿器科へ

　AKI(急性腎障害)の判断は,日本腎臓学会が定める KDIGO ガイドライン (2012) を参考に進めます 表1 .乏尿・無尿に進行する場合は速やかに ICU のある病院に紹介しましょう.

　急性腎不全では原因が分からず治療が遅れると腎予後が不良であるため,速やかに初期治療を施す必要があります.治療は腎前性急性腎不全,腎性急性腎

表1 AKIの重症度分類 （一部抜粋）

病期	血清 Cr	尿量
1	基礎値の 1.5～1.9 倍 or 0.3mg/dL 以上の増加	6～12 時間で<0.5mL/kg/hr
2	基礎値の 2.0～2.9 倍	12 時間以上で<0.5mL/kg/hr
3	基礎値の 3 倍以上 or 4mg/dL 以上の増加	24 時間以上で<0.3mL/kg/hr または 12 時間以上の無尿

（日本腎臓学会．慢性腎臓病の評価と管理のための 2012 KDIGO 診療ガイドライン．http://kdigo.org/pdf/2013KDIGO_CKD_ES_Japanese.pdf を一部抜粋）

表2 腎前性急性腎不全と腎実質性急性腎不全の鑑別

	腎前性急性腎不全	腎性急性腎不全
尿浸透圧 （mOsm/kg H$_2$O）	>500	<350
尿ナトリウム （mEq/L）	<20	>40
FE$_{Na}$ （%）	<1	>1
FE$_{urea}$ （%）	<35	>50
BUN/Cr 比	10 前後	20 以上

FE$_{Na}$＝（尿中 Na/血清 Na）×（血清 Cr/尿中 Cr）×100
FE$_{urea}$＝（尿中尿素/血清尿素）×（血清 Cr/尿中 Cr）×100

不全，腎後性急性腎不全を鑑別し，それぞれの病態に対し適切な治療が必要です．腎後性については，超音波検査・CT・MR など画像検査により尿路通過障害，尿閉や水腎症の有無を診断します．腎前性と腎性の鑑別については，血液検査と尿検査から尿中 Na 排泄分画（FE$_{Na}$）や尿中尿素排泄分画（FE$_{urea}$）などを計算し鑑別します 表2 ．

腎前性急性腎不全で初期治療が遅れた場合，腎予後・生命予後が不良になります．原因の多くは脱水や失血なので，速やかに補液や輸血などを施します．この際には血清 K 値に注意する必要があります．

M蛋白（多発性骨髄腫，MGUS など）では腎障害に要注意．尿定性は陰性になるので，定量する

随時尿（Not 蓄尿）に関係した検査

尿定性，尿沈渣，尿中 NAG，随時尿 Cre，随時尿 Alb，尿中 β$_2$-MG
尿の免疫電気泳動，尿中 Bence Jones 蛋白（κ 軽鎖と λ 軽鎖）

[参考] 腎疾患に関係した採血項目
補体（C3，C4，CH50），抗 GBM 抗体，血清 IgA，血清蛋白分画（M 蛋白）

多発性骨髄腫やMGUSで出てくるM蛋白は，アルブミンではないので，尿中に出たとしても尿「定性」は陰性となります．その代わり，尿蛋白定量が有用です．血清と尿の免疫電気泳動も調べてもよいでしょう．

 蓄尿検査せずとも，随時尿で尿蛋白が 0.50g/gCr を超えてきたら腎生検の適応について腎臓内科にコンサルト

 健康診断で eGFR 45 未満は（尿蛋白によらず）腎専門医にコンサルト

健診で指摘された蛋白尿（＋）以下の患者さんを一般内科レベルでフォローする場合，軽度蛋白尿（0.50g/gCr 未満：グラムクレアチニン補正値）あるいは微量アルブミン尿（300mg/gCr 未満）であれば，生活指導や適切な生活習慣病の診療を行い，3ヶ月～半年ごとに尿蛋白定量フォロー（随時スポット尿でOK）をして，蛋白尿 2＋以上，0.50g/gCr 以上，あるいは顕性アルブミン尿（300mg/gCr 以上）になれば腎生検の適応があるかも知れないので，再度腎臓内科に相談するのが望ましいでしょう．なお，eGFR が 45 未満になった場合も，尿蛋白の程度によらず一度は腎専門医に紹介する必要があります．2019年3月時点での厳密な腎臓専門医へのコンサルト基準を 表3 に転載します．

CKD ステージ（GFR ステージ）
- **GFR ステージ 1**（eGFR≧90）
- **GFR ステージ 2**（60～89）
    - ⇒ 早期発見で回復の余地あり
    - ⇒ エネルギー制限，塩分制限，タンパク質制限
- **GFR ステージ 3**（3a: 45～59，3b: 30～44）（**専門医による治療を検討**）
    - ⇒ 上記＋カリウム制限，原因疾患の治療，生活習慣の改善，薬物治療
- **GFR ステージ 4**（15～29）（現状維持が治療目標）
- **GFR ステージ 5**（＜15）（腎代替療法が必要）

表3 かかりつけ医から腎臓専門医・専門医療機関への紹介基準

原疾患	蛋白尿区分		A1	A2	A3
糖尿病	尿アルブミン定量 (mg/日)		正常	微量アルブミン尿	顕性アルブミン尿
	尿アルブミン/Cr 比 (mg/gCr)		30 未満	30〜299	300 以上
高血圧 腎炎 多発性嚢胞腎 その他	尿蛋白定量 (g/日)		正常 (−)	軽度蛋白尿 (±)	高度蛋白尿 (＋〜)
	尿蛋白/Cr 比 (g/gCr)		0.15 未満	0.15〜0.49	0.5 以上
GFR 区分 (mL/分/ 1.73m²)	G1	正常または 高値 ≧90		血尿＋なら紹介, 蛋白尿のみならば 生活指導・診療継続	紹介
	G2	正常または 軽度低下 60〜89		血尿＋なら紹介, 蛋白尿のみならば 生活指導・診療継続	紹介
	G3a	軽度〜 中等度低下 45〜59	40 歳未満は紹介, 40 歳以上は生活指導・ 診療継続	紹介	紹介
	G3b	中等度〜 高度低下 30〜44	紹介	紹介	紹介
	G4	高度低下 15〜29	紹介	紹介	紹介
	G5	末期腎不全 ＜15	紹介	紹介	紹介

上記以外に，3 ヶ月以内に 30%以上の腎機能の悪化を認める場合は速やかに紹介．
上記基準ならびに地域の状況等を考慮し，かかりつけ医が紹介を判断し，かかりつけ医と腎臓専門医・専門医療機関で逆紹介や併診等の受診形態を検討する．

腎臓専門医・専門医療機関への紹介目的（原疾患を問わない）

1) 血尿，蛋白尿，腎機能低下の原因精査
2) 進展抑制目的の治療強化〔治療抵抗性の蛋白尿（顕性アルブミン尿），腎機能低下，高血圧に対する治療の見直し，二次性高血圧の鑑別など〕
3) 保存期腎不全の管理，腎代替療法の導入

原疾患に糖尿病がある場合

1) 腎臓内科医・専門医療機関の紹介基準に当てはまる場合で，原疾患に糖尿病がある場合にはさらに糖尿病専門医・専門医療機関への紹介を考慮する．
2) それ以外でも以下の場合には糖尿病専門医・専門医療機関への紹介を考慮する．
  ①糖尿病治療方針の決定に専門的知識（3 ヶ月以上の治療でも HbA1c の目標値に達しない，薬剤選択，食事運動療法指導など）を要する場合
  ②糖尿病合併症（網膜症，神経障害，冠動脈疾患，脳血管疾患，末梢動脈疾患など）発症のハイリスク患者（血糖・血圧・脂質・体重等の難治例）である場合
  ③上記糖尿病合併症を発症している場合
  なお，詳細は「糖尿病治療ガイド」を参照のこと

（作成: 日本腎臓学会，監修: 日本医師会）
（日本腎臓学会，編. エビデンスに基づく CKD 診療ガイドライン 2018）

血尿は軽くみない

　血尿は，生理的血尿，糸球体腎炎，感染症，腫瘍，薬剤副作用などを鑑別する必要があり注意を要します．沈渣では，尿中赤血球 5/HPF 以上を血尿とします．尿沈渣で変形赤血球および硝子円柱以外の円柱は糸球体病変を疑います．尿細管上皮円柱があるときは何らかの尿細管障害を考慮に入れましょう．

　糖尿病がある場合，糖尿病性腎症の進行予防のため HbA1c 6.5％未満の持続が望ましいです．腎臓にかかわらず心血管予防のための厳格な血圧・脂質管理が望まれます．糖尿病でも糖尿病性腎症以外の腎疾患を合併することはあります．腎生検の適応がある検査結果であれば腎生検を検討してよいでしょう．

腎機能障害があまりに進行するまで放置してしまうと，腎生検をする意義が弱くなる

　腎生検では穿刺に伴う出血が必発で，検査後に十分な止血処置がなされない限り処置を要する重大な合併症を惹起する可能性があります．手技の熟練に心がけるとともに，リスクとベネフィットのバランスを十分に検討したうえで適応を判定します．

　高度腎機能障害患者や超高齢者における腎生検の適応判断は特に難しく，高度な腎萎縮や血小板減少などが進行すると腎生検の合併症が増えハイリスクとなります．腎炎・血管炎は刻々と病状が変化するので，適応がありそうなら早めに腎臓専門医への紹介を勧めます．また，だいたいの目安として Cre 値 3 台以上になってからは腎生検をする意味は低くなってしまうと考えられています．

随時尿（スポット尿）のクレアチニン濃度から，1日のだいたいの尿量，尿中蛋白量（アルブミン量），塩分排泄量などが推定できる

　人間から1日に排出されるクレアチニンの量は 1g 程度といわれています．筋骨隆々の若者なら 1.5g とか 2g とか出ているのかも知れませんし，痩せた高齢者なら 1g より少なくなっているでしょう．厳密にその人から何 g のクレアチニンが1日に出ているか測定するには，入院して 24 時間蓄尿するしかありません．

　一般内科レベルでやれる検査として，来院時の随時尿（スポット尿）で，尿中 Cre 濃度や尿中蛋白質（アルブミン）を調べられます．その人から1日に尿

中に排泄されるクレアチニンを 1g と仮定すれば，その人の 1 日の尿量が予想できます．たとえば随時尿 Cre 濃度が 150mg/dL であれば，1000÷150[dL]，つまり 660cc くらいかなと予想できます．1 日の尿量が予想できれば，随時尿の蛋白量から 1 日の蛋白排泄量も推定できます．

 尿検査異常が 3 ヶ月以上続く場合は CKD の可能性がある

　日本腎臓学会の KDIGO CKD ガイドライン（2012）によれば，慢性腎臓病（CKD）とは 表4 の診断基準のいずれかの項目が 3 ヶ月以上続いた場合を指します．

表4 **CKD の診断基準**: 下記のいずれかが 3 ヶ月以上持続

腎機能の指標	アルブミン尿　（例：尿 Alb/尿 Cr 比≧30mg/gCr） 尿沈渣の異常 尿細管障害による電解質異常 病理組織の異常，画像検査の形態異常，腎移植
GFR 低下	GFR＜60mL/分/1.73m^2

（日本腎臓学会．慢性腎臓病の評価と管理のための 2012 KDIGO 診療ガイドライン．http://kdigo.org/pdf/2013KDIGO_CKD_ES_Japanese.pdf を一部抜粋）

　慢性腎不全の原因のほとんどが慢性腎臓病（CKD）で，糖尿病性腎症（40〜50％），慢性糸球体腎炎/慢性腎炎症候群（20％），腎硬化症（15％），多発性囊胞腎（常染色体優性）などが含まれます．

 血管を痛める全ての病態が，CKD のリスクとなる

　CKD の危険因子として，血管を傷つけるあらゆる背景（高血圧，糖尿病，喫煙，肥満，脂質異常），高齢者，家族歴などがあります．糖尿病があれば，よほど高齢でもない限り，糖尿病性腎症の進行予防のため HbA1c 6.5％未満に管理するのが理想です．

腎不全の食事では，塩分とタンパク質を制限．
消耗性疾患なのでエネルギーは十分に

> **GFR ステージによる食事療法**
> - エネルギー： 全ステージ 25〜35 [kcal/kg 標準体重/day]
> - 食塩：　　　 全ステージ 3〜6 [g/day]
> - タンパク質： ステージ G3a で 0.8〜1.0 [g/kg 標準体重/day]
> 　　　　　　　 ステージ G3b 以降では 0.6〜0.8 [g/kg 標準体重/day]
> - カリウム：　 ステージ G3b で 2,000 [mg/day 以下]
> 　　　　　　　 ステージ G4 以降では 1,500 [mg/day 以下]

いずれの制限も，透析（ステージ 5D）になるとゆるくなります．

 CKD の高 K 血症では，心電図所見も重視

① まず T 波の増高
② しだいに P 波が消失 ⇒ QRS 幅拡大
③ 最後は VF

P 波が消失した時点で完全房室ブロックと勘違いしないように注意しましょう．

 慢性腎臓病の患者に貧血がみられたら，
血清エリスロポエチン濃度も参考程度に測定する

　CKD の患者さんにおいて貧血が進行してきたのに，その貧血の程度に見合った血清エリスロポエチン（EPO）濃度および網状赤血球の上昇がみられなければ，腎性貧血を疑います．
　Hb 11g/dL 未満で ESA 製剤［ネスプ®（ダルベポエチンα），エスポー®（エポエチンα）など］による治療を開始します．目標はだいたい Hb 11〜13g/dL くらいです．網赤血球がやや減少ぎみであること，血清鉄やフェリチンが低下していることなども，腎性貧血を疑うヒントになります．フェリチンが低下していれば，ESA 製剤の開始より先に鉄補充療法を開始するとともに消化管出血など出血源精査を進めるとよいでしょう．

鉄則 ネフローゼ症候群を診たら，まず二次性を鑑別せよ

二次性ネフローゼの鑑別リスト
① 薬剤性（金製剤，ペニシラミン，NSAIDs）
② 感染症（B型肝炎，HIV，マラリア）
③ 悪性腫瘍（リンパ腫，固形がん）
④ 膠原病（SLE，抗リン脂質抗体症候群）
⑤ 糖尿病
⑥ 遺伝性疾患（アルポート症候群など）
⑦ アミロイドーシス（特に高齢者）

一次性ネフローゼ
- 予後1位: MCNS（微小変化型）⇐ 放置でOK
- 予後2位: MN（膜性腎症）⇐ 緩徐進行性．自然治癒することも
- 予後3位: FSGS（巣状分節性）
- 予後4位: MPGN（膜性増殖性）

発症する年代
- 微小変化型: 幼児（3〜6歳）
- 巣状，膜性増殖性: 小児〜若者
- **膜性腎症: 40歳以上（高齢者では約10％で悪性腫瘍を合併）**
  ⇒ 膜性腎症では必ず悪性腫瘍の全身検索を行うこと

二次性ネフローゼ
- 糖尿病性腎症　⇐ ステロイド禁忌
- ループス腎炎　⇐ ステロイド有効
- アミロイド腎症 ⇐ ステロイド無効
- その他（Henoch–Schönlein 紫斑病，大腸がん，ホジキンリンパ腫，薬剤性）

　一次性ネフローゼやループス腎炎には，ステロイドがよい適応です．
　一方，糖尿病性ネフローゼにステロイドは禁忌ですが，糖尿病患者に糖尿病性腎症以外のネフローゼ疾患が合併することもあるので注意しましょう．
　アミロイドーシスは「タンパク崩れの異常タンパク質が全身に沈着する，高齢者における原因不明の病気」ですから，もちろんステロイド単独治療は無効です．

慢性糸球体腎炎で多いのはIgA腎症.
IgA腎症は10〜30歳代の若者

 血清IgA値が正常でもIgA腎症は発症する場合がある.
IgA腎症とIgA沈着症は異なる

　IgA腎症は基本的には腎生検の標本で確定診断するのですが，プライマリケアのレベルにおいては，先行上気道炎後に以下の3つがそろっていればIgA腎症を疑います.

① 持続的血尿
② 蛋白尿
③ 血清IgAが350mg/dL以上

　扁桃腺摘出術＋ステロイドパルス治療がIgA腎症の腎予後を改善してきたことは，IgA腎症の透析導入率の低下からも明らかと考えられます．この治療を開始するには，腎生検でIgA腎症の確定診断をつけておくことが必要です．なお，口呼吸は上気道炎を悪化させるため，IgA腎症の誘因の一つといわれています．

 アーガメイトゼリーはマズすぎて
患者さんがきちんと飲んでいない可能性あり

　アーガメイト®（ポリスチレン）やカリメート®（ポリスチレン）は「まずい」ので有名な薬で，便秘などの副作用もあり，アドヒアランスも低くなりがちです．ちなみに，メニエール病に使うイソバイド®液（イソソルビド）もまずいので有名です．

 3歳児検尿および学校検尿は，
小児CKD患者の早期発見に貢献している

　強いエビデンスはありませんが，3歳児検尿および学校検尿は小児CKD患者の早期発見に貢献し，小児腎臓病に対する早期治療と適切な管理を可能にしていると考えられています．なお，小児の腎機能（Cr値）の正常値は年齢によって違い，大人より低めです．

軽度でも腎機能障害のある妊娠は合併症のリスクがあり，腎機能障害が進行するにつれて高くなる

　腎疾患患者の妊娠診療ガイドライン2017[1]では，治療経過を鑑みて計画出産を勧め，妊娠管理は産科医と腎臓内科医が連携して管理することが望ましいとされます．

---

[1] 日本腎臓学会学術委員会，編．腎疾患患者の妊娠診療ガイドライン2017．http://cdn.jsn.or.jp/data/jsn-pregnancy.pdf

9 血液浄化

「急性血液浄化療法（緊急血液透析）」と
「慢性血液透析」は根本的な目的が異なる

緊急血液透析で腎機能が回復しない場合，
慢性の血液透析導入の準備（ブラッドアクセス造設術など）
を検討

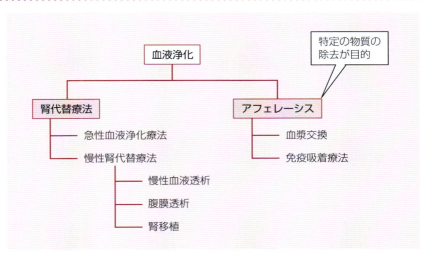

図1 透析は腎機能の代替，アフェレーシスは有害物質の除去

血液浄化には 図1 に示した通り，腎代替療法とアフェレーシスがあります．透析を含む**腎代替療法は，急性腎不全および末期腎不全において腎機能を代替する目的**で行われます．一方，アフェレーシスは，**血液中に存在する有害物質の除去**が目的で，敗血症，神経疾患，膠原病，炎症性腸疾患，急性肝不全など幅広い病態で適応となります．除去の対象となる物質は主に高分子量ですが，

ビリルビンのような中分子量物質も対象になります．アフェレーシスは病勢の再燃があれば人生で何度か繰り返し受けることもありますが，現病の病勢さえ落ち着けば生涯にわたり必要なものではありません．

　いずれの血液浄化療法も，患者とその家族を中心とした，医師・看護師・医療工学士・薬剤師・ソーシャルワーカー・透析関連企業などによるチーム医療です．腎代替療法を行う施設では，いつでも連携をとれる体制が必要になります．特に超高齢者の透析導入では，全身状態や認知度も鑑みながら，本人のみならず家族も交えてチームで相談する必要があります．

　血液浄化部・透析室のコメディカルスタッフは日頃から大変よく勉強していることが多いので，ためらわずに相談しましょう．プライマリケアの現場では緊急血液透析の適応判断ができるかどうかが重要です．適応と治療法については透析専門医あるいはアフェレーシス専門医に相談してみましょう．

 検査値異常だけでなく，心不全，肺水腫，多臓器不全などの所見があれば緊急透析の適応

急性腎代替療法の適応（日本腎臓学会 KDIGO ガイドライン[1]）
- 利尿薬に反応しない溢水
- 高カリウム血症，あるいは急速に血清カリウム濃度が上昇する場合*
- 尿毒症症状（心膜炎，原因不明の意識障害など）
- 重度の代謝性アシドーシス

＊：高K血症に対する保存的治療（**グルコン酸Ca**・グルコース・インスリン療法・陽イオン交換樹脂）が間に合わない場合や，致死性不整脈・心機能障害が出現する場合は緊急血液透析を検討します

　なお，緊急透析の終了には尿量やSOFAスコアなどの目安を用いますが実際は判断が難しいので，腎臓専門医や透析専門医と連携を取ることをお勧めします．

---

[1] 日本腎臓学会．慢性腎臓病の評価と管理のための 2012 KDIGO 診療ガイドライン．
https://kdigo.org/pdf/2013KDIGO_CKD_ES_Japanese.pdf

慢性透析の原因1位は糖尿病性腎症が独走

　第2位の慢性糸球体腎炎は減少中で，そろそろ腎硬化症にも抜かれそうな状況です．いずれも生活習慣病が増悪因子原因であり，腎不全以外の合併症にも注意しましょう．

何らかの理由により透析通院が困難な患者では腹膜透析という手段もある

　病院で行う血液透析は週3回通院し，1回あたり4〜5時間の透析が必要となります．
　一方，自宅や職場でできる腹膜透析という選択肢もあります．腹膜透析は血液濾過という方法による血液浄化法であるため，腹膜透析の除去効率は血液透析の半分以下です．その血液透析より透析量が少ないため比較的腎機能が保たれていて適度な尿量のある慢性腎臓病患者さんが対象となります．最近では，除水力を高めた腹膜透析液が開発されましたが，それでも乏尿・無尿の患者さんへの適切な腹膜透析は困難です．
　腹膜透析は硬化性被嚢性腹膜炎の発症前に（5〜8年を目処に）血液透析への移行を考える必要があります．腹膜透析は手動でできるので，災害時には有利です．最近では自動で腹膜透析液を交換する「APD」もあります．腹膜透析の経験患者では，血液透析に移行した後も腹膜透析用カテーテルが合併症を起こさずに腹腔内に留置できていれば，高齢・寝たきり・通院透析困難となったあとでも腹膜透析による在宅医療が可能です（PD last）．
　その他，比較的若い学習能力の保たれた患者さんでは在宅血液透析というも選択肢もあります．

救急部で循環動態が崩れた患者への透析は，緩徐で優しいCHDFで，各種サイトカインやケミカルメディエーターを除去する

　救急部に入院するような全身状態が悪くて循環動態が安定していない重症患者さんに行うのがCHDF（持続的血液濾過透析）です．緩徐な血液浄化により炎症性サイトカインやケミカルメディエーターの除去が期待できます．また半日以上かけて持続的に行うので，循環動態に優しく緩徐な除水が可能となります．バイタルや循環動態がしっかり安定しているのであれば通常の血液透析を

回せます.

　余談ですが，ICU で腎機能の悪い敗血症の患者さんの治療を医学生がみて「敗血症なので CHDF で治療しています」というプレゼンをする人を見かけますが，CHDF で細菌までは除去できませんし，内毒素（エンドトキシン）の除去能は弱いです．エンドトキシンは分子量が数千程度なのになぜ除去できないかというと，**エンドトキシンは血中では複数が会合して数十万以上の分子量になっているので，透析用カラムでは除去できないのです**．血中のエンドトキシンを除去するにはエンドトキシン吸着療法を検討します．

血液浄化は「拡散」「濾過」「吸着」の組み合わせ．血漿交換や血漿吸着では「血漿成分分離」で血球成分と血漿成分を分離してから血液浄化する

拡散
　異なる濃度の水溶液が半透膜を挟んでいる場合，濃度を均一にしようと溶質が移動する原理です．分子量が小さいほど移動が早くなります．

濾過
　半透膜を挟んだ 2 つの水溶液に圧力差があると，圧の高い方から低い方へ水と溶質が同時に移動する原理です．通常の血液透析では血液側の圧が透析液側より高くなるように設定してあるので，水と尿毒症物質が透析液側に移動します．

吸着
　透析膜の物理的・化学的な性質によって尿毒症物質やエンドトキシンなどを吸着除去する原理です．

透析と血漿交換では，使うカラムの孔の大きさが違う

　血液透析も血漿交換も，用いる浄化装置は同じですが，使うカラムの細孔のサイズや脱血速度が違います．透析のカラムは孔が小さめで，血漿交換のカラムは孔が大きめです　図2　．

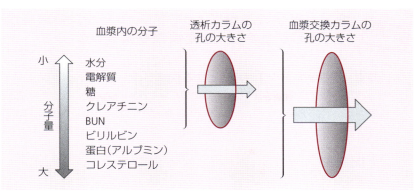

図2 透析と血漿交換のカラムの大きさ

血液浄化時に使用する抗凝固薬は病態と血液浄化法によりヘパリン，低分子ヘパリン，メシル酸ナファモスタットなどを使い分ける

血漿交換時の置換液は新鮮凍結血漿，免疫グロブリンの除去を目的とする二重濾過血漿交換の置換液はアルブミン製剤

　血液透析であれ血漿交換であれ，回路内で凝固しやすいので抗凝固薬の持続投与を忘れずに行っておく必要があります．なお，血漿交換をするときは大量の置換液（FFP製剤やアルブミナー®）が必要なので，数日前までに浄化部に連絡したうえでオーダーしておきます．

 透析患者でもお産ができる?!

　胎児は老廃物を母体血液に大量に捨てます．そのため高度な腎機能障害の結果，妊娠前の母親のCreが1.5前後だと，出産後には2.5〜3.0に悪化してしまうことが多いといわれます．腎機能が悪い妊婦は，なるべく早めに腎臓内科に紹介しましょう．また，透析患者の妊娠は高リスクですが，海外からの報告では，長時間連日透析などで透析量を増やすことにより，満期産を達成できる可能性が高まるとされています[1]．

---

[1] 政金生人．患者視点の新しい透析治療―わかりやすい計画から実際の処方まで．新興医学出版社；2011

鉄則 今後も医学の進歩によってアフェレーシスの適応疾患が増える可能性あり，適宜情報収集をしましょう

現在，アフェレーシスが適応となる疾患*

*疾患ごとに血漿交換法（PE），二重膜血漿交換法（DFPP）あるいは血漿冷却濾過法，血漿吸着療法（PA）・免疫吸着法（IAPP），血液吸着療法（HA），白血球（またはリンパ球）系細胞除去法（CAP），持続的血液濾過法（CRRT/CHDF）の適応が異なります．

[肝疾患]
劇症肝炎
重症肝不全
術後肝不全
慢性肝不全
肝移植
ウイルス性肝炎（C型肝炎など）

[腸疾患]
潰瘍性大腸炎
クローン病

[腎疾患]
急性進行性糸球体腎炎
一次性ネフローゼ症候群
　巣状糸球体硬化症
　微小変化型
二次性ネフローゼ症候群
　IgA腎症
　紫斑病性腎炎
　クリオグロブリン血症
　腎アミロイド
　骨髄腫腎
　ループス腎炎
　移植腎に再発した巣状糸球体
　硬化症
膜性腎症
血栓性血小板減少性紫斑病(TTP)
　/溶血性尿毒症症候群（HUS）
糖尿病性腎炎

腎移植
腎移植後慢性拒絶

[膵疾患]
重症急性膵炎

[循環器疾患]
心疾患（家族性高コレステロール
　血症による冠動脈硬化症）
慢性閉塞性動脈硬化症
バージャー病(閉塞性血栓血管炎)
家族性高コレステロール血症

[呼吸器疾患]
Goodpasture症候群
特発性間質性肺炎（肺線維症）

[内分泌疾患]
バセドウ病
橋本病

[リウマチ・膠原病]
全身性エリテマトーデス
抗リン脂質抗体症候群
ANCA関連血管炎
関節リウマチ
悪性関節リウマチ
多発筋炎/皮膚筋炎
全身性硬化症（強皮症）
ベーチェット病
混合性結合組織病

[皮膚疾患]
自己免疫性水疱症

尋常性天疱瘡
落葉状天疱瘡
水疱性類天疱瘡
後天性表皮水疱症
中毒性表皮壊死症
自己免疫性蕁麻疹
掌蹠膿疱症
乾癬
[血液疾患]
過粘稠度症候群
血栓性血小板減少性紫斑病 (TTP)
血液型不適合妊娠
[神経疾患]
中枢神経系脱髄性疾患
　　多発性硬化症
　　Balo 同心円硬化症
　　Bickerstaff 型脳幹脳炎
　　Rasmussen 脳症
　　急性散在性脳脊髄炎
　　HTLV-I 関連脊髄症 (HAM)
末梢神経系脱髄性疾患
　　Guillain-Barré 症候群
　　Miller-Fisher 症候群
　　慢性炎症性脱髄性ポリニュー
　　　ロパチー (CIDP)
多発神経炎
　　Crow-Fukase 症候群
　　異常タンパク血症による
　　　多発神経炎

クリオグロブリン血症性
　　多発神経炎
神経筋接合部疾患
　　重症筋無力症
　　Lambert-Eaton 筋無力症候群
　　(LEMS)
傍腫瘍性神経症候群 (paraneo-
　　plastic neurologic syndrome)
　　辺縁系脳炎
　　傍腫瘍性小脳変性症
　　傍腫瘍性感覚性ニューロパチー
[代謝性疾患]
Refsum 病
Isaacs 症候群
stiff-person 症候群
[感染症]
エンドトキシン血症
敗血症
多臓器不全
[その他]
薬物中毒
造血幹細胞移植
血液型不適合移植
難治性腹水
　　肝硬変・悪性腫瘍などによる大
　　量腹水で，利尿薬によるコント
　　ロールが不可能な場合には腹水
　　濾過濃縮再静注法 (CART) と
　　いうモダリティーも検討します

10 高血圧

10-1 高血圧慢性管理

鉄則 プライマリケアにおける高血圧診療の原則は，適切な血圧管理と合併症の評価

　高血圧の治療の二本柱は，生活習慣の改善（本人の自覚）と医療介入です．健診などで初めて高血圧を疑われた場合，合併症の評価をしたうえでリスクレベルに合わせた治療介入を行う必要があります．高血圧の有無や程度を判断するうえで有用な，診察室血圧を用いた分類表を 表1 に示します．**合併症に伴う高血圧**では病態に合わせた降圧治療も行います 図1 表2 ．もし二次性高血圧が疑われた場合には，原因の検索のためにも早めに専門医に紹介する必要があります．

表1 診察室血圧の正常値と高血圧の定義：成人における血圧値の分類 [mmHg]

分類		収縮期血圧		拡張期血圧
正常域血圧	至適血圧	<120	かつ	<80
	正常血圧	120〜129	かつ/または	80〜84
	正常高値血圧	130〜139	かつ/または	85〜89
高血圧	Ⅰ度高血圧	140〜159	かつ/または	90〜99
	Ⅱ度高血圧	160〜179	かつ/または	100〜109
	Ⅲ度高血圧	≧180	かつ/または	≧110
	（孤立性）収縮期高血圧	≧140	かつ	<90

（日本高血圧学会．高血圧治療ガイドライン 2014）

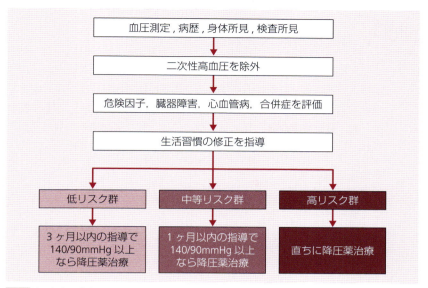

図1 初診時の高血圧管理計画
(日本高血圧学会．高血圧治療ガイドライン 2014)

表2 診察室血圧に基づいた心血管病リスク層別化

リスク層 (血圧以外の予後影響因子)	Ⅰ度高血圧 140〜159/ 90〜99mmHg	Ⅱ度高血圧 160〜179/ 100〜109mmHg	Ⅲ度高血圧 ≧180/ ≧110mmHg
リスク第一層 (予後影響因子がない)	低リスク	中等リスク	高リスク
リスク第二層 (糖尿病以外の1〜2個の危険因子，3項目を満たすMetSのいずれかがある)	中等リスク	高リスク	高リスク
リスク第三層 (糖尿病，CKD，臓器障害/心血管病，4項目を満たすMetS，3個以上の危険因子のいずれかがある)	高リスク	高リスク	高リスク

(日本高血圧学会．高血圧治療ガイドライン 2014)

二次性高血圧を疑う

　二次性高血圧は難治性高血圧になりやすく，動脈硬化症などの合併症の進行が早いです．また二次性高血圧によっては根治療法が可能なものがあります．一般的に，**若い年齢での発症**，**血圧変動が激しいケース**，**電解質異常を伴う**ケース，**臓器障害が目立つ**ケースなどでは二次性高血圧の可能性が高いと考えられ，二次性高血圧のスクリーニングも念頭に入れましょう．

高血圧治療の流れ
① 二次性高血圧をスクリーニング
- 腎実質性
- 腎血管性
- **原発性アルドステロン症**
- 褐色細胞腫
- クッシング症候群
- 甲状腺疾患
- **睡眠時無呼吸**
- 大動脈炎症候群
- 脳幹部血管圧迫（頭部MRAチェック）
- 薬剤性（NSAIDs，ステロイド，甘草，ピル，抗うつ薬，分子標的薬）

② 危険因子，臓器障害，心血管病，合併症の評価
- 高齢
- 喫煙
- 脂質異常
- 肥満，メタボリックシンドローム
- 若年発症心血管病の家族歴
- 糖尿病
- CKD
- 脳/心血管病

③ 高リスク群では直ちに治療開始．それ以外ではまず生活習慣指導を試してみる　表3
　　※特に減塩指導が重要とされる（将来的に変わる可能性も？）　図2
　　※運動指導は，重い心血管病やCKDがない患者のみ
　　※**夜の深酒は，翌朝の早朝高血圧** ⇒ 突然死のリスク

④ 低リスク群・中等リスク群では1〜3ヶ月生活習慣指導．無効なら薬物治療

表3 生活習慣の修正項目

1.	減塩	6g/日未満
2a.	野菜・果物	野菜・果物の積極的摂取[*1]
2b.	脂質	コレステロールや飽和脂肪酸の摂取を控える
		魚（魚油）の積極的摂取
3.	減量	BMI（体重（kg）÷[身長（m）]^2）が 25 未満
4.	運動	心血管病のない高血圧患者が対象で，有酸素運動を中心に定期的に（毎日 30 分以上を目標に）運動を行う
5.	節酒	エタノールで男性 20〜30mL/日以下，女性 10〜20mL/日以下
6.	禁煙	（受動喫煙の防止も含む）

生活習慣の複合的な修正はより効果的である

[*1] 重篤な腎障害を伴う患者では高K血症をきたすリスクがあるので，野菜・果物の積極的摂取は推奨しない．糖分の多い果物の過剰な摂取は，肥満者や糖尿病などのエネルギー制限が必要な患者では勧められない

（日本高血圧学会．高血圧治療ガイドライン 2014）

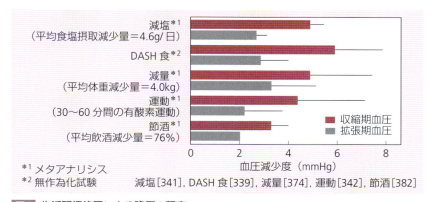

図2 生活習慣修正による降圧の程度
（日本高血圧学会．高血圧治療ガイドライン 2014）

 至適な血圧管理のためには家庭血圧を勧める
（仮面高血圧にも注意）

 合併症や予後危険因子があれば，診察室血圧が
140/90mmHg 以上なら治療開始する

　至適な血圧管理のためには随時血圧だけでなく，家庭血圧を勧めます．**家庭血圧は診察室血圧（随時血圧）より平均で 5mmHg 低い**ことも分かっています．高血圧経過の精密検査には 24 時間自由行動下血圧測定があります（ただ

し，高血圧では保険適応がないので注意）．病院で白衣をみると血圧が上がってしまう「白衣高血圧」や逆に病院で測る血圧は正常なのに実は自宅での早朝血圧や夜間血圧が高い「仮面高血圧」という一群の存在も分かっています．この群の人たちは自宅での家庭血圧を測ってもらわないとより正確な血圧経過を把握できないので，家庭血圧を測ってきてもらうのは重要なことです．

糖尿病患者とCKD患者ではシッカリ降圧，後期高齢者の降圧目標はやや高めでもよい

　糖尿病やCKDがあると，高血圧により必要以上に血管がダメージを受けやすく，将来の動脈硬化性疾患のリスクがさらに増すため，より厳格な血圧管理が必要となります　表4　．逆に，後期高齢者では過度の降圧による低血圧の諸症状が問題になることが多いので，降圧目標は緩めに設定されています．

表4　降圧目標

	診察室血圧	家庭血圧
若年，中年，前期高齢者患者	140/90mmHg 未満	135/85mmHg 未満
後期高齢者患者	150/90mmHg 未満 （忍容性があれば 140/90mmHg 未満）	145/85mmHg 未満（目安） （忍容性があれば 135/85mmHg 未満）
糖尿病患者	130/80mmHg 未満	125/75mmHg 未満
CKD 患者（蛋白尿陽性）	130/80mmHg 未満	125/75mmHg 未満（目安）
脳血管障害患者 冠動脈疾患患者	140/90mmHg 未満	135/85mmHg 未満（目安）

注　目安で示す診察室血圧と家庭血圧の目標値の差は，診察室血圧 140/90mmHg，家庭血圧 135/85mmHg が，高血圧の診断基準であることから，この二者の差をあてはめたものである
（日本高血圧学会．高血圧ガイドライン 2014）

治療開始の薬剤選択で，βブロッカーは避ける（特に褐色細胞腫が否定されていない場合）

ACE 阻害薬と ARB はふつう同時併用しない

　治療開始の薬剤選択では，原因や合併症を評価しながら検討していくことに

なります．無評価の場合は，**褐色細胞腫が否定されていない状態でβブロッカーを単独使用する**のは危険です．ちなみに，ACE阻害薬とARBの併用効果は認められていません．図3

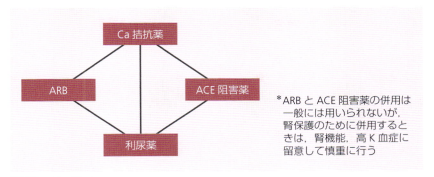

図3 2剤の併用
(日本高血圧学会．高血圧治療ガイドライン2014)

βブロッカーは，慢性心不全や頻脈などがあれば心機能保護目的に推奨される

非ジヒドロピリジン系のCa拮抗薬（ベラパミル，ジルチアゼム）は陰性変時作用あり徐脈に注意．β遮断薬との併用は要注意

合併症がある場合の降圧薬の選択は，表5，表6のガイドラインに従って進めるとよいでしょう．βブロッカーは，慢性心不全や頻脈のような積極的適応となる併存症がなければ使わなくなってきました．念のため，βブロッカーの禁忌を復習しておくと，喘息，急性心不全，冠攣縮性狭心症，高度徐脈などで，単独投与は褐色細胞腫にも禁忌です．

表5，表6のガイドラインをみて分かるとおり，ACE阻害薬やARBは使用頻度が非常に高い薬剤ですが，いずれも催奇形性が分かっており妊娠中・授乳中に禁忌なので妊孕性のある女性に処方するときは慎重に使用します．ACE阻害薬の副作用として乾性咳嗽は有名で，喘息患者では避けるようにします．**ARBはACE阻害薬より乾性咳嗽の発症がぐっと減少します**が，ゼロではありません．

表5 主要降圧薬の積極的適応

	Ca 拮抗薬	ARB/ACE 阻害薬	サイアザイド系利尿薬	β ブロッカー
左室肥大	●	●		
心不全		●[*1]	●	●[*1]
頻脈	● (非ジヒドロピリジン系)			●
狭心症	●			●[*2]
心筋梗塞後		●		●
CKD（蛋白尿−）	●	●	●	
CKD（蛋白尿＋）		●		
脳血管障害慢性期	●	●	●	
糖尿病/MetS[*3]		●		
骨粗鬆症			●	
誤嚥性肺炎		● (ACE 阻害薬)		

[*1] 少量から開始し，注意深く漸増する
[*2] 冠攣縮性狭心症には注意
[*3] メタボリックシンドローム
（日本高血圧学会．高血圧治療ガイドライン 2014）

表6 主要降圧薬の禁忌や慎重投与となる病態

	禁忌	慎重使用例
Ca 拮抗薬	徐脈 （非ジヒドロピリジン系）	心不全
ARB	妊娠 高 K 血症	腎動脈狭窄症[*1]
ACE 阻害薬	妊娠 血管神経性浮腫 高 K 血症 特定の膜を用いるアフェレーシス/血液透析	腎動脈狭窄症[*1]
利尿薬 （サイアザイド系）	低 K 血症	痛風 妊娠 耐糖能異常
β ブロッカー	喘息 高度徐脈	耐糖能異常 閉塞性肺疾患 末梢動脈疾患

[*1] 両側性腎動脈狭窄の場合は原則禁忌
（日本高血圧学会．高血圧治療ガイドライン 2014）

- 狭心症あり ⇒ βブロッカー or Ca 拮抗薬（併用すると心機能低下）
   ※フランドル®テープ（イソソルビド）が有効なことも
   ※βブロッカーは降圧効果は弱いが，脈拍を下げて心臓の仕事を減らす
   ※ただし，**冠攣縮性狭心症**（若い女性，明け方）にβブロッカーは禁忌！
- 心不全あり ⇒ 利尿薬（±βブロッカー±RA 系阻害薬）
   ※ただし「急性」心不全や喘息にβブロッカーは禁忌！
- 糖尿病あり ⇒ ACE 阻害薬/ARB（±Ca 拮抗薬±サイアザイド利尿薬）
- 腎疾患あり ⇒ ACE 阻害薬/ARB（腎保護作用あり）

10-2 高血圧緊急症

　高血圧緊急症とは，急いで入院の上，モニターの下で降圧療法しなければならない状態です．高血圧性脳症，急性の臓器障害を伴う重症高血圧，脳梗塞血栓溶解療法後の重症高血圧，カテコラミン過剰状態，子癇，冠動脈バイパス術後高血圧，重症の加速型悪性高血圧，周術期高血圧，妊娠合併高血圧，反張高血圧，火傷・鼻出血時の高血圧などが含まれます．

降圧前に必ず神経症状を診察して，脳梗塞は除外してから降圧を

　高血圧で救急外来に搬送されてきた患者さんにおいて，**何も配慮せずに強力に降圧治療を開始するとまずい病態は脳梗塞**です．脳梗塞でも脳出血と同様に血圧が上昇します．脳出血ほどではないにせよ，症例によっては SBP（収縮期血圧）220 以上というのもしばしばです．降圧を開始する前にまず神経症状や画像検査をみて，脳梗塞を疑う所見がないことだけは確認しておきましょう．

脳出血なら SBP 150 以上で，脳梗塞なら SBP 185〜220 以上で，SAH なら SBP 160 以上で降圧

　降圧目標は，脳血管障害の種類，超急性〜慢性の時相，降圧開始時の血圧値によって異なります（表7 を参照）．発症超急性期なら降圧薬の微量点滴を進めますが，急性期以降であれば内服薬による血圧管理が可能となることが多いです．

表7 脳血管障害を合併する高血圧の治療

<table>
<tr><th colspan="3"></th><th>降圧治療対象</th><th>降圧目標</th><th>降圧薬</th></tr>
<tr>
<td rowspan="6">超急性期（発症24時間以内）</td>
<td rowspan="2">脳梗塞</td>
<td>発症 4.5 時間以内</td>
<td>血栓溶解療法予定患者[*1]
SBP＞185mmHg または
DBP＞110mmHg</td>
<td>血栓溶解療法施行中
および施行後 24 時間
＜180/105mmHg</td>
<td rowspan="6">ニカルジピン，ジルチアゼム，ニトログリセリンやニトロプルシドの徴量点滴静注</td>
</tr>
<tr>
<td>発症 24 時間以内</td>
<td>血栓溶解療法を行わない患者
SBP＞220mmHg または
DBP＞120mmHg</td>
<td>前値の 85〜90％</td>
</tr>
<tr>
<td colspan="2" rowspan="2">脳出血</td>
<td>SBP＞180mmHg または
MBP＞130mmHg</td>
<td>前値の 80％[*2]</td>
</tr>
<tr>
<td>SBP 150〜180mmHg</td>
<td>SBP 140mmHg 程度</td>
</tr>
<tr>
<td colspan="2" rowspan="2">くも膜下出血
（破裂脳動脈瘤で発症から脳動脈瘤処置まで）</td>
<td rowspan="2">SBP＞160mmHg</td>
<td rowspan="2">前値の 80％[*3]</td>
</tr>
<tr></tr>
<tr>
<td rowspan="3">急性期（発症2週以内）</td>
<td colspan="2">脳梗塞</td>
<td>SBP＞220mmHg または
DBP＞120mmHg</td>
<td>前値の 85〜90％</td>
<td rowspan="3">ニカルジピン，ジルチアゼム，ニトログリセリンやニトロプルシドの徴量点滴静注
または経口薬（Ca 拮抗薬，ACE 阻害薬，ARB，利尿薬）</td>
</tr>
<tr>
<td colspan="2" rowspan="2">脳出血</td>
<td>SBP＞180mmHg または
MBP＞130mmHg</td>
<td>前値の 80％[*2]</td>
</tr>
<tr>
<td>SBP 150〜180mmHg</td>
<td>SBP 140mmHg 程度</td>
</tr>
<tr>
<td rowspan="4">亜急性期（発症3〜4週）</td>
<td colspan="2" rowspan="2">脳梗塞</td>
<td>SBP＞220mmHg または
DBP＞120mmHg</td>
<td>前値の 85〜90％</td>
<td rowspan="4">経口薬（Ca 拮抗薬，ACE 阻害薬，ARB，利尿薬）</td>
</tr>
<tr>
<td>SBP 180〜220mmHg で頸動脈または脳主幹動脈に 50％以上の狭窄のない患者</td>
<td>前値の 85〜90％</td>
</tr>
<tr>
<td colspan="2" rowspan="2">脳出血</td>
<td>SBP＞180mmHg
MBP＞130mmHg</td>
<td>前値の 80％</td>
</tr>
<tr>
<td>SBP 150〜180mmHg</td>
<td>SBP 140mmHg 程度</td>
</tr>
<tr>
<td rowspan="2">慢性期（発症1ヶ月以後）</td>
<td colspan="2">脳梗塞</td>
<td>SBP≧140mmHg</td>
<td>＜140/90mmHg[*4]</td>
<td rowspan="2"></td>
</tr>
<tr>
<td colspan="2">脳出血
くも膜下出血</td>
<td>SBP≧140mmHg</td>
<td>＜140/90mmHg[*5]</td>
</tr>
</table>

SBP: 収縮期血圧，DBP: 拡張期血圧，MBP: 平均動脈血圧

[*1] 血栓回収療法予定患者については，血栓溶解療法に準じる

[*2] 重症で頭蓋内圧亢進が予想される症例では血圧低下に伴い脳灌流圧が低下し，症状を悪化させるあるいは急性腎障害を併発する可能性があるので慎重に降圧する

[*3] 重症で頭蓋内圧亢進が予想される症例，急性期脳梗塞や脳血管攣縮の併発例では血圧低下に伴い脳灌流圧が低下し症状を悪化させる可能性があるので慎重に降圧する

[*4] 降圧は緩徐に行い，両側頸動脈高度狭窄，脳主幹動脈閉塞の場合には，特に下げすぎに注意する．ラクナ梗塞，抗血栓薬併用時の場合は，さらに低いレベル 130/80mmHg 未満を目指す

[*5] 可能な症例は 130/80mmHg 未満を目指す

（日本高血圧学会．高血圧治療ガイドライン 2014）

よく使う「ペルジピンハーフ」の指示例

- ペルジピン® (ニカルジピン) (25mg/25cc) ＋生食 25cc ⇒ 25mg/50cc
  このハーフ液を，体重 50kg なら 3cc/hr から開始し，12～60cc/hr で維持（sBP≧160 で 1cc/hr アップ，sBP＜140 で 1cc/hr ダウン．最終 OFF 可）

　SAH や脳出血では，まず搬送先の脳外科医と相談しましょう．要求されればペルジピン®ハーフによる降圧を開始しつつ迅速に救急搬送を．搬送先の脳外科医が「別に降圧しなくてもよい」ということでしたら，余計なことはせず迅速な転院に専念しましょう．

　シリンジポンプがない場合，ペルジピン® 2mg＋生食 100mL を 30 分以上かけて点滴するなら，それほど危険はないはずです．もしも効きすぎて過降圧になった場合は，臥位を保ち下肢挙上などのショックポジションをとり，適宜補液も早めます．

大動脈解離は急いで降圧

　即効性の降圧薬（Ca 拮抗薬，ニトログリセリン，β ブロッカー）を組み合わせて持続注入し，sBP 100～120mmHg を維持することが望ましいとされます．鎮痛を必要とする場合もあります．

とりあえず週末だけでも降圧したいなら，ACE 阻害薬や ARB よりも Ca 拮抗薬が無難

徐脈でなければ Ca 拮抗薬は比較的安全．ただし，アダラートカプセルの舌下投与は危険

　高血圧緊急症とまではいかなくても，sBP 200 以上で「頭がくらくらする」といって急患センターを受診する人は大勢います．もちろん脳梗塞が疑われるような神経症状があるなら専門医のいる病院に即座に搬送ですが，単純に血圧が一時的に高くなっているだけの人もおり，そういうケースでは夜間や週末だけでも一般内科医のレベルで対応する必要があります．

　急患センターにはたいてい ARB や ACE 阻害薬は置かれておらず，Ca 拮抗薬と利尿薬が何種類か置かれているだけです．実は急患センターに ACE 阻害薬や ARB が置かれていないのは理にかなっています．なぜなら，ACE 阻害薬

や ARB は効くまでに数時間〜数日かかり，「血圧をすぐ下げたい」ときには不向きなのです．一方，Ca 拮抗薬はすぐ効きます．しかも，ひどい徐脈とかさえなければ実は目立った副作用もありません．アダラート®（ニフェジピン）を舌下投与でもしない限り，致命的な血圧低下も普通はきたしません．むしろ採血で腎機能も調べずに，また腎動脈狭窄の有無も調べずに ACE 阻害薬や ARB を処方する方がよほど心配です．

　αブロッカーはふらつきなどの副作用が意外と多いので，プライマリケアのレベルで降圧薬として使うことはあまり勧められません．

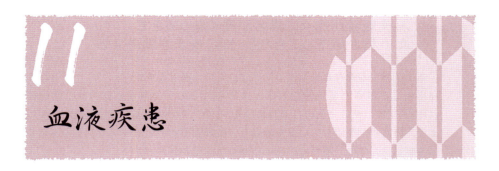

血液疾患

鉄則 貧血の患者がきたら，Fe，便潜血，慢性炎症（CRP），腎不全（エリスロポエチン），胃手術歴（ビタミンB_{12}），大量飲酒や栄養不良（葉酸欠乏）をまずチェック

　イメージとして，若い健康そうな女性が貧血で来たら，「月経困難症ですか？経血は多めですか？」などを聞き，鉄，TIBC，UIBC，フェリチンを採血します．過多月経でなくとも，激しい部活動などで消耗性に鉄欠乏になっている女子高生は多いです．

　高齢者なら，がんによる消化管出血を鑑別に挙げます．黒色便や血便の有無を尋ねますが，よく分からないことも多く（特に汲み取り式トイレの家），便潜血をチェックして必要に応じて上部・下部内視鏡を行います．他にも膠原病や腎不全も鑑別です．表1 に，貧血の鑑別によく使うWintrobeの赤血球指数を載せますので参考にして下さい．

表1 Wintrobeの赤血球恒数による主な鑑別

MCV	MCH	タイプ	鑑別
80以下	30以下	小球性低色素性貧血	鉄欠乏性貧血 鉄芽球性貧血 サラセミア（まず遭遇しない）
80〜100	31〜36	正球性貧血	溶血性貧血 再生不良性貧血 腎性貧血
101以上	31〜36	大球性貧血	巨赤芽球性貧血（ビタミンB_{12}，葉酸欠乏） 骨髄異形成症候群（必ずしも大球性ではない）

血液疾患 ■ 141

入院患者が徐々に具合が悪くなってきて血小板が低下してきたら，DIC をまず除外する

　血小板減少が徐々に低下する病態はいくつかありますが，そのなかでも特に見落としが許されず迅速な対応が求められるのが播種性血管内凝固症候群（DIC）です．決して稀ではありません．DIC でなければ，次に薬剤性を疑います．特に多剤服用している高齢者や，抗凝固療法としてヘパリンを投与している患者さんでは，薬剤性の血小板減少に注意が必要です．

 輸血は，Hb 7，血小板 2 万，フィブリノゲン 100 が目安（ただしゆっくり進行した場合にはもっと待てる）

輸血基準の目安
- **MAP**：慢性貧血なら Hb 7g/dL 以下，急性出血なら Hb 6g/dL 以下
- **血小板輸血**：急性の病態（DIC など）なら Plt 2〜3 万以下
  - ※基本，10 単位オーダー
  - ※もちろん**出血がひどければ，Plt 5 万で輸血してもよい**
  - ※慢性の血液疾患なら最悪 Plt 1 万まで待てるという意見も
  - ※外科的疾患の場合には Plt 5 万でも輸血することがある
  - ※慢性 DIC は血小板輸血の適応外．ITP も通常は適応外．TTP では禁忌
- **FFP**：**PT-INR≧2.0**（30%以下）
  - or **APTT が基準上限の 2 倍以上**
  - or **フィブリノゲン（FBG）100mg/dL 未満**
  - or 重篤なプロテイン C，プロテイン S の欠乏症
  - or TTP
- **アルブミン製剤**：超多量出血（特に腎機能障害）
  - or 肝硬変に伴う難治性腹水
  - or 血漿交換療法における置換液
  - or 重度熱傷
  - or 低蛋白血症による肺水腫や著明な浮腫
  - or 急性膵炎によるショック etc
- ※単なる血清 Alb 値上昇目的，末期患者，栄養補給目的などはダメ

　なお，初回輸血時には稀に **TRALI（輸血関連肺障害）**など致死的な全身性の副作用がみられることもあり，1〜2 時間は注意して観察しましょう．

Master the Primary Care　Chapter 11

「3 大血液がん」を覚える

- **3 大血液がん**
  - 白血病（＠骨髄）
  - 悪性リンパ腫（＠リンパ組織）
  - 多発性骨髄腫（形質細胞　＠骨髄）

　ちなみに，急性リンパ性白血病と悪性リンパ腫は，本質的には似たような病態と考えられます．おそらく，増殖の場が骨髄か，リンパ組織かという違いです．なお余談ですが，悪性リンパ腫や多発性骨髄腫の治療にステロイドを使うのは，異常なリンパ球や形質細胞の増殖を抑える作用があるからだそうです．

「急性」白血病と「慢性」白血病はまったく違う病気．「急性」は急に死んで，「慢性」は予後が良い

　白血病の「急性」と「慢性」の違いって何でしょう．かつて私がそうであったように，「急性」がそのうち「慢性」に移行すると勘違いしている先生は少なくないでしょう．「急性」白血病と「慢性」白血病は，まったく別な疾患です．「急性」が時間の経過とともに「慢性」になっていくのではありません．

　古来，「急性」白血病は予後が悪くてあっという間に死んだから「急性」とよばれ，慢性白血病は経過が長くてダラダラ続くので「慢性」とよばれました．急性がやばい理由は，末梢血に「赤ちゃん」（芽球）しかいないのです．外から襲来するバイ菌やウイルスと戦うなどとても無理です…いや，例えが悪いか．赤ちゃんはかわいいですが，芽球は全くかわいくありませんね．

- **健常者**…末梢血には大人（分化した血球）しかいない
  ⇒ 免疫システムがしっかり機能する
- **急性白血病**…末梢血に赤ちゃん（芽球）しかいない
  ⇒ 白血球はまったく機能しないので，予後悪い＝「急性」
  ※赤ちゃんが骨髄から出てこない場合もあり，WBC↑↑とは限らない
- **慢性白血病**…末梢血には赤ちゃん〜大人が入り乱れている
  ⇒ 大人もいるから，予後はまずまず＝「慢性」

血液疾患 ■ 143

「白血病 = WBC↑↑」は間違い

急性骨髄性白血病（AML）の初期には，増殖した白血病細胞は骨髄に留まっていることが少なくありません．そういうフェーズのうちは，末梢血におけるWBC はむしろ減少していることもあります．進行に伴って，白血病細胞が末梢血にあふれ出てくると，WBC も上昇に転じます．この場合，末梢血の WBC の大半は，異常な白血病細胞です．

白血病における WBC の変動
- CML（慢性骨髄性）では必ず WBC ↑↑↑（数万〜10 万以上）
- AML（急性骨髄性）では進行すれば WBC ↑↑ だが，芽球増殖が骨髄内に留まっているうちは WBC ↓ もありうる
- ALL（急性リンパ性）では初診時の WBC の少ない方が予後は良い

白血病の患者さんでは，外来で採血すると白血球が 10 万を超えていることもあります．血液内科通院歴があることを知らずに急患センターで軽い症状なのに採血して WBC 5 万とかだとパニックになりますが，そういうケースでは白血病と診断されたことがないか聞いてみましょう．なお，白血球が異常に増えている場合，そのほとんどは役に立たない異常な白血球で，正常に機能する白血球や赤血球，血小板などの働きを阻害する「悪いヤツら」です．まともに仕事なんてしていません．

 汎血球減少で DIC を合併しているときは
M3（APL）も疑って，すぐに血液内科に相談

特に有名な AML の M3（急性前骨髄球性白血病：APL）でも，たいていは汎血球減少で発症します．DIC も必発で，診断から 1〜2 週間が勝負です．汎血球減少で DIC を合併していたら，すぐに血液内科に紹介するべきです．なお，プライマリケアとはあまり関係ありませんが，認定試験のヤマなので M3（APL）について触れておくと 90％以上の症例で t(15;17)（*PML/RARA* 遺伝子）が認められ，治療は ATRA（全トランス型レチノイン酸）＋アントラサイクリン系です．ついでに試験のヤマにもう一つ触れておくと，CML（慢性骨髄性）はほぼ全例で Ph 染色体 t(9;22) *BCR/ABL1* 融合遺伝子がみられ，治療はイマチニブ（チロシンキナーゼ阻害薬）です．

鉄則 悪性リンパ腫ではリンパ球はむしろ減少する．sIL2-R は 3,000 未満ならあまり気にしない

　悪性リンパ腫の患者さんでは，首とか腋窩とか鼠経にゴロゴロしたリンパ節は多発しています．5cm 以上ある巨大なリンパ節もたまに見かけます．しかしそれらは押しても患者さんはあまり痛がりません（無痛性リンパ節腫大）．たいていやや硬めです．普通，感染に伴うリンパ節腫大なら押したら痛いでしょうから，痛がらない時点でかなりアヤシイです．なお，有名な「B 症状」も 3 つすべてそろうことは稀です．一応，鑑別として結核やエイズは除外しましょう．

　欧米では悪性リンパ腫の筆頭はホジキン（Hodgkin）リンパ腫です．リンパ球↓，好酸球↑，好中球↑，貧血，sIL2-R↑などが特徴的です．リンパ球は「上昇」ではなくて「低下」です．決して「リンパ球が増えていないから悪性リンパ腫ではないね～」などと口走らないように気を付けましょう．ちなみに私が医学生だったころ，ホジキンリンパ腫の悪い細胞が何者なのか不明でしたが，いまは B 細胞系であることが判明しています．

　日本では悪性リンパ腫の筆頭はびまん性大細胞リンパ腫（DLBCL）です．ホジキンリンパ腫は滅多にみません．

　採血で sIL2-R を測定したら，その解釈に注意が必要です．たまに 1,000 とか 1,500 程度の上昇で大騒ぎする先生もいますが，本物の悪性リンパ腫では 5,000 とか 10,000，場合によっては数万に上昇します．sIL2-R が 3,000 を超えているかどうかが一つの目安です．

骨髄異形成症候群（MDS）は要するに「骨髄の加齢」

高齢者の原因不明の貧血をみたら MDS と思え

　骨髄異形成症候群（MDS）は原因不明ですが，RNA スプライシング異常に関わる染色体異常が多いといわれます．高齢化社会の到来とともに MDS もじわじわと増えてきました．MDS は AML に移行しやすく「前白血病状態」でもあります．病初期は症状が軽いですが，徐々に無効造血から汎血球減少が進行します．頻度的には「高齢者の原因不明の貧血をみたら MDS を疑え」と言っても過言ではないでしょう．

ITPは血小板が「壊される」，TTPは血小板が「くっつく」

　血小板減少のみを呈する患者さんでは，DICや薬剤性が否定的なら（専門医において）特発性血小板減少性紫斑病（ITP）や血栓性血小板減少性紫斑病（TTP）の鑑別を進めることになりますが，そもそもITPとTTPは何が違うのかは，プライマリケア医が知っていても損はないと思います．一言で言えば，「ITPは自己抗体で血小板が壊される」，「TTPは血小板がくっついて血栓になる」（ADAMTS13酵素の働きが先天的or後天的に低下）です．

　さて，ITPやTTPに血小板輸血は有効でしょうか？　ITPでは自己抗体が悪さをしているわけですから，普通に考えればそこに血小板輸血をしても血小板がどんどん壊されるだけですので，ITPの患者さんに血小板輸血をしてもたいてい無効です．ではTTPではどうでしょう？　ITPなら輸血しても血小板が壊れるだけでしたが，TTPに血小板輸血などすると血小板がますますペタペタくっ付き合って血栓がさらに巨大化します．つまりTTPに血小板輸血は「ド禁忌」です．「TTPは血小板がペタペタくっついて血栓ができるのが問題だから，血小板輸血をして血栓形成のエサをまくような真似はダメ」と覚えましょう．

12 整形外科

鉄則　頸「椎」症は骨の問題なので
　　　頸椎レントゲン

鉄則　頸「髄」症やヘルニアは頸髄の圧迫が問題なので
　　　頸椎 MRI

　そもそも「頸椎症」は「頸部変形性脊椎症」の略で，つまり骨が変形していることが問題となる病態です．たとえば頸椎が滑っている，アラインメントの不整，斜位で撮影すると椎間孔に骨棘が飛び出ていて狭窄している，といった感じです．だから検査は，正面，側面，第1斜位，第2斜位で頸椎レントゲンを撮影します．場合によっては不安定性の確認のため，前屈位と後屈位を追加する先生もいます．もし斜位で椎間孔の狭窄が疑われる場所がみられれば，頸椎症の程度や椎間孔の評価目的に thin slice CT を撮影することもあります 図1．

　一方，「頸髄症」は頸部の脊髄が圧迫されて障害をきたしている状態を表します．頸椎椎間板ヘルニア，頸椎すべり症，靭帯骨化症などさまざまな病態で圧迫されます．頸椎症による脊髄症のことを「頸椎症性脊髄症」すなわち「頸髄症」とよびます．

　さて，頸椎すべり症や頸椎症（頸椎の変形），後縦靭帯骨化症などではレントゲンである程度は分かりますが，ヘルニアの髄核突出および頸髄圧迫などの程度は MRI の方が分かります．CT でそれらは不鮮明です．MRI の方が better でしょう．

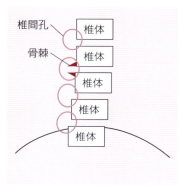
図1　頸椎レントゲン（斜位）

整形外科に紹介するときは，骨の状態を把握・評価する目的でレントゲンが必要になるので，単純撮影と MRI がそろっていればベストです．整形外科の医師は，レントゲン画像だけからもかなりの情報を読み取ります．

 整形外科への緊急コンサルトの判断は，圧迫の有無より，機能障害の有無が重要！

　ヘルニアなどで頸髄の圧迫が誰の目にも明らかで，形状そのものも潰れて変形し，頸髄内部に T2 高信号を伴っているようなケースでは，すぐに整形外科にコンサルトすべきでしょう．たとえ頸髄内部に T2 高信号化を伴っていなくても，明らかに頸髄が前後に挟まれて（上下の頸髄と比べて）潰されて苦しそうに見えたら，私ならすぐ整形外科に一度画像をみてもらいます．

　おそらく普通の流れとしては，頸の張りや手の痺れ程度の症状であれば，そのまま頸椎カラーと頸部安静にて経過をみることが多いです．しかし，**手の巧緻運動障害（myelopathy hand）や筋力低下，歩行障害，感覚脱失，膀胱直腸障害などが起こっていれば，それは急いだ方がいい状態**なので，急激に出現・進行した場合などはその日のうちに緊急減圧手術の可能性もあります．

　頸部痛や痺れ程度では，整形外科の先生はあまり取り合ってくれないかも知れませんが，**「麻痺」「感覚脱失」，特に「歩行障害」「膀胱直腸障害」などがみられれば超緊急の状態で緊急手術の適応すらあります** 図2 ．プライマリケアのレベルでも見落としは厳禁です．ちなみに，myelopathy hand の診察では，親指と人差し指をポンポンポン…と繰り返しタッピングさせたり（Hoffmann

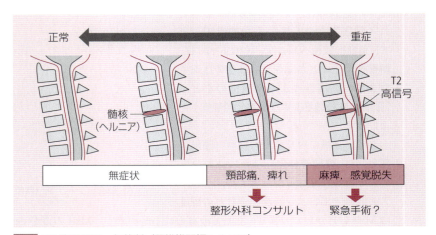

図2　T2 強調 MRI　矢状断（頸椎椎間板ヘルニア）

反射の確認），10〜20秒間ほど手をグーパーグーパーさせたりしてみるとよいでしょう．遅れがある方が患側です．

「発症から手術までの時間」∝「手術から回復までの時間」？

　治療介入が必要なレベルの重度圧迫が起きてから減圧手術をするまでの時間は，手術後の回復時間と比例するといわれることがあります．つまり，迅速に減圧術をできれば，術後に症状が回復するまでも迅速だし，**逆に手術が遅くなれば術後の回復も鈍くなる**ということです．

　一般的には**重度の圧迫が起きてから 24 時間以内**を"golden time"と考えることが多いでしょう．ちなみに脊髄損傷では spinal shock に陥ってから 24〜48 時間以内の回復が"golden time"のようです．午後だろうが夕方だろうが，整形外科の先生に緊急で電話をかけるか，脊椎の手術が可能な付近の総合病院に電話をかけるべきです．

椎間板ヘルニアで飛び出した髄核は，放っておくとマクロファージが勝手に食べてくれるようである

　マクロファージが食べているところを直接見たわけではありません．ただ，一般的にそういわれているという話です．普通，髄核が飛び出ているなら二度と引っ込まないと思うじゃないですか？　でも，飛び出た椎間板ヘルニアの髄核の多くは，放っておくとそのうちマクロファージが食べてくれて，引っ込むらしいです．整形外科の先生方が機能障害さえなければあまりヘルニアの手術をしなくなった理由は，こういった新しい知見もあるのかも知れません．機能障害さえ出ていなければ，無理に手術しなくても勝手に治ってくれるケースも多い，ということです．

「頸性めまい」の疑いで整形外科に紹介しても，整形外科医は困る

　いま流行りの「**頸性めまい**」です．理由はよく分かりませんが，「頸性めまい」という言葉はここ数年で以前にも増してよく見かけるようになりました．しかし「頸性めまい」がどういう病態を指すのか明確に定義できる人はあまりいません．明確な定義やガイドラインはないけど「そんな感じの患者さん，よくいるよね」的な感じです．

その病名がしっくりくる患者さんは確かにいますが，整形外科の先生からも「何その病気？」と言われることはあります．最初に明確にしておきますが，「日頃から頸部痛があり，首を動かしたときなどに眩暈・ふらつきが出現する」状態を「頸性めまい」とよぶのが一般的です．「頸性ふらつき」の方が正しい理解かも知れません．

「頸性めまい（頸性ふらつき）」の原因は多岐にわたります．そもそも疾患の定義すらあいまいですので，例えば下記のような状態でもフラつくでしょう．

- 頸の運動に伴って脳幹部の血流が一時的に落ちる（浮遊性めまい）
- 頸の前屈に伴って頸髄の圧迫が起こり歩行時にふらつく（動揺性フラつき）
- 頸筋や肩の痛みによる前庭頸反射の異常

こういった様々な状態をひっくるめて，「頸性めまい」とよんでいるのだと思います．どの病態を考えても，整形外科に紹介する根拠はほとんどないですよね？　普通，めまいを起こす程度の頸髄症があっても手術適応にはまずなりませんし….

「頸性めまい」はめまいというより「ふらつき」．BPPVより持続が長い

さて，実際の現場で頸性めまいの鑑別が重要になるとすれば，良性発作性頭位めまい症（BPPV）との鑑別でしょう．なぜなら，ともに「頭を動かしたときに眩暈がする．数分くらい続く．耳鳴りや難聴はない」という訴えで来院する可能性があるためです．頸性めまいだってBPPVだって，メリスロン®を処方しただけでは大して改善しません．両者は治療方針が異なるため，しっかり鑑別してあげた方がよいです　表1　．

表1　頸性めまいとBPPVとの鑑別

	めまい	ふらつき	持続	誘因	治療
BPPV	◎	△	数秒〜数分	頭位変換	Epley法 メイロン®注射 メリスロン®処方
頸性めまい	△	◎	数分〜数時間	頭位変換	血管性と頸筋性で異なる（次頁「頸性めまいの治療」参照）

（田浦晶子．頸性めまい．Equilibrium Research. 2018; 77: 47-57 より引用・改変）

頸性めまいの治療

血管性（椎骨・脳底動脈の圧迫や動脈硬化）の場合
- 頸部安静
- 頸椎の横突孔のアラインメントや狭窄が原因なら外科治療も？
- オパルモン®（リマプロスト，PG製剤），抗血小板薬 etc.
- セファドール®（ジフェニドール），アデホス®（ATP），メイロン®（炭酸水素Na）etc.
- メリスロン®（ベタヒスチン）短期大量処方も？（6錠/dayを1日のみ，など）

頸筋痛や肩こりが原因（前庭頸反射の異常）の場合
- 僧帽筋の収縮運動（頭痛体操など）
- 温湿布などの外用剤
- ミオナール®（エペリゾン）など筋弛緩薬

鉄則　腰部脊柱管狭窄では，腰をかがめるとラク

- 前かがみで腰痛 ⇒ 椎間板型の腰痛
- 後屈で腰痛 ⇒ 椎間関節型の腰痛
- うつ伏せでお尻を押すと腰痛 ⇒ 仙腸関節型の腰痛
- 座位や自転車こぎで症状改善 ⇒ 馬尾性腰部脊柱管狭窄（馬尾だと立位で悪化）

一般論として
- 倒した方向と逆側が痛むなら，筋・筋膜性（引き延ばされるから）
- 倒した方向と同側が痛むなら，椎間孔レベルでの神経根の圧迫か

加齢（50歳代～）による「脊柱管狭窄症」の特徴
- 足がよくつる（馬尾性でも）
- 尿が出づらい（残尿感）　※上位排尿中枢は橋，下位はS2～4（オヌフ核）
- 立ち上がってすぐに腰痛出現
- 前かがみ（屈曲）だと楽だが背筋を伸ばす（伸展）と痛む

「ぎっくり腰」の多くは，ヘルニアではなくて筋膜の損傷（か？）

40〜50歳くらいの人が重いものを持って歩いているときに，ある瞬間，腰のあたりに「ビリビリっ」という衝撃とともに激痛が走ることがあります．「あぁ，やっちまった…」と，自分がぎっくり腰になったことを悟ります．

さて，こういう「ぎっくり腰」とは何なのでしょう？　「ぎっくり腰」は，急性に起きた腰痛症を全般的にさす言葉です．よく，このぎっくりした瞬間に椎間板ヘルニアになったと思っている先生が多いと思うのですが，実はその原因の一つは <u>傍脊柱起立筋の筋膜損傷</u> だと考えられます．おそらく体が固くて筋膜が肥厚したり癒着したりしている部分が，あるときに変なベクトルに荷重が加わって，バリバリバリっと破れたりして損傷した状態かと思われます．

私も以前，高さが合わない枕で当直先の病院で寝て，翌朝首をうーんと伸ばしたら「ベリッ」という衝撃とともに首に激痛が走り，痛みのあまり首がその後数週間ほど回らなくなりました．いわゆる「寝違え」ですね．

<u>では急性腰痛症の原因の一つが筋膜の癒着＆肥厚</u> だったとして，どうすれば予防できるでしょうか？　それは，<u>筋肉を日頃からよく動かすこと</u>です．たとえば腰痛なら日頃から腹筋，背筋のストレッチを行うだけでも有効でしょう．ぎっくり腰になってしまった後においても，「痛い ⇒ 動かさない ⇒ 筋膜の癒着が進む ⇒ もっと痛い」という負のループを無理矢理断ち切る必要があります．

そこで最近注目されているのが「筋膜リリース」です．生食と1％キシロカイン®（リドカイン）ポリアンプ5mL（1本）を混ぜて10ccくらいにし，エコーでトリガーポイントのあたりの肥厚した筋膜を映しながら針先を進めて薬液を筋膜下に注入し，筋膜を剥離していくのです．処置直後から痛みが和らいで，激痛で車いすで診察室に入ってきた人がスタスタ歩いて帰っていったりします．

頸痛，腰痛にはとりあえず，ロキソニン＋ムコスタ＋ミオナール併用

脊柱管狭窄の下肢痛にはオパルモン，リリカ，トラムセットなどから選択

外来で腰痛＋下肢痛を訴え，整形外科と神経内科を行き来する患者さんへの薬剤は，コルセット（頸椎ならカラー）で脊椎を安静にしたうえで，

① NSAIDs（±牛車腎気丸）
② オパルモン®追加
③ リリカ®（プレガバリン）に切り替え
④ トラマール®（トラマドール）またはトラムセット®（トラマドール・アセトアミノフェン）に切り替え ※非オピオイド系鎮痛薬

などの順番で用いることが多いです．

　リリカ®は，立ち仕事をしている患者さんなどに75mgを処方すると，途端にフラフラになって仕事ができなくなるので，おすすめは**リリカ® 朝25mg＋夕25mgに，痛み止めを昼と眠前に併用**です．

　ちなみに普通誰もがまず処方するのはメチコバール®（メコバラミン）ですが，あれは単なるビタミンB₁₂のサプリなので，即効性は期待しないでください．メチコバール®を処方された患者さんが「あの薬，すごく効きました」と言っているのはみたことがありません．ただ，どの先生もみなまず処方するので私も出しているだけです．

　腰痛，頸椎症，椎間板ヘルニアなどに**ロキソニン®（ロキソプロフェン）＋ムコスタ®（レバミピド）＋ミオナール®（エペリゾン）**という合わせ技を知っていると便利かも知れません．肩凝りや上肢痛を伴う頸椎症には葛根湯も追加してみると効くことがあります．漢方セレクトとしては，**下肢の痺れ（腰椎症）には牛車腎気丸で，肩凝りを伴う上肢の痺れ（頸椎症）には葛根湯**と使い分けるとよいでしょう．ちなみに高齢者では甘草が含まれている漢方薬を漫然と処方しないようにしてください．

たかが肘内障……でも，整復前に念のためレントゲンと肘周囲径の左右差がないか確認せよ

　夜間に救急病院でバイトをしていると，年に何度かは必ず肘内障の子どもがお母さんに連れられてやってきます．上手に整復してあげると喜ばれて嬉しいですよね．しかし，一つだけ注意が必要です．もし肘関節（上腕骨顆部，橈骨頭，肘頭，鉤状突起など）の骨折を見落としていれば，整復を試みてはいけません．すぐ整形外科に送る必要があります．

　概観上のヒントは，肘関節の周囲径に左右差がないか確かめることです．疑わしければ，当然レントゲンも撮影して左右を比較してみるとよいでしょう．もしレントゲンで自信がなければ，CTを撮れる病院ならCTまで撮影して本当に骨折していないか確認しても良いでしょう．レントゲン技師さんが撮影している間に自然に整復されている場合もあるので，撮影前後の状態に注意して

おきます．

　骨折がないのを確認できたなら整復操作に入りますが，理屈を理解した上で慣れれば誰でも簡単にできるので今回は省略します．

 **肩関節，股関節の脱臼は
その日のうちに整形外科医に紹介すべし**

 特に感覚障害や麻痺があれば，超緊急である

　さて，肘内障や顎関節脱臼などは経験を積めば比較的容易な整復であるのに比べて，肩関節脱臼は要注意です．というのも，**骨折を合併している可能性**と**腋窩神経に影響を与えている可能性**があるからです．プライマリケアの内科医としては，よほど肩関節脱臼の整復経験が豊富でもない限りは受け入れを断るべきでしょう．そして，必ず患者さんに**「肩関節脱臼は緊急性が高いので，すぐに整形外科医のいる病院を受診してください」**と教えてあげるか，すでに受診されている場合は可及的に速やかに整形外科紹介としましょう．

　股関節脱臼も同様です．人工股関節や人工骨頭術後患者の転倒後の歩行困難などは，まず脱臼を疑ってかかります．放置しておくと坐骨神経に障害が残ることもあります．それを未然に防ぐためにも整復は急がねばなりません．整形外科医も麻酔下に整復します．近年では肩関節の脱臼整復も全麻導入剤を使用し，麻酔下に愛護的に行われるようになってきました．力づくで整復することなど，現在ではよほどの事情がなければありえません．つまりどちらもそれほど整復困難な脱臼なのです．

　話をまとめると，肩関節脱臼と股関節脱臼は麻酔なしでは整復困難です．自信がなければプライマリケアの医師は関わらない方がよいです．**もし初診で診察したなら，きちんと整形外科医にその日のうちにコンサルトしてください．**特に神経固有領域の感覚障害や麻痺があればそれは脱臼によって神経が圧迫されているので，超緊急です．夜中でも整形外科医に電話で引き継ぐべきです．決して「シーネで固定だけしていったん帰宅」などしないように気を付けてください．

 **「脊髄症なら絶対に下肢腱反射は亢進する」は，
重度の脊髄損傷（脊髄ショック）には当てはまらない**

　脊髄病変の「高さ（レベル）」の診断には，髄節徴候（segmental sign: 灰

白質の障害，反射弓の障害）が使えます．
　一方，脊髄病変の「輪切り断面での範囲」の診断には，長経路徴候（long tract sign：白質の障害）が有用です．
　他にも，一般論として運動感覚障害に加えて膀胱直腸障害が出ている場合には，脳よりも脊髄病変を疑います．あと，対麻痺（両足2本），四肢麻痺（4本全部），デルマトーム（p.193参照）に一致した感覚障害（痺れ，感覚鈍麻），なども脊髄病変を疑わせる徴候です．

- 脊髄「高位」診断 ⇒ 髄節徴候
  （例：脊髄分節性で説明可能な麻痺・感覚障害・腱反射**消失**，線維束攣縮）
    ※ Myelopathy（脊髄症）でもradiculopathy（神経根症）でもなる
- 横断面の局在診断 ⇒ 長経路徴候
  （例：痙縮，腱反射**亢進**，病的反射の出現，膀胱直腸障害）
    ※ Myelopathy＞Radiculopathy

　たとえば，足に痺れを訴えている患者さんの頸椎MRIを撮影したら，軽いヘルニアと頸髄症が見つかったとします．下肢腱反射〔膝蓋腱反射（PTR），アキレス腱反射（ATR）〕の亢進はありません．こういうケースを整形外科にコンサルすると，おそらく「頸椎の椎間板変性に伴うbulgingを認めますが，下肢腱反射は亢進しておらず，long tract signはないので，頸髄由来の足底部の痺れというわけではなさそうに思います」などといったお返事がくるはずです．
　ただし，基本的には「脊髄症なら下肢腱反射が亢進する」のは正しいのですが，交通事故や転落外傷など重度の脊髄損傷においては必ずしも正しくありません．「脊髄ショック」（スパイナル・ショック）とよばれる状態で，損傷レベルより下の四肢は完全に麻痺したうえに，腱反射も完全に消失します．プライマリケアの現場でも，たまに見かける可能性があります．多くはおそらく，もともと脊髄症で杖歩行していたような人が転倒して，そのはずみで脊髄を潰してしまったパターンなどです．いずれにせよ歩けないので帰宅させることはないと思いますが，もともとADLの低い高齢者の転倒などでは見落とされるケースもしばしばあるので，注意してください．

「●方すべり症」は，下の椎体からみて上の椎体がどちら（前/後）にズレているか

　知っていても知らなくても大して診療に影響はありませんが，よく椎体すべりで前方と後方を逆に書いている先生がいます．すべっている方向の記載は，

すべりの高位において**下の椎体から見て上の椎体が前方/後方どちらにすべっているか**で記載します．

図3 においては左が L3 **前方すべり症** 右が L3 **後方すべり症** ということになります．

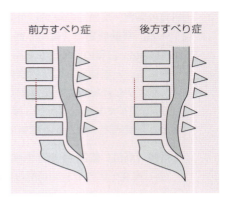

図3 すべり症の向きは下から見て上がすべる方向

鉄則 胸郭出口症候群に対する第一肋骨切除術は現在治療の主流ではない

　胸郭出口症候群（thoracic outlet syndrome: TOS）の患者さんはしばしば神経内科の外来に紛れ込んできますが，もちろんプライマリケアの現場に紛れ込んでくることもあります．

　まず，TOS には圧迫されて症状をきたす構造物の違いによって，「**血管型**」と「**神経型**」とそれらの合併型に大別されます．イメージとしては胸郭の出口（上前胸部）周辺で，前胸部とかの筋肉に血管や神経がつぶされる感じです．症状は，肩から首にかけて重苦しい感じと，腕から手にかけて痺れを訴えたり，腕全体にだるさや筋力低下を訴えたりします．ひどい血管型のケースだと，圧迫されている側の上肢が全体的に紫色調であることすらあります．見た目で「**なで肩のきゃしゃな女性**」とか「**いかり肩で前胸部ムキムキの男性**」などが「腕が痺れる」と言って受診したら，TOS も鑑別に入れておく必要があります．

　TOS でかつてよく行われていた第一肋骨切除術はその手術成績の結果から，現在そう多くの施設では行われておらず，結果的に TOS は保存的治療が主流となっています．**放っておいても数週間もすれば側副血行路が発展したり，圧迫要因が勝手に軽減したりして，無治療で症状改善することもしばしばあるのです．**

　動作時の指導をするのも重要です．たとえば小胸筋あたりで起きる TOS では，上腕の外転や外旋で血管・神経が圧迫されるので，そういう動作を避けるように指導します．片方の肩にばかりハンドバックをぶら下げている女性も危険です．他にも，いつも重い荷物の運搬を行っている人とかもたまに TOS になります．

ちなみに，肘部管症候群も中には筋肉の圧迫が直接の原因となっているケースもあると言われています．どんな疾患でも，血管や神経が周囲の筋肉に圧迫されて起きる病態では，筋の過労や過収縮は避けるべきなのです．

変形性膝関節症では肥満と O 脚の是正を

靴底みて外側が擦り減っていれば歩き方の指導

「変形性膝関節症」の診断で都市部以外の病院の内科外来に通院している患者さんというのは非常に多いです．プライマリケアの現場において，「変形性膝関節症はみんな整形外科に行ってください」というわけにはいきません．なぜなら，整形外科医がいない地域というのも当然あるわけです．変形性膝関節症の診断・評価は基本的には膝のレントゲン写真で行うわけですが，もちろん精密な評価や，整形外科での術前評価などは膝関節 MRI も必要でしょうが，診療所や中小の市中病院には MRI がないことも多いです．

レントゲンで膝関節の表面がスムーズなら「まだ軟骨表面は摩耗していないな」くらいは分かります．患者さんもそれほど辛くなさそうだし，レントゲンでも大した変化ないし，整形外科に手術適応の相談をするのはまだ早いかな，くらいの判断はできるわけです．

レントゲンを撮る前にパッと患者さんの靴底を見てみるだけでも貴重な情報が手に入ります．もし外側ばかりすり減っていれば，O 脚になって歩いているために膝関節の内側に過剰な負荷がかかり続けていることが示唆されますので，「大腿内転筋群を鍛える必要がありますので，親指の付け根に力を入れて歩くように心がけてください」などと歩き方の指導をします．他にも，肥満があるならもちろん膝関節に余計な負荷がかかり続けているわけですから，減量指導をします．

とはいっても現実的な話として，もういい歳の変形性膝関節症の患者さんに「運動して痩せなさい」と言っても「膝が痛くて歩けません」と言われて終わりです．そこで無理に膝に荷重負担がかかるような激しい運動をさせると，膝の関節破壊がさらに進むので厳禁です．「じゃあプールで泳いでください」と言っても，「プールなんてこの辺にない」と言われてしまいます．では何ができるか？　対症療法です．

膝蓋骨上縁あたりにエコーを当てて関節包を見ながら，膝蓋骨の横のくぼみから刺入してヒアルロン酸 2.5mL＋1％キシロカイン®局所麻酔用 2〜2.5mL

を混ぜたものを関節注射してあげると，一時的ですが効果が期待できるでしょう．ちなみにヒアルロン酸に局所麻酔薬を混注するのは「ヒアルロン酸自体の効果が落ちる」といって嫌う先生もいます．

　関節液が明らかに貯留している患者さんに対しては，穿刺時についでに関節液を穿刺する先生もいますが，患者さんは「抜かれただけで楽になった」と喜ぶ人もいます．関節液の穿刺にしろ，ヒアルロン酸の関節注射にしろ，効果は数日しか続きませんが，痛みはそれまでよりは和らぎます．

　ただし，非常に大切なポイントですが，**もし関節穿刺を行うときは，必ず事前に穿刺部位をイソジン®で念入りに消毒してから清潔操作で穿刺を行ってください．**不用意な操作で穿刺して感染性関節炎にでもなったらその後の経過は「推して知るべし」です．

　また，関節液を穿刺するときは大抵 18G の針を刺すことが多いですが，整形外科の医師が 18G を使う理由は関節液中の軟骨の破片などの浮遊物を可及的に穿刺吸引するためと，関節液の貯留が大量であった場合，細いゲージの針を使えばそれだけ穿刺吸引に時間がかかり，結果的に患者さんの苦痛が長引くからです．とはいえ，患者さんが高齢者や疼痛に過敏な方であった場合などは少量の局麻剤を使用することはやぶさかではありません．事前に麻酔に対するアレルギーの既往などを充分に確認の上，1mL 程度の少量で充分ですから，愛護的に行ってください．

Master the Primary Care Chapter 13

13 精神科

 ベンゾジアゼピン系の作用は，
「トローン」「ほっ」「ふにゃふにゃ」の3つ

　ベンゾジアゼピン（BZ）系の薬効の理解や使い分け基準は，以下の3つに分けて考えるとよい．

- 催眠/鎮静作用　　　　　⇒「トローン」
- 抗不安作用　　　　　　⇒「ほっ」
- 筋弛緩/抗けいれん作用　⇒「ふにゃふにゃ」

　それぞれのBZ系薬剤で，これらの作用のどれが得意なのかは，今日の治療薬にだいたい記載されているので，参考にしながら処方するとよいでしょう．なお催眠/鎮静作用に関しては，入眠困難には「短時間作用型」BZ薬，中途覚醒には「長時間作用型」BZ薬を使うとよいでしょう．ロゼレム®（ラメルテオン）はメラトニン製剤で睡眠サイクルを整えることが目的の薬剤なので，「寝られない」という訴えの患者さんに単剤で処方するのは間違いです．寝られないという訴えで昼夜逆転を伴っているケースや，軽いせん妄を伴っているようなケースにおいて，睡眠薬に加えてロゼレム®も併用してみるのが正しい使い方です．
　臨床現場での実際の製剤の大雑把な使い分けですが，マイスリー®（ゾルピデム）やレンドルミン®（ブロチゾラム）は睡眠/鎮静に使います．リーゼ®（クロチアゼパム）やデパス®（エチゾラム）は抗不安に使います．セルシン®（ジアゼパム）は筋弛緩/抗けいれんに使います．

 本来，「マイスリー1日1錠　眠前30日分」は実は
誤った睡眠薬の使い方

　突然ですが，睡眠薬を定時（眠前）服用で30日間も連日で処方してよいでしょうか？　たとえば，「マイスリー®1錠　眠前30日分＋ロゼレム®1錠　眠

精神科 ■ 159

前30日分」．はい，皆さんやっていますよね．私もやっています．しかし実はこういう処方の仕方を許容している先進国は日本くらいだという説もあります．理想的には「マイスリー®1錠 頓服 不眠時 10回分，ロゼレム®1錠 眠前30日分」が正解でしょう．

　本来，睡眠薬は定時で飲むものではなく不眠時の頓服が原則なのですが，日本では定時服用が常態化し，参考書によっては推奨すらされています．しかしマイスリーなどには筋弛緩作用もあるので，**高齢者に漫然と出し続けるべきではありません**．

　ちなみに，**ロゼレム®（メラトニン補充薬）に即効性はありません**．メラトニン製剤は欧米では薬局で処方箋なしで購入できるくらいです．昼夜逆転している人が数週間単位で服用して徐々に効果が出てくるものです．いわゆる「自然な眠り」を誘発する薬なので，飲み始めた初日からストーンと入眠できるものではありません．ただ，高齢者ではメラトニン不足に伴い昼夜逆転しているケースが多く，また**メラトニンにはせん妄の改善効果もある**ので，高齢者にロゼレム®錠を試す価値は大いにあるでしょう．

　なお，「睡眠薬をくれ」「他の睡眠薬をくれ」と要求が止まらない人のなかに，うつ病による不眠や，眠れないことで「眠らないと」と意識しすぎて緊張してさらに眠れなくなる**神経症性不眠**が少なからず含まれます．こういうケースでは要望に合わせて睡眠薬を出すと途端に多量になってしまうので，何か変だなと思ったら不眠の根本にも思いを馳せてみましょう．

本当に自殺してしまう患者さんは，事前に「死にたい」と教えてくれない

うつ病の症状として不定愁訴が出現していることがある

　うつ病は，診断が難しいです．患者さんが「最近，何をしていても気分が落ち込んで，昔は楽しかった趣味も最近あまり楽しいと感じないし，休日になっても外出しようという気が起きません」という主訴で来院してくれれば，誰だってうつ病の診断にいきつけます．しかし，**たいていうつ病の患者さんがプライマリケアを受診するときは，「不定愁訴」「摂食障害」「緊張型頭痛」などを思わせるような訴えで来ます**．「食欲がない」「頭がモヤっとする」「胃のあたりがムカムカする」などのとりとめのない訴えをいくつか携えて来院するので，初診からうつ病を疑うのは至難の業です．もし本物のうつ病の場合，突然自殺することがあるので注意が必要です．

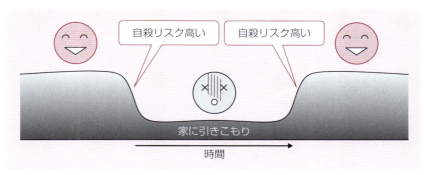

図1 気分が上がり調子のときと下り調子のときは自殺に要注意

　誤解を恐れずに書くと，「私，死にたいです」と自分から言ったり，浅いリストカットを繰り返しては救急外来を受診したりする人よりも，パッと見て何を考えているか分からないようなタイプの人の方が希死念慮がより切迫していることがあります．うつ病はよく「こころの風邪」などと評されますが，本物のうつ病を甘くみていると致死性なので，「こころの敗血症性ショック」くらいの認識でいた方が安全です．しっかり精神科専門医に紹介して希死念慮の切迫性を評価してもらったうえで，適切な治療介入をするべきです．

　なおこれはよく言われることですが，うつ症状の極期で動くこともままならず部屋に閉じこもっている状態より，**少し回復して外出できる程度になったときの方が衝動的に突然飛び降り自殺したりするので注意が必要**です **図1**．遺族から「最近，症状が良くなってきたから喜んでいたのに…」という話はたまに聞きます．うつの患者さんが「最近ちょっと元気になってきたな」と思ったら，ちょっと家族に注意を促してもよいかも知れません．いや，実を言うと，「最近ちょっと元気になってきたなと思ったら注意を促す」のでは少し遅いので，抗うつ薬を使い始めるときは全ての家族に，「この薬を使って治りかけるときに自殺のリスクが上がるかも知れないので注意してください」と伝えておいた方がよいでしょう．余談ですが，普段から焦燥感が強い人は自殺のリスクが高いといわれています．

 自殺するのは，うつ病だけではない．

　自殺リスクが高いといわれているのはうつ病だけでなく，**注意欠如・多動性障害（ADHD）や発達障害（ASD），さらには人格障害すら，慢性的にストレスを感じやすいので自殺のリスクが高い**といわれています．発達障害の人の一

部では感覚過敏を伴うのでしばしば慢性疲労の原因となり，最終的に自殺につながることがあります．そういった自殺リスクの高い人たちが，周りの人たちに急にていねいに接して挨拶回りをしたり，自分の大切なものをプレゼントし始めたりしたら，要注意といわれています．心の中で自殺する決心をしている場合があるのです．実際に自殺を既遂してしまうケースでは，たいてい希死念慮を最後まで隠し通していることが多いようです．

　もちろん浅いリストカットを繰り返す人たちも心に耐えがたい葛藤を抱えているのですから適切な介入は必要なのですが，希死念慮をまったく表現することなくある日突然自殺してしまうケースでは，遺族も医療者側も尋常でない衝撃を受けます．自分の処方したあの薬が悪かったんじゃないかとか，診察のときに投げかけたあの一言が良くなかったんじゃないかとか，しばらく悩み続けます．私も悩んだことがありますが，患者さんが「自分が死んだら悲しむ人が大勢いるな」と思ってくれれば自殺を思いとどまったのではと感じることがあります．浅はかな考えかも知れませんが，日ごろから外来で患者さんとよく話し，その患者さんが普段何を考えて，どういう価値観をもっているのか，可能な限り共感して接してあげることで，自殺するリスクを減らせるのかも知れません．患者さんの「死にたい」という気持ちに気付いて共感してあげられれば，患者さんは最後の最後で踏みとどまってくれたかもと感じることはあります．

　最後に，これは全く根拠もエビデンスもないのですが，やはり**睡眠薬や向精神薬をいじった後に自殺するケースは確かにある気がします**．デパス® 1 錠とかマイスリー® 1 錠を処方したくらいで衝動性が増すことはないでしょうが，全く因果関係がゼロかといわれると自信はありません．患者さんから「眠れないから睡眠薬ください」と言われたら，忙しい診療現場ではつい流れ作業的に処方してしまうのですが，処方する前に一度「なんで眠れないのかな」と気にする癖をつけておくとよいでしょう．

うつ病患者の不眠は自殺につながる

　うつ病に合併した不眠は，不眠症の薬ではなかなか治りません．どんなに頑張って薬を飲んでも眠れないことに焦り，やがて絶望に変わり，このような絶望がずっと続くのならば死のうと自殺を決意するという流れです．ここらへんはもうプライマリケアの範疇を超えるので，しっかり精神科医に相談して評価してもらいましょう．

　「睡眠薬をください」と外来を受診する人が困っていることが本当に睡眠だけなのか，アンテナを張って外来診療に当たるのがよいでしょう．

発達障害は「前からクラスで浮いてた」，統合失調症は「前は人気者だったのに，ある時期から変になった」

　発達障害（ASD）と統合失調症は，一見すると素人には見分けがつかないことが多いです．実際，アスペルガーなどの ASD はしばしば統合失調症と誤診されます．両者は稀に合併することもありますが，基本的には全く別の疾患として扱われるべきです．

　基本的に ASD は自他境界が未熟で，他者から向けられる視線や注意に気付くことができません．空気を読んだり，「忖度」したりできないので幼少期より集団で浮いてしまい，**ASD 患者の人生を一言で表すなら「孤立」**です．もともと非定型発達なので，今も昔も，連続して「孤立」しています．

　逆に，統合失調症では他者から向けられる視線や注意にとても敏感で，自他境界を堅固なものとし，自他間に遠い心的距離を設けます．概して統合失調症の人たちは中学生や高校生の頃までは普通の人間として定型発達を遂げ，友達も多く，充実した学生生活を送っているケースが多いです．そんな彼ら，彼女らが，10 歳代後半〜20 歳代以降になって突然妄想や幻覚に憑りつかれて自分の世界にこもったり，最悪の場合には他人に危害を加える行動に及ぶので，何か起こると旧友や幼馴染はみな「フツーのやつだったのに」と衝撃を受けます．**統合失調症の人たちの人生を一言で表すなら「撤退」や「拒絶」**です．

- 発達障害……幼少期から集団で浮いていた．非定型発達
- 統合失調症…幼少期〜学童期は定型発達．高校生以降，危険な方向へ

　なお余談ですが，発達障害者では思考回路や情報処理プロセスにおいて「全体像をざっくり把握してコツをつかむ」のが苦手です．だから，一つひとつの目の前の事象や事件が個々にまとまりなく経験として押し寄せてくるだけで，それらを有機的に結び付けたり，概念化することで目の前に現れていない根本要因を見抜いたりすることができません．個別の事象から「ボトムアップ型」の情報プロセスを行うだけで，過去の経験を生かして未来の新しい課題に生かすような**「トップダウン型」**の認知ができないのです．よって，新しい環境においては「慣れ」がなかなか進まず，社会生活に必要な「習慣化」ができないので円滑な社会人生活を送れません．大まかな把握が苦手で状況の全体像をうまく把握できないため，**代わりに細部の情報に依存し，どうでもいい細部の情報に振り回されます**．視点の切り替えも苦手なので固定された見方しかできず，思慮も浅くなりがちです．

ちょっと変わった人というだけで「あの人，ボーダー（境界性人格障害）でしょ」とぞんざいに扱わない

　「あの人，まじありえないわ．絶対ボーダーだよね」という医療者どうしの会話を耳にすることがありますが，「○○さん，ボーダーだよね」はたいてい誤診です．ちょっと変な人だから，ちょっと行動が浮いているから，ちょっとむかつくから，という理由で「ボーダー」や「プシコ」（精神疾患を抱えた人）などの安直な表現にまとめこむのは誤診だけでなく名誉棄損にもなりかねないので注意が必要です．そもそも真に境界性人格障害（BPD）の診断基準を満たす人の割合は，それほど多くありません．BPDの本来の特徴は「不安定性（instability）」であり，日頃から攻撃的な人や怒りっぽい人は真のBPDとは違います．ジャイアンも，バカボンのパパも，両津勘吉も，BPDではありません．

　真のBPDの患者さんを前にして専門の先生方がしばしば言うのは，**心的距離が近づくと豹変する厄介な人**という表現です．家族や友人だけでなく，最終的には治療者たる精神科医までも自分の意に沿うように振り回そうとする**操作性**をもちます．慣れた精神科医でなくプライマリケアに携わる医師がこのドツボにはまってしまうと，その医師が精神をむしばまれて再起不能にまで追い込まれるケースも稀にあるようなので，精神科医以外はあまり深入りしない方がよいかも知れません．最低限，患者さんが自殺しないように注意してあげつつ，医療としては放っておく，心的な距離も一定以上は確保する，というのがよいでしょう．未婚の先生方，もし美人な若い女性の患者さんに「先生，今週末いっしょにご飯いきませんか？」と声をかけられたら，ちょっと慎重になってもよいかも知れません．素敵な女性のこともあれば，実はBPDで最終的に医師が病院にいられなくなるケースもあります．BPDの患者さんは，男性であれ女性であれ，**最初はとっても魅力的で常識人に見える**のだそうです．浅いリストカットがある綺麗な女性を治療するうちに，「この人は僕が守ってあげないと…」などと感じ始めたら要注意です．

　なおエビデンスはありませんが，ストレスがかかったときに「物や行為で解決しようとするのが依存症」であるなら，「人間関係で解決しようとするのが人格障害」なのかも知れません．

 社会生活全般でギリギリで生きていると，キレやすくなる

　精神病理学的に考えて，**注意欠如・多動性障害（ADHD）**はおそらく疾患ではありません．単に「落ち着きがない」という特性の集団を表現しているだけ

のように思われます．つまり単なる「個人差」であり，「病気」ではないように感じます．グローバライゼーションの波のなか，めまぐるしく変化する課題をルール通り淡々と「浅く広く」さばく能力が要求される世の中において不適応になりやすいだけで，いざという場面での発想力や行動力において，定型発達者より優れた成果をあげる人も少なからずいます．皆さんもご存知のとおり，ADHDや発達障害（ASD）が疑われている偉人は枚挙に暇がなく，職人のような仕事ではむしろ有益な場合すらあるようです．

ADHDやASDの人たちが社会で不適合を起こしている状態は「**社会生活全般においてギリギリで生きている結果，ちょっとした刺激にも敏感になって常に緊張状態になってしまっている状態**」といえるかも知れません．だから当然疲れやすいし，イライラしやすいし，悩みも抱えやすくなります．実際ADHDやASDでは，人格障害の人並みに怒りやすいことがあります．こういうケースではアンガーマネージメントなどを習得する必要があるでしょう．前述したとおり，ADHDにせよ発達障害にせよ，**心にストレスを慢性的に感じている場合が多いので希死念慮が芽生えることがあります**．よって，そういう人がある日急に静かになって腹が据わったような感じになったら，念のため希死念慮がないか注意しましょう．

鉄則 不穏患者にヒルナミンを打つなら血圧低下と呼吸抑制に注意．初心者向けはセレネース点滴

セルシンやサイレースなどのBZ系は
ワンショット急速静注しないこと

> 当直あるあるです．認知症の高齢者が深夜に病棟で「家に帰る」と絶叫して徘徊します．リスパダール®（リスペリドン）を処方しても，どうせ口なんか開けてくれません．幸いなことに手から末梢ラインはキープされています．夜勤で看護師の人数も少なく，看護師サイドもそろそろ我慢の限界です．早く何とかしないと，あなたの院内での評判にも関わります．さあ，あなたの打つ一手は？

もっともダメなパターンは，プロポフォールやドルミカム®（ミダゾラム）を使うことです．「術前かよ」とツッコミが入ります．次にダメなパターンは，ベンゾジアゼピン系薬をワンショットでビュっと急速静注することです．間違いなく呼吸が止まるので「挿管かよ」とツッコミを入れてくれる看護師さんもいるかも知れません．

精神科 ■165

悪い対応

× プロポフォールやドルミカム®などの強力な鎮静薬を使う

× ベンゾジアゼピン系薬をワンショットで急速静注する

良い対応例

① セレネース®（ハロペリドール）1A＋生食 20mL　i.v.

※セレネース®は気分を落ち着かせるので，少しだけ催眠作用もある

※呼吸抑制は滅多に来ないのでやや安心して使える．初心者向け

② ロヒプノール®（フルニトラゼパム）2mg＋生食 100mL　点滴

※速度や投与量など微調整きくので玄人向け．BZ 系なので呼吸抑制に注意

③ ヒルナミン®（レボメプロマジン）25mg 0.5A　i.m.(筋注)

※血圧低めの人では血圧がストンと落ちるので注意

※大の大人でもフラフラになる薬なので，呼吸抑制には注意する

　ちなみにヒルナミン®注（25mg）は，1 筒すべて筋注されたら若い男性でもヘロヘロになりますし呼吸抑制もきますから，もし高齢者に使うなら 0.5 筒までです．

　さて，臨床現場で患者さんを選ばずに診療していると，なかには暴言や暴力をはたらく怖い人も入院してきます．みんなで力づくで抑え込んでヒルナミン®筋注しようにも全員返り討ちに遭いそうです．そういうとき，患者さんにライン確保をお願いして，末梢ラインさえ確保できればあとは簡単です．

オススメ

● セレネース®1A＋サイレース®（フルニトラゼパム）1A＋生食 100cc を 1hr ペースで開始

⇒ 寝たらすぐ中止！（呼吸停止のおそれあり，アンビューは準備）

　これで寝なかったら相当なツワモノです．セレネース®に加えて BZ 系のサイレース®が入っているので，入れすぎると呼吸抑制がきます．患者さんが入眠して寝息を立て始めたら，すぐ中止することが重要です．心配な人は，SpO_2 をモニターに飛ばすとか，ベッドサイドにアンビューバッグを置いておきながら，救急カートの中にアネキセート®（フルアゼニル）があるか確認しておくのがよいでしょう．

ストレスや不安に圧倒されると「パニック」，ストレスや不安を単純動作で気を逸らして打ち消そうとするのが「強迫」

　患者さんをみていると，パニック障害と強迫神経症って何が違うのだろう，と分からなくなることがあります．表現型としては異なる疾患とされますが，その病態の本質は「強いストレスや不安に晒されている」という点で同じです．「強迫」とは不安を解消する一つの手段であり，同じことを繰り返し考えたり行動したりすることで何とか不安を消そうとしている状態です．一方，不安に巻き込まれて overwhelm（圧倒）されている状態が「パニック」です．結果的にどちらもストレスや不安のマネージメントがうまくできずに生活に適応できていない点では同じ状態と言えます．

　というわけで治療には，不安やストレスを和らげる目的でBZ系を使ったり，「脳内の嵐を鎮める」目的でデパケン®（バルプロ酸）やトピナ®（トピラマート）などの全般性てんかん発作薬を使ったりします．脳内のセロトニンを増やして安心感をもたらす目的でSSRIを使うこともあります．

浅いリストカットは「依存症」の一種である

　依存症の大家である松本俊彦先生によれば，精神的な不調があるとき，人はまず自己治療で対応しようとします．有名なのは「アッパー系」のカフェインやたばこ，「ダウナー系」の酒などになりますが，ごく一部では違法薬物で気持ちを上げたり下げたりしようとします．これは行動依存（プロセス依存）という形で出る人もおり，例えば「アッパー系」として買い物依存，ギャンブル依存，性行為依存などがあり，「ダウナー系」としてリストカットや水中毒があると考えられます．

　最近，「過剰適応」が注目されています．いわゆるエリートに多い「お利口さん」です．「エリートだけど挫折を経験して，ガタガタと崩れるようになった」パターンです．これは知的能力の高い低いに関係なく起こるのでエリートに限った話ではないのですが，表面的に問題がないように見えていた人が実は内面に問題を抱えていて，あとで環境の変化などをきっかけに顕在化します．こういう人たちは依存症のハイリスクと考えられています．

摂食障害を放置すると死ぬことがある

　摂食障害は，放置してもよさそうなイメージがありませんか？　それは間違いです．確かに摂食障害は人格障害と似たようなところもあり，放置してよいという意見もあるでしょうが，注意が必要なのは拒食症です．小学生でも分かると思いますが，まったく食べなければるい痩が進んで，最悪の場合死ぬことがあります．カルテの既往歴に「神経性食思不振症」と書いてあると，「ふーん」とスルーするのが普通ですが，そういう患者さんの体重がここ数ヶ月でじりじりと着実に低下しているなら要注意です．

 発達障害児では，早期に両親へのペアレント・トレーニングを行うとよい場合がある

 リタリンやコンサータの処方は最終手段．登録された経験豊富な医師しか処方できない

　さて，発達障害の方が外来にきても，正直な話，特効薬があるわけではありません．しかし，患者さんの年齢によっては最終的な予後を変えることができる可能性もゼロではないかも知れません．たとえば，患者さんの親御さんに対する「ペアレント・トレーニング」です．やっていることは極論すると，戦前であれば地域のおじいちゃん，おばあちゃんが子育て世代の夫婦に伝えてきた育児や生活上の知恵を，医療として指導するというイメージです．とても重要です．小児の発達障害の患者さんだけに焦点を当てるのではなく，その周囲の家族や学校の環境から変えていこうという社会学的なコンセプトです．

　例えば，「子どもが良いことをしたら褒める」「悪いことをしたら徹底的に無視する」というのが昔の日本の常識的な育児だったそうです．しかし現在，核家族化が進んで都会での育児夫婦の孤立が進み，どういう育児が正しい育児なのか分からない若者が増えています．私もそうですが，子どもが悪いことをすると，つい怒って過剰に反応してしまいます．すると不思議なことに子どもはもっと悪いことをします．子どもは基本的には「かまってちゃん」なので，たとえ怒られても自分が注目されていると感じれば，それを心地よく思って，もっと両親を反応させて注目を集めようとします．これが分からないと「子どもが悪いことをしたら怒らないで徹底的に無視する」という正解は思いつきません．残念ながらペアレンティングしても，内容がよく伝わらないご両親も少なくないようです．

クラスにはだいたい1人は発達障害児がいるといわれています．それが原因で学級崩壊が起きる事例もあるそうです．みんなその生徒の言動に気を取られてしまうのでしょう．そういう場合，教師に対するペアレンティング指導や啓発も有用かも知れません．

ちなみに，リタリン®/コンサータ®（メチルフェニデート）は登録された医師でないと処方できません．要するに，慣れていない医者がポンポン処方すると危ない薬なのです．「いまいち新しい職場に溶け込めない．自分は発達障害なのではないかと心配です」程度の人に処方すると，利益より害の方が大きいおそれがあります．あくまで，自分や他人に危害を及ぼしかねないレベルの患者さんに処方する薬というイメージがよいでしょう．

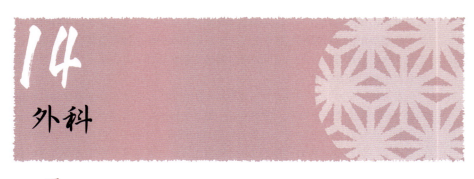

14 外科

 皮膚縫合は層と層が合うように

夜間など当直していると，切創などで数センチの創ができ，ベロンと皮下の脂肪組織などが露出しており，縫合操作が必要な状況に出くわすこともあろうかと思います．

このようなときは，汚染創でなければプライマリケア医として一期的に縫合して構いません．ただし縫合する場合は，創の左右に分かれた層と層が合うようにできるだけ努力して下さい 図1 ．皮膚がめくれこんだ場合は縫合後，一見きれいな傷に見えます．しかしながら1週間後に抜糸すると，層と層の治る面が合っていないので，創が哆開してしまいます．次の日外科医が診察していても一見良さそうに見えるので縫い直したりすることはまずありません．良し悪しは縫合しているときにしか分かりません．**縫合する場合はできるだけ層と層が合うように，皮膚がめくれこまないよう注意しましょう．**

層と層をしっかり合わせるために垂直マットレス縫合を行う場合もあります 図2 ．一見難しそうに見えますが慣れると簡便な手技なのでお勧めします．

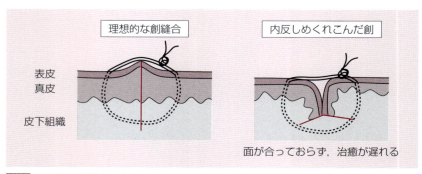

図1 理想的な創縫合と皮膚がめくれこんだ創縫合

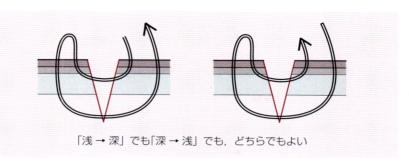

「浅→深」でも「深→浅」でも，どちらでもよい

図2 垂直マットレス縫合

 指の縫合の麻酔は指ブロックを使う

「先生，指先を切った患者さんです」「縫合は研修のときよくやったからな，まかせておけ」という感じでいつもと同じように，創の局所に浸潤麻酔していませんか？ 手掌側は皮膚が厚く，麻酔薬を注入してもぷっくり膨らまず，浸潤麻酔ができているのかどうか分かりにくいです．外科医や整形外科医は指の局所麻酔には指ブロックを使います．指に分布する皮神経には掌側，手背側，左右の4本の皮神経がありますが，これらを指の根部で浸潤麻酔によりブロックしてしまうのです．2ヶ所は針を刺す必要があります．刺入回数の少ない方法やあまり痛くない方法もあるようですが，プライマリケアとしては一般的な方法で十分かと思います．教科書的には血流障害が起こりうるという理由でアドレナリンなしの局所麻酔薬を使います．指の根部を通る皮神経4ヶ所に1mLずつ局所麻酔薬を注入します．麻酔が効くまでは少し時間がかかります．

- **指ブロック**：指の根部で掌側，背側2ヶ所に局所麻酔薬をそれぞれ1mLずつ注入する．アドレナリンなしの局所麻酔薬を使用すること．

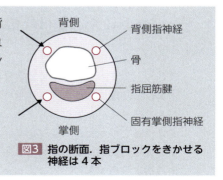

図3 指の断面．指ブロックをきかせる神経は4本

手指の切創の場合は腱損傷を念頭に置く．ただし，腱縫合は後日でも可能である

　手指，手背や手掌などをスパッと刃物で切った患者さんが受診することもあるかと思います．外科や整形外科の先生が近くにいればそちらにお願いするのが最善ですが，夜間などそうもいかない場合があるのも事実です．指，手背の鋭利な切創の場合は**伸筋腱，屈筋腱の損傷を念頭に置く**必要があります．簡単な見分け方としては，**縫合する前にグーおよびパーをさせてみてください**．図4．該当する指が完全に屈曲，伸展しない場合は腱損傷が疑われます．ただし，腱縫合は後日でも可能です．まずは感染を防ぐ目的で創を少なめの糸で縫合して，後日整形外科を受診してもらうのもありかと思います．

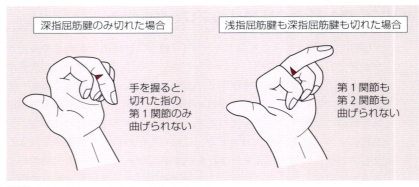

図4　掌側の切創では腱損傷の有無を確認すべし
（日本整形外科学会ホームページ．指の屈筋腱損傷をもとに作成）

手の親指は物をつかむのに重要である．他の4本の指は代替がきく

　指の先端が削げた傷は止血をして，創傷被覆剤で覆って治癒を待つケースがほとんどです．手の指にも重要度の順位があり，**最も重要な指は親指**です．親指を自由に使えなくなると物をつかめなくなってしまいます．他の指では代用がききません．これに対して第2〜5指は極端な話1本なくなっても他の指があれば物をつかむことはできます．第5指などは少々機能がおかしくても，あまり実用上問題にならないことも多いです．このように親指の動きに関しては他の指よりも慎重に診察しましょう．

犬の口腔内は汚い！　縫合はできるだけ避けよ

　最近では室内で犬を飼うことも多くなりました．室内で飼っているので，屋外の汚いものを口にしていないので清潔そうな犬に見えるかもしれませんが，犬の口腔内に関しては清潔ではありません．さすがに狂犬病は日本ではお目にかかることはまずありませんが，犬の口腔内は破傷風菌を含めいろいろな菌がうようよしており，噛まれた場合とても感染しやすいのです．

　慣れ親しんでいる動物なので大丈夫と安心してしまうのでしょうけれども，ときどき噛まれてしまうことはあります．割と鋭利で一見縫合すればきれいに治るように思える創なのですが，実際縫合してみると犬に噛まれた創は高率に感染します．局所麻酔を施し，流水などでよく洗浄したとしても少々の創であればオープンに，大きな創でもし縫合するとしても，内部に膿が貯留してもすぐに外に流出するようかなりまばらに縫合するのがよいでしょう．ドレーンがあれば置いておくのがよいかと思います．休日の都合などもあるかとは思いますが，できるだけ早期に外科を受診するよう申し添えることを忘れずに．

　それから1968年の破傷風トキソイド定期接種以前の方は免疫をもっていない方もいますので傷の深さにかかわらず，破傷風トキソイドの投与も検討すべきでしょう 表1 ．創に汚染が疑われる受傷機転で，破傷風トキソイドの摂取がはっきりしない場合には，抗破傷風人免疫グロブリンの投与もあわせて検討します．

表1 破傷風トキソイド（破トキ）および抗破傷風人免疫グロブリン（破グロ）の適応

破傷風トキソイド接種歴	きれいな創		きれいではない創	
	破トキ	破グロ	破トキ	破グロ
不明あるいは3回未満	○	×	○	○
3回以上かつ最終接種から5年以内	×	×	×	×
3回以上かつ最終接種から5〜10年	×	×	○	×
3回以上かつ最終接種から10年以上	○	×	○	×

(Alberta Health Services. Tetanus Prevention, Prophylaxis and Wound/Injury Management Standard. Feb. 15, 2018 より改変)

 カプノサイトファーガ感染症

　犬，猫の咬傷，掻傷では数は少ないがカプノサイトファーガ属が重症の敗血

症を引き起こします．特に *Capnocytophaga canimorsus* は致死率が高いと報告されています．このため，犬猫咬傷においては，βラクタマーゼ阻害薬配合ペニシリン製剤を第一選択として使用することが推奨されています．

顔面は血流が良いので少々のことでは創感染しない

　受傷から時間が経過した創，異物が混入した創は汚染創と考えるのが通常です．特に下腿・足などは血流が悪い場合，感染してしまうことがあります．しかしながら顔面に関しては，創をオープンとして二次治癒を図ることは，美容的側面からなるべく避けたいものです．感染に対する抵抗力，治癒能力はかなりの部分で血流に依存します．顔面は外頸動脈から血流を受け，極寒でも顔面だけは露出していても大丈夫なことから分かるように，ヒトの体の中ではかなり血流のよい部分です．実際に**顔面創が感染したという事例**にはめったに**遭遇しない**し，縫合してもかなりきれいに治癒します．若年者でもご高齢の方でも，顔面の創は少々の汚染でも，局所麻酔して，しっかり創内の洗浄をして，**一期的縫合を検討すべき**でしょう．でも耳下腺，顎下腺がある部位は導管や**顔面神経**が走行している場合がありますので注意してください．それからデブリを行うとしても最小限にしましょう．わずかに切除したつもりでも歪んでしまい結構形が変わってしまうものです．

イレウスの場合は鼠径部の確認を

　プライマリケアの領域では高齢者の腹痛，嘔吐，腹部膨満などに遭遇するケースも多いかと思われます．「お腹が痛い？　じゃあ腹部のレントゲン写真を撮ってみましょう」「あっニボーもはっきりしているし，イレウスだ．既往歴として虫垂炎の手術歴あるので，術後の癒着性イレウスでいいんじゃないかな？　まずは絶食・点滴で保存的，内科的加療でいいでしょう」と，看護師に入院を指示，看護師が病衣に着替えさせようと，服を脱いでもらったところ，鼠径部に拳大の膨隆が….患者さんはパンツの中なので，恥ずかしいと思っているので，脱腸などたいしたことではないと思い，医師にはあまり伝えないことがあります．**鼠径ヘルニア嵌頓，特に大腿ヘルニア嵌頓の場合は緊急手術が必要**となります．イレウスが完成していると，腸管の浮腫のため徒手還納は難しくなることが多いです．**治療が遅れれば腸壊死，腸切除が必要**になるかも知れません．自分の施設で治療できない場合は，他の全身麻酔手術が可能な施設

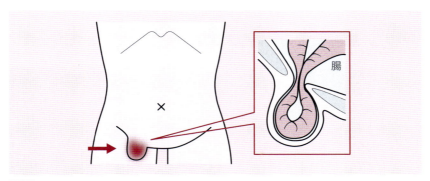

図5 鼠径ヘルニア

に緊急に搬送しなければなりません．高齢者は鼠径部の異常を自分で訴えない場合も結構ありますので，イレウスの場合は鼠径ヘルニア，大腿ヘルニアの嵌頓の可能性を常に念頭に置くようにしましょう．

 手術歴のないイレウスは要注意

　イレウスは腹部手術後によく発症します．術後すぐイレウスになる場合もありますが，術後何年も経ってからイレウスとなる場合もあります．手術を行うと大なり小なり，腹腔内には癒着が起こります．最近の手術では癒着を防ぐシートなどを置いてくることも多いようなのですが，手術の際の腹壁の縫合糸や腸管の縫合糸などに対する反応で他の組織がくっついたりして癒着が発生します．イレウスで手術しても，開腹操作するとまた癒着の原因を作ってしまうので，**初回で癒着性イレウスが疑われる場合はまず保存的治療**が選択されます．何回もイレウスを繰り返す場合，絞扼や血流障害が疑われる場合は手術治療が選択されます．

　でも**手術歴のない場合，癒着性のイレウスでない場合は要注意**です．大腸がんなどの腫瘍性疾患かも知れないし，あるいは腸管の部分的な虚血，壊死かも知れません．いずれにしろ何らかの外科的処置が後日必要となるような疾患が存在する可能性が非常に高いと思われますので，可能であれば**造影 CT**などで原因の検索を行うようにしましょう．保存的治療で改善傾向がない場合は早めに外科に相談しましょう．

高齢女性のイレウスは閉鎖孔ヘルニアを考慮せよ

　高齢女性は骨盤底が弱くなります．直腸，子宮など骨盤臓器が脱出する場合が多々あります．さらに骨盤には**閉鎖孔**なる部分が存在します．ここにヘルニアが起こったとしても内ヘルニアなので体外からは全く分かりません．高齢で痩せた女性が既往もないのに突然イレウスとなる場合があります．

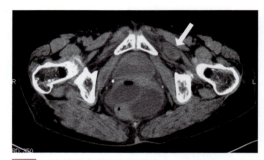

図6　80歳代女性　左閉鎖孔内に腸管像が認められる

腹部手術歴などなければ，**大腸がん**などの可能性もありますので単純でも構いませんので骨盤までCTを撮って見ましょう．腹腔内だけ見て安心してはいけません．必ず骨盤恥骨部まで撮影し，閉鎖孔の外まで見てください．

　閉鎖孔ヘルニアの場合はHowship-Romberg徴候という股関節の伸展・外転による大腿内側の痛みの増強（閉鎖神経の圧迫による）がありますが，実際に診断前に行われることは稀です．たいていの場合は骨盤CTにより，閉鎖孔の外に軟部陰影があり，脱出した腸管と確認されます．**そのままでは治りませんのでよっぽどのことがなければ緊急手術**となります．速やかに外科医と相談して下さい．こういった手術をしてしまえば後はすっきり回復へと向かう疾患を外科医はあまり嫌がりません．躊躇せずに外科に相談しましょう．最近では腹腔鏡での手術も可能ですので，全身麻酔が可能であれば手術侵襲はさほど高くはありません．

原因不明の発熱，食欲低下は虫垂炎も考慮せよ

　急性虫垂炎は外科系の研修医がまず最初に診断を行う疾患ですが，同時に最も診断が難しい疾患でもあります．急性虫垂炎の初期は急性胃炎のように**心窩部不快感**を訴えますので，この時急性胃炎と診断されてしまうと，後で激痛となり他施設受診した場合，あそこはやぶ医者だったと言われてしまうことになりかねません．お腹がおかしいと訴えてきた患者さんがいて，腹部の触診を行う場合は**必ずMcBurney点も押してみましょう**．

また急性虫垂炎は診断が簡単な場合も多いですが，難しい場合も多々あります．高齢者では右下腹部痛を訴えない場合もありますし，発熱，食欲低下で受診する場合もあります．CT を撮ってみたら骨盤に tumor がある!!!　ということで外科紹介となり手術したら，何のことはないアッペだったということもあります．高齢者で血液検査上，白血球や CRP が高値の場合は常に急性虫垂炎を念頭に置く必要があります．

高齢者の発熱は胆道系も疑う

　高齢者の発熱，プライマリケアではよくあります．誤嚥性肺炎？　上気道の感染？　はたまた尿路系の感染？　などは日常茶飯事です．でも 39℃以上の高熱が出るときは要注意です．「風邪でしょう．胃の手術の既往あるけど，元気だし，風邪薬出しておくから具合悪ければまた来てくださいね」なんて言っていると，その日のうちに，意識がなくなり，血圧も低下し救急車で運ばれてきたりします．採血すると肝機能も悪いしビリルビンが上がっている!!　ということで CT 撮ると総胆管結石が見つかります．このように総胆管結石は放置すると胆道系の感染を起こして急激に重症化することがあります．昔から Charcot 3 徴（発熱，黄疸，腹痛）とか Reynolds 5 徴（前記＋ショック，意識障害）とかいわれているのはこのためなのです．胃切除を受けると迷走神経本幹あるいは肝枝が切断され，胆嚢が収縮しなくなり胆嚢結石や総胆管結石ができやすくなるので，胃を切ったことのある患者さんは特に要注意です．昔は総胆管結石でも開腹し，石を取り除き，T ドレーンなるものを入れていましたが，現在ではあまり行われません．ほとんどのケースでは消化器内科で胆道ドレナージチューブが挿入され，後日乳頭切開・切石が行われます．このように総胆管結石は放置すると，後日非常に重篤化することがありますので，発熱，腹痛の患者さんでは常に念頭に置く必要があるかと思われます．

15 脳卒中

15-1 脳梗塞

鉄則 脳梗塞治療は時期により目的が異なる

　脳梗塞診療は，発症からの時期により目的が大きく異なり，それゆえに治療内容も違ってきます．至極当然のことですが，目の前の症例に対して行うべき治療の目的というのは常に意識すべき大切なことです．発症数時間以内の超急性期には**神経症状の改善**を目的とした血栓溶解療法，血栓除去術が主だった治療になり，急性期治療には**梗塞巣の拡大・再発の予防**を目的として抗血小板薬を主体とした治療を行います．そして，慢性期には，**再発予防**を目的として，リスク因子の管理（高血圧，脂質異常症，糖尿病などへの適切な介入）と病態にあわせた抗血栓療法を行います．それでは，超急性期，急性期，慢性期の時期別に診療の要点をお話ししていきます．

超急性期の対応

　「超急性期」というと秒を争ってものすごく急がなければならないというイメージがあるかと思います．しかし，やみくもに急ぐことは，ただ焦っているだけです．急ぐといった場合に，具体的になにを急ぐのかを知ることが大切になります．

　第一に急ぐべきことは，本当に「超急性期」の症例なのか，**自分で発症時間を確かめる**ことです．「超急性期」という触れ込みであったとしても，実際には

[本章の参考文献]
日本脳卒中学会．脳卒中治療ガイドライン 2015 [追補 2017]．

Master the Primary Care Chapter 15

表1 National Institutes of Health Stroke Scale（NIHSS）

1a. 意識水準	□ 0: 完全覚醒　　　　□ 1: 簡単な刺激で覚醒 □ 2: 繰り返し刺激，強い刺激で覚醒　□ 3: 完全に無反応
1b. 意識障害—質問 　（今月の月名及び年齢）	□ 0: 両方正解　　□ 1: 片方正解　　□ 2: 両方不正解
1c. 意識障害—従命 　（開閉眼，「手を握る・開く」）	□ 0: 両方正解　　□ 1: 片方正解　　□ 2: 両方不可能
2. 最良の注視	□ 0: 正常　　□ 1: 部分的注視麻痺　　□ 2: 完全注視麻痺
3. 視野	□ 0: 視野欠損なし　　□ 1: 部分的半盲 □ 2: 完全半盲　　□ 3: 両側性半盲
4. 顔面麻痺	□ 0: 正常　　　　　□ 1: 軽度の麻痺 □ 2: 部分的麻痺　　□ 3: 完全麻痺
5. 上肢の運動（右） 　*仰臥位のときは45度右上肢 　□ 9: 切断，関節癒合	□ 0: 90度*を10秒保持可能（下垂なし） □ 1: 90度*を保持できるが，10秒以内に下垂 □ 2: 90度*の挙上または保持ができない． □ 3: 重力に抗して動かない □ 4: 全く動きがみられない
上肢の運動（左） 　*仰臥位のときは45度左上肢 　□ 9: 切断，関節癒合	□ 0: 90度*を10秒間保持可能（下垂なし） □ 1: 90度*を保持できるが，10秒以内に下垂 □ 2: 90度*の挙上または保持ができない． □ 3: 重力に抗して動かない □ 4: 全く動きがみられない
6. 下肢の運動（右） 　□ 9: 切断，関節癒合	□ 0: 30度を5秒間保持できる（下垂なし） □ 1: 30度を保持できるが，5秒以内に下垂 □ 2: 重力に抗して動きがみられる □ 3: 重力に抗して動かない □ 4: 全く動きがみられない
下肢の運動（左） 　□ 9: 切断，関節癒合	□ 0: 30度を5秒間保持できる（下垂なし） □ 1: 30度を保持できるが，5秒以内に下垂 □ 2: 重力に抗して動きがみられる □ 3: 重力に抗して動かない □ 4: 全く動きがみられない
7. 運動失調 　□ 9: 切断，関節癒合	□ 0: なし　□ 1: 1肢　□ 2: 2肢
8. 感覚	□ 0: 障害なし　□ 1: 軽度から中等度　□ 2: 重度から完全
9. 最良の言語	□ 0: 失語なし　　　　□ 1: 軽度から中等度 □ 2: 重度の失語　　　□ 3: 無言，全失語
10. 構音障害 　□ 9: 挿管または身体的障壁	□ 0: 正常　　□ 1: 軽度から中等度　　□ 2: 重度
11. 消去現象と注意障害	□ 0: 異常なし □ 1: 視覚，触覚，聴覚，視空間，または自己身体に対する不 　注意，あるいは1つの感覚様式で2点同時刺激に対す 　る消去現象 □ 2: 重度の半側不注意あるいは2つ以上の感覚様式に対す 　る半側不注意

脳卒中 ■ 179

表2 t-PA 製剤チェックリスト

適応外（禁忌）	あり	なし
発症〜治療開始時刻 4.5 時間超 　　　※発症時刻（最終未発症確認時刻）[　：　]　※治療開始（予定）時刻 [　：　]	☐	☐
既往歴		
非外傷性頭蓋内出血	☐	☐
1 ヵ月以内の脳梗塞（一過性脳虚血発作を含まない）	☐	☐
3 ヵ月以内の重篤な頭部脊髄の外傷あるいは手術	☐	☐
21 日以内の消化管あるいは尿路出血	☐	☐
14 日以内の大手術あるいは頭部以外の重篤な外傷	☐	☐
治療薬の過敏症	☐	☐
臨床所見		
くも膜下出血（疑）	☐	☐
急性大動脈解離の合併	☐	☐
出血の合併（頭蓋内，消化管，尿路，後腹膜，喀血）	☐	☐
収縮期血圧（降圧療法後も 185mmHg 以上）	☐	☐
拡張期血圧（降圧療法後も 110mmHg 以上）	☐	☐
重篤な肝障害	☐	☐
急性膵炎	☐	☐
血液所見		
血糖異常（<50mg/dL，または>400mg/dL）	☐	☐
血小板 100,000/mm^{3}以下	☐	☐
血液所見：抗凝固療法中ないし凝固異常症において		
PT-INR>1.7	☐	☐
aPTT の延長（前値の 1.5 倍［目安として約 40 秒］を超える）	☐	☐
CT/MR 所見		
広汎な早期虚血性変化	☐	☐
圧排所見（正中構造偏位）	☐	☐

慎重投与（適応の可否を慎重に検討する）	あり	なし
年齢　　　81 歳以上	☐	☐
既往歴		
10 日以内の生検・外傷	☐	☐
10 日以内の分娩・流早産	☐	☐
1 ヵ月以上経過した脳梗塞 （とくに糖尿病合併例）	☐	☐
3 ヵ月以内の心筋梗塞	☐	☐
蛋白製剤アレルギー	☐	☐
神経症候		
NIHSS 値 26 以上	☐	☐
軽症	☐	☐
症候の急速な軽症化	☐	☐
痙攣（既往歴などからてんかんの可能性が高ければ適応外）	☐	☐
臨床所見		
脳動脈瘤・頭蓋内腫瘍・脳動静脈奇形・もやもや病	☐	☐
胸部大動脈瘤	☐	☐
消化管潰瘍・憩室炎，大腸炎	☐	☐
活動性結核	☐	☐
糖尿病性出血性網膜症・出血性眼症	☐	☐
血栓溶解薬，抗凝栓薬投与中 （とくに経口抗凝固薬投与中）	☐	☐
※抗 Xa 薬やダビガトランの服薬患者への本治療の有効性と安全性は確立しておらず， 　　　治療の適否を慎重に判断せねばならない．		
月経期間中	☐	☐
重篤な腎障害	☐	☐
コントロール不良の糖尿病	☐	☐
感染性心内膜炎	☐	☐

<注意事項>
1. 1 項目でも「適応外」に該当すれば実施しない．
2. 1 項目でも「慎重投与」に該当すれば，適応の可否を慎重に検討し，治療を実施する場合は患者本人・家族に正確に説明し同意を得る必要がある．
3. 「慎重投与」のうち，下線をつけた 4 項目に該当する患者に対して発症 3 時間以降に投与する場合は，個々の症例ごとに適応の可否を慎重に検討する必要がある．

（日本脳卒中学会．rt-PA（アルテプラーゼ）静注療法適正治療指針．第 2 版）

発症から 24 時間以上経過していたということもありえます．特に，「就寝前には普段通りであったが，起床時に運動麻痺が出現していた」という，**いわゆる起床時発症の状況であれば，最終未発症確認時刻は就寝時になる**ことにご注意ください．第二に急ぐべきことは，**発症時の状況**を確認し，本当に脳梗塞を疑うべきなのかを見極めることです．例えば，「階段から転落した後から四肢に痺れが出現し，その後に手足が動かなくなった」という状況であれば，外傷性頸髄損傷の可能性が高いといえます．第三に急ぐべきことは，NIH ストロークスケール（NIHSS）を含めた神経診察を行い**重症度を把握**することです 表1 ．診察の結果，軽症例と判明した場合，その時点では超急性期治療の適応にはなりません．血栓溶解療法の場合，rt-PA（アルテプラーゼ）静注療法適正治療指針（第 2 版）の慎重投与項目に「軽症」と記載されています 表2 ．血管内治療の場合は，経皮経管的脳血栓回収用機器　適正使用指針（第 3 版）において「NIHSS 6 点以上」が治療適応の要件とされています．軽症例にあたる NIHSS の点数には幅がありますが，「NIHSS 4 点」が一般的です．NIHSS 4 点といえば，顔面麻痺（軽度，1 点），構音障害（軽度，1 点），上肢麻痺（軽度，1 点），下肢麻痺（軽度，1 点）となり，**かなりしっかりとした神経症状がそろっていないとこの点数を超えない**のがお分かりいただけるかと思います．それゆえ，「手が痺れた」，「顔がゆがんだかもしれない」といった症状のみの場合，脳梗塞の可能性はあるかもしれませんが，超急性期治療の適応になることはありませんので，必要以上に焦る必要はありません．また，「突然発症の片麻痺，失語」などの中等症以上の神経症状を呈した患者で，鑑別診断としては脳血管障害のほぼ一択という状況下に，血圧が 180mmHg を超えており，脳梗塞と脳出血を迷うという症例に出会うこともあります．この場合，**大まかな神経診察後に迅速に頭部 CT を撮像し脳出血を否定した上で，地域の包括的脳卒中センターに連絡し，救急搬送することだけを考えます**．なお，搬送の際にはいくつか注意点があります．紹介状を作成するためだけに救急搬送を遅らせないこと，家族（代諾者）を必ず救急車に同乗させることです．紹介状は救急車を送り出した後に FAX にて情報提供を行えば十分と考えます．

early CT sign は読影できなくてもよい？

early CT sign は，脳梗塞の超急性期にみられる頭部 CT 所見であり，**レンズ核の不明瞭化，皮髄境界の不明瞭化，島皮質の不明瞭化，脳溝の消失**などが知られています．これらの所見を正確に読影することは容易ではなく，相当な訓練が必要です．この early CT sign には 2 つの意味があり，一つには脳梗塞

の診断根拠となること，もう一つには梗塞巣の大きさを推定することで超急性期治療の適応を検討することです．しかしながら，血栓溶解療法・血栓除去術を実際には行わず，地域の包括的脳卒中センターへと迅速に治療をリレーする立場にある内科医にとっては，超急性期の頭部CTを読影する上で必要になるのは脳出血を確実に否定することだけです．脳梗塞を画像所見に基づいて診断することも，脳梗塞巣のサイズを推定することも不要です．なぜなら，**超急性期における脳梗塞の診断は，突然発症の中等症以上の神経症状と脳出血の否定により行う**ものだからです．それゆえ，超急性期脳梗塞を疑い，必要に応じて専門施設へ転送する立場においては，early CT signを正確に読影できるだけの技術は必ずしも必要ないと考えます．

急性期の対応

急性期に行うべきことは，脳梗塞の正しい診断とアスピリンを中心とした薬物療法，そしてリハビリテーションです．ここでは，脳梗塞の分類法，画像診断の基本的な考え方，抗血栓療法を中心とした薬物療法について触れていきます．

病態に基づくアプローチの限界を知る

脳梗塞の分類法では，1993年に提唱されたTOAST分類が，長年にわたり臨床・研究で用いられてきました．病態に即しているという意味では現在においても有用な分類法であるSSS-TOAST分類の病型別ポイントを記します　表3　．しかしながら，臨床においては，「心房細動と50％閉塞性病変」のよう

表3 SSS-TOAST分類に基づく病型別ポイント

アテローム血栓性脳梗塞
梗塞に関連する頭蓋内外血管の狭窄あるいは閉塞 ・狭窄＞50％ ・潰瘍や血栓があれば狭窄＜50％
心原性脳塞栓症
塞栓源心疾患が存在する（右表参照）
小血管病変（ラクナ梗塞）
古典的ラクナ症候群の臨床的証拠 CTまたはMRIで皮質下あるいは脳幹の梗塞 梗塞サイズ＜1.5〜2.0cm

心原性塞栓症の代表的な塞栓源	
心房細動	感染性心内膜炎
左房・左心耳血栓	左房粘液腫
左室血栓	乳頭状弾性線維腫
左室壁運動消失	最近の心筋梗塞
人工弁	拡張型心筋症

に心原性塞栓機序とアテローム血栓性機序が混在している場合，「穿通枝領域の長径 10mm の梗塞巣と心房細動」のようにラクナ梗塞なのか心原性脳塞栓症といえばよいのか分からない症例などの複数の機序が考えられうる症例の対応に苦慮することがあります．病態に基づく治療選択のアプローチは，病態が確定できなければ治療薬を決定できないという限界もあるのです．

複数の所見を組み合わせて読影・解釈する

　脳梗塞の診断プロセスは，①神経所見に基づいた局在診断，②頭部画像の読影，③診察所見と画像所見の両者に矛盾がないことの確認，以上の 3 工程から成立しています．ここでは，②の画像所見の読影について解説します．

　脳梗塞の頭部 CT を読影する際のポイントは，発症 2 時間以降から脳実質所見が顕在化することが多いこと，その所見は CT 値を調整することで判別しやすくなることです．CT 値を，window width 35HU，window level 35HU 前後にすることで，皮髄境界などが明瞭になり，脳梗塞を観察しやすくなります．

　頭部 MRI/MRA の読影ポイントは，拡散強調画像（DWI），T2WI，FLAIR，T2*WI，MRA といったシークエンス一つひとつの特性を理解し，そのうえで所見を組み合わせることにあります．急性期脳梗塞を診断するうえで DWI は非常に有用で，発症 30 分時点から脳梗塞を検出することができる場合もあります．しかし，脳幹梗塞に限ると，発症 24 時間の時点でも検出率は 50％を切ります．通常の DWI はスライス間にギャップがあるので，小さな脳幹梗塞がギャップ内に埋もれてしまうことが，検出率が低い理由の一つです．それゆえに，水平断 DWI に加えて，冠状断 DWI，またはスライス間のギャップをなくした thin-slice DWI などを試みると，梗塞巣の検出率が高まります．T2WI/FLAIR は，発症 3 時間以降の脳梗塞を観察可能にします．それゆえ，DWI と組み合わせることで，DWI 陽性・T2WI/FLAIR 陰性であれば発症 30 分〜3 時間の超急性期であることが示唆され，DWI 陽性・T2WI/FLAIR 陽性であれば発症 3 時間〜1 週間の時期であることが確認できます．また，テント上病変の観察しやすさという意味では T2WI よりも FLAIR に軍配が上がります．しかし，脳幹・小脳に限れば FLAIR での検出率は低く，T2WI が評価の基本になります．閉塞血管を検出するためには，MRA を読影するのが一般的ですが，FLAIR で閉塞血管が高信号に描出される hyperintense vessel sign も非常に重要な所見です．閉塞血管は，MRA では血管が描出されないという陰性所見として現れ，FLAIR では hyperintense vessel sign という陽性

所見として検出され，この2つの所見を組み合わせて閉塞血管を確認することが，読影ミスを減らすためには大切と考えます．

 急性期治療の基本はアスピリンである

　急性期脳梗塞に対する抗血栓療法の選択肢は，抗血小板薬〔アスピリン，プラビックス®（クロピドグレル），プレタール®（シロスタゾール），キサンボン®（オザグレル）〕，抗凝固療法（アルガトロバン，ヘパリン）など多彩です．ここでは，抗血栓療法を中心とした薬物療法について触れていきます．

　急性期脳梗塞の抗血栓療法を考えたとき，ラクナ梗塞であれば抗血小板薬を，心房細動に起因した心原性塞栓症であればヘパリン持続静注を選択するように，病態に即した抗血栓療法を考える方が多いと思います．しかし，本邦以外のほとんどの国々では，病態にこだわることなく急性期にはアスピリンが用いられており，evidenced based medicine としてはこの考え方が支持されています．また，入院当日より病態に即した治療を選択することは，非常に難しいことでもあります．例えば，主幹動脈閉塞が確認されたためアテローム血栓性梗塞を想定していた症例，穿通枝領域梗塞であるためラクナ梗塞を想定していた症例で，後に心原性塞栓症と判明した，ということはしばしばあります．それゆえ，全ての急性期脳梗塞例に対してアスピリン投与を基本とすることを推奨します．

 二次予防は病態に即した治療を選択する

　アスピリンにより治療を開始することを推奨しましたが，漫然とアスピリンを継続するのは好ましくありません．個々の症例が脳梗塞を発症した機序を迅速に推定すべく，全症例に対して行うことを考慮する検査 表4 を網羅的に行い，その結果に合わせて検査を追加していきます．

　まず，脳梗塞の全症例に対して心房細動を検出するための十二誘導心電図を，必要ならECGモニタリングも行うことを考慮しましょう．脳梗塞を発症する症例は動脈硬化の促進因子をもつことが多く，心房細動の高リスク群ともいえるからです．そのなかで，梗塞巣の特徴，BNP，心房性期外収縮などを基にして，どこまで心房細動の存在を追求するかを決定します．梗塞巣の画像所見として，複数血管支配域，出血性梗塞，皮質梗塞，閉塞性血管の欠如など塞栓性機序を示唆する所見の有無は大切なポイントです．塞栓性機序を想定する

表4 脳梗塞の一般的な原因検索のための検査リスト

全症例に対して行うことを考慮する検査
血液検査（血算，肝腎機能，脂質，糖，D-dimer，BNP） 十二誘導心電図 ECG モニタリング 頸部血管の評価（頸部エコー，頸部 MRA） 頭部 MRI/MRA（DWI，T2WI，FLAIR，T2*WI，MRA）
塞栓性機序を想定する症例に対して考慮する検査
経胸壁心エコー 経食道心エコー

表5 二次予防における抗血栓療法の選択法

抗血栓療法	病態
直接経口抗凝固薬	非弁膜症性心房細動（NVAF） 下肢静脈血栓症/奇異性脳塞栓症
ワルファリン	NVAF 以外の心原性塞栓機序
抗血小板薬単剤（アスピリン）	上記以外の病態 （50％以上の閉塞性病変を有する症例に対しては， DAPT で治療を開始し，2～3 週間を目安にアスピリン 単剤に減量することを考慮する）

NVAF: nonvalvular atrial fibrillation，DAPT: dual antiplatelet therapy

場合には，心房細動を検出する努力と並行して，心房細動以外の塞栓源を同定するための検査も行います．なお，D-dimer 高値の場合には，左房/左心耳血栓，大動脈解離，がん関連脳梗塞，DVT/PTE の可能性を検索するべく，造影CT や超音波検査などを迅速に行います．

　病態に基づく二次予防薬の選択は，病態を確定できない症例という限界があることをお話ししました．そこで，現在選択しうる治療法から逆算して考えていくアプローチが，そのシンプルさゆえに有用と考えます **表5**．例えば，直接経口抗凝固薬（direct oral anticoagulants: DOAC）を選択するのは，非弁膜症性心房細動が存在する場合，下肢静脈血栓症からくる奇異性脳塞栓症の場合です．ワルファリンを選択するのは，塞栓性機序として矛盾のない梗塞巣に左室血栓，左室壁運動消失などの心原性機序が併存したときとなります．ただし，心原性機序のなかでも感染性心内膜炎，左房粘液腫などの病態に対しては，抗凝固療法が禁忌となり，外科治療が必要になることもあるので，個々の症例ごとに対策を立案しなければなりません．残りの症例に対しては，基本的には抗血小板薬単剤（アスピリン）を選択することになります．

直接経口抗凝固薬の開始時期は 1-3-6-12 ルール

心原性脳塞栓症の場合，アスピリンから直接経口抗凝固薬への切り替えは発症何日目に行うべきでしょうか，「1-3-6-12 ルール」というエキスパートオピニオンが一つの答えです[1]．梗塞巣の大きさ別に，発症日から直接経口抗凝固薬を開始する日数を表しています 表6 ．なお，この数字は絶対的なものではなく，症例ごとに前後することがあってもよいものです．

表6 直接経口抗凝固薬開始のタイミング

一過性脳虚血発作	発症 1 日後
小規模梗塞	発症 3 日後
中規模梗塞	発症 6 日後
大規模梗塞	発症 12 日後

Dual antiplatelet therapy を使いこなす

脳梗塞急性期に対する治療の原則は，梗塞巣の拡大・再発の予防目的でアスピリンを用いると述べました．近年では，発症日から 3 週間を目安にした急性期の短期間に限定した抗血小板薬の二剤併用療法（dual antiplatelet therapy: DAPT，アスピリン・クロピドグレル）の有効性が報告されています（CHANCE 研究）[2]．急性期治療の目的は梗塞巣の拡大・再発の予防ですので，その余地が残っていないような重症例に対しては DAPT の意義は乏しく，また出血性変化を助長するおそれすらあります．一方，梗塞巣の拡大・再発の予防をする余地があり，現在の梗塞巣がさほど大きくない軽症例は，DAPT の打ってつけのターゲットといえます．それゆえ，DAPT は 50％以上の閉塞性病変を有する軽症例を中心に本邦でも広く選択されるようになってきています．

急性期治療の選択肢に DAPT を選んだ際の注意点としては，漫然とした DAPT の継続は出血という不利益を招くということです．DAPT の安全性が確認されているのは急性期に限定されていますので，2〜3 週間を目安に必ずアスピリン単剤に減量することが求められます．

---

[1] Hankey GJ, et al. Management of acute stroke in patients taking novel oral anticoagulants. Int J Stroke. 2014; 9: 627-32.
[2] Wang Y, et al. Clopidogrel with aspirin in acute minor stroke or transient ischemic attack. N Engl J Med. 2013; 369: 11-9.

慢性期

退院後は，抗血栓療法を継続すること，加えて血圧，脂質，血糖などを脳梗塞二次予防の目的に適った範囲内にコントロールすることが重要です．なお，梗塞に関連する50％以上の閉塞性病変が確認された症例は，地域の包括的脳卒中センターへの紹介をはじめ，外科治療の適応に関する評価を受けるべきです．急性期に外科治療を行うことは原則的にはありませんので，多くは回復期リハビリテーション終了後に紹介することになります．

15-2 一過性脳虚血発作（TIA）

本邦における一過性脳虚血発作（transient ischemic attack：TIA）の定義は，「**24時間以内に消失する，**脳または網膜の虚血による一過性の局所神経症状で，**画像上の梗塞巣の有無は問わない**（TIAの診断基準の再検討，ならびにわが国の医療環境に即した適切な診断・治療システムの確率に関する研究班）」とされています．しかしながら，TIAの定義は国により若干異なることもあり，定義にこだわることよりも目の前の症例に生じた神経症状が血管障害に起因しているのか，という観点が大切です．**急性脳血管症候群（acute cerebro-vascular syndrome：ACVS）** は，TIA，脳梗塞を連続的な同一スペクトラム上にある病態として捉える考え方で，心臓領域における急性冠症候群と対をなすものです．ACVSという用語を用いることで，TIAと脳梗塞の連続性を意識することにつながれば，それは非常に意味のあることと考えます．目の前の症例が**TIAなのか脳梗塞なのかといった不毛な議論は避け，ACVSなのかどうか，というところから診療を始める**ことをお勧めします．

「心原性脳塞栓症ではTIAが少ない」は間違い

心原性脳塞栓症というと広範で重症な脳梗塞のイメージではないでしょうか．そのせいか心原性塞栓機序によって，神経症状が迅速に消失するTIAが生じることは少ないと信じている方も多いと思います．しかしながら，**脳梗塞と一過性脳虚血発作の間で，機序別の頻度（心原性，アテローム性，ラクナ，その他）は，実はあまり変わりありません**[3]．その理由をひも解くカギは，心原性塞栓子の動態における「再開通現象」という特徴にあります．主幹動脈が閉塞

した広範な脳梗塞であったとしても，多くの症例では1週間も経過すると塞栓子により閉塞していた血管が自然に再開通します．この「再開通現象」が数分単位で生じたものが「心原性機序のTIA」というわけです．

TIAを診断するのは難しい

　TIAの多くの症例は病院に来たときには神経症状が消失しています．診察を行っても異常がないなかで，消失した症状が脳血管障害らしいのか，そうではないのかの判断をすることは難しいことです．TIAである可能性がきわめて高い症状としては，皮質症状（失語，同名性半盲），黒内障を示唆するエピソードが挙げられます．「突然に話せなくなった」，「視野の半分が突然見えなくなった」，「右目が真っ暗になった」などの訴えがあれば，TIAと診断するべきです．運動麻痺に関わるエピソードもTIAの可能性は高いと考えます．特に，顔面，上肢，下肢の中で2ヶ所以上に症状が出現したというエピソードであればなおさらです．脳幹症状（複視，めまい，構音障害）の場合，めまい単独ではTIAとはなかなかいいにくく，他の症状との併存を確認することがポイントかと思います．構音障害に関しては，「会話中に突然呂律が回らなくなった」というエピソードであればTIAらしいですが，アルコール摂取中となるとその判断は難しいといわざるを得ません．感覚障害は，判断に迷うケースが多いと思われますが，cheiro-oral syndromeを示唆する一側の口周囲および手指に分布する異常感覚を訴えた場合にはTIAと積極的に診断するべきです．

失神とTIAは別物である

　失神をTIAと判断したことはないでしょうか．失神とは，一過性の全脳虚血状態により生じる現象であり，心血管系のイベントを第一に疑うべき症状です．もちろん，脳底動脈の高度狭窄がある症例などでは，TIAとして失神を起こすこともないわけではありません．しかしながら，TIAとしての失神は非常に稀であり，失神を診た場合には心血管系イベントを第一に疑わなければなりません．

---

[3]Ohara T, et al. Classification of etiologic subtypes for transient ischemic attacks: clinical significance of lacunar transient ischemic attack. Clinical Neurology. 2011; 51: 406-11.

TIAの検査・治療は脳梗塞に準じる

　TIAの検査，治療は基本的に脳梗塞に準じます．TIAだからといって特別なことはありません．梗塞巣の拡大・再発の予防をする余地がある軽症例はDAPTの打ってつけのターゲットと考えられたように，TIAもまた再発予防という観点から重要視されるべき病態であり，緊急疾患として対応すべきです．

16 脳神経内科

16-1 神経系の全体像と評価

神経診察は機能局在論に裏付けられている

　脳は約 1,300g の重さを呈し，人間の臓器の中で最もエネルギーを消費する臓器です．この大きな脳を組織構造に基づいて 52 領域に分類したのがブロードマンといわれています．大脳皮質は 6 層の構造を持つことで知られていますが，後頭葉の視覚野をはじめとした情報の受け手を担う部位では，第 4 層の顆粒細胞が発達するなど，部位ごとに組織構造が異なります．この組織構造の相違は機能を反映しているとされ，それゆえ，ブロードマンの脳地図は，**脳機能局在論**を支持するものと考えられています．我々が，神経診察を通して障害された機能を同定することで，障害部位を絞り込むことができるのは，この脳機能局在論によって立つところが大きいのです．

　神経系の診察は多岐にわたり複雑ですので，全症例に対して全ての診察項目を実施するのは時間的制約などから現実的な対応とはいえません．神経専門医は，診察項目を絞って最短ルートで主訴の病態を把握する場合と，網羅的な診察に基づき診断に寄与する所見を拾い集める場合とを使い分けています．
　表1 には基本的な神経診察を列挙します．例えば，外来にて歩行障害を主訴とした症例に出会った場合，運動麻痺（痙性・弛緩性），小脳失調，感覚性失調などの歩行障害の代表的な病態を念頭に置いた診察を行います．入院後などの診察時間に余裕がある場合には，診断を確定させるべく，網羅的な診察を試みることになります．また，複雑な診察方法をすべて記憶していても，正確な診断に寄与しないことがあります．**神経診察結果の評価は，対象者の体型，年齢などにより変わりうるものであり，診察項目が複雑化するほどに，正常コントロールを蓄積することが困難になりますので，自信のない診察手技を多数覚え**

| 表1 | 基本的な神経診察リスト |

認知機能	MMSE，HDS-R
脳神経系	瞳孔，眼球運動，顔面触覚，表情筋群，構音障害
運動系	四肢筋力（Barré，Mingazzini），筋トーヌス
感覚系	表在覚（触覚，痛覚，温度覚），深部覚（振動覚，関節位置覚）
反射	四肢腱反射，病的反射（Babinski 反射）
協調運動	指鼻指試験，回内回外運動，膝叩き試験，踵膝試験
髄膜刺激徴候	項部硬直
自律神経系	起立時血圧，排尿・排便機能
歩行	Mann 試験，つぎ足歩行，Romberg 徴候
パーキンソン症状	筋固縮，無動，姿勢反射障害
不随意運動	振戦，ジストニア，バリスム，舞踏運動，ミオクローヌス

ているよりは，診察手技の数は多くなくとも確実に判断できることの方が重要です．さらには，それなりに判断に自信がある診察手技であったとしても，一つの診察方法のみを根拠に結論を下すことは誤ちにつながりますのでお勧めできません．神経診察の場面では，**一つの診察方法の結果を他の診察方法により検証する**ことが重要です．例えば，歩行障害の患者が来院し，振動覚の顕著な低下が認められれば感覚性失調を疑うと思います．振動覚の低下は，主に末梢神経障害に起因しますので，下肢腱反射の消失が予想されますが，仮に下肢腱反射が保たれていたという矛盾した状況の場合にはどのように考えればよいでしょうか．振動覚の診察では，患者本人が振動の停止を理解せずに，適当に返答することがしばしばあります．また，音叉の振動あり・振動なしの状態を事前に複数回にわたり確認したとしても理解できないこともありえます．そこで，深部覚の一つである関節位置覚の評価を追加すると，この場合は正常でした．今回のケースでは，当初は振動覚低下と判断したものの，腱反射が保たれていること，関節位置覚の異常は確認できなかったことなどから，振動覚低下は誤りであったと考えられます．振動覚という一つの診察法に完全に依存するのではなく，関節位置覚による深部覚所見の補強と下肢腱反射による裏付けを組み合わせることが，深部覚障害を評価する上で役立つのです．

　以上，神経診察を行う上での大切なポイントは，① **症状に対応する病態を想起しながら診察を行うこと**，② **診察所見を組み合わせて理解するように努めること**，③ **一つの診察結果を鵜呑みにせず，他の診察方法により補強し，裏付けを取ること**，最後に，④ **正常所見であったとしても，貴重な正常コントロールということを意識して一例一例の経験を積み重ねること**，と考えます．

局在診断には病的なまでにこだわりをもて！

　「神経症状のある方を診察する場合，局在診断を考えることが臨床診断への第一歩になる」といわれます．障害部位を同定することが，病態の診断に役立つのはなぜでしょうか．解剖学的構造・特性が，生じる病態との間に密接な関連をもちうるため，障害部位別の鑑別疾患リストが自然と作成されることになるためです．例えば，後根神経節は脊柱管内に位置しているものの，血液脳関門が脆弱であることが知られています．そのため，自己抗体が関与するギラン・バレー症候群，傍腫瘍性神経症候群などによる障害をきたしやすいのです．また，サルコイドーシスによる影響も受けやすいことで知られています．正確な局在診断は，無数にある鑑別診断を片手ほどにしてしまうこともある，強力な武器といえます．局在診断へのこだわりは，ともすると専門家の独りよがりに見えるかも知れませんが，大切な診療の一部であり，皆さんにも局在診断にはできるだけこだわっていただきたいです．

　局在診断を行う場合，候補部位としては大脳，脊髄，神経筋接合部，末梢神経（後根神経節を含む），神経筋接合部，筋肉に大別されます．例えば，左半身麻痺とか右半身麻痺といった神経症状であれば，誰であれ中枢神経病変を疑うと思います．しかし，「右手が痺れて力も入りにくい，左手もちょっとだけ痺れるかも知れない．なんだか歩くのが難しい気もする」という症例の場合，あなたならどのように診察を組み立てますか．四肢全てになんらかの症状が出現していること，そのなかに感覚障害も含まれていそうなことから，脊髄，あるいは末梢神経の病変が示唆されます．特に，頸髄病変，あるいは多発ニューロパチーをまずは疑いたいところです．そこで，打腱器で手足の腱反射をトントン調べ，Babinski 反射ももちろん確認します．頸髄病変であれば，障害されたレベルに合致した感覚障害と，障害高位に矛盾しない腱反射低下，障害高位より低位の腱反射亢進，筋トーヌス亢進，場合によっては Babinski 反射などの病的反射がみられると予想されます．多発ニューロパチーであれば，四肢腱反射低下に加え，病的反射は確認できません．

　最後に，局在診断を進めていく際に，知っておくと役立つ Tips を提示します．

☑ Tips 1: デルマトームの不連続性に着目した診察法

　デルマトームの不連続性に着目した局在診断法の例を挙げます 図1 ．
(a) 前胸部には C4 と Th2 という不連続な 2 つのデルマトームが隣接しており，感覚障害がこの線を境にして出現するのであれば，頸髄病変が強く疑わ

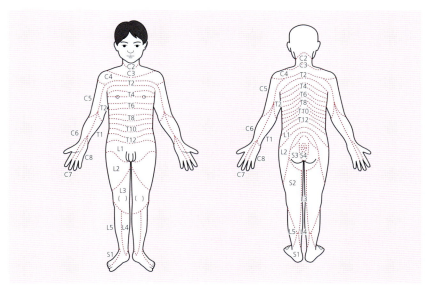

図1 デルマトーム

れます.この部位は cervical line と称されています.
(b) 下顎角付近では三叉神経第三枝と C3 分節の不連続線が存在します.ときに,器質的障害のない症例において,連続性のある感覚障害の訴えを聴取することがあります.

☑ Tips 2: 椎体高位と脊髄高位にはズレがある

神経診察上は胸髄レベルの病変が疑われても,実際に脊髄 MRI を撮影してみると頚髄病変だったという経験は実はよくあることです.頚椎と頚髄のレベルには約 1.5 髄節のずれがあるといわれており,また神経根ではその髄節から約 1.5 髄節下方に走行して,椎間孔から脊柱管外に出ます.それゆえ,神経症状に基づいて高位診断を行う場合,予想される高位よりも頭側の脊髄を調べることが大切です.

☑ Tips 3: 環指徴候 (ring-finger splitting)

手の痺れを診察する場面で,手根管症候群による正中神経障害と,頚椎症性神経根症を鑑別する際に有用なのが環指徴候です 図2 .正中神経障害の場合,母指から中指に加えて環指の橈側半分のしびれが確認されます.一方,頚椎症性神経根症では環指内における所見の相違は生じません.

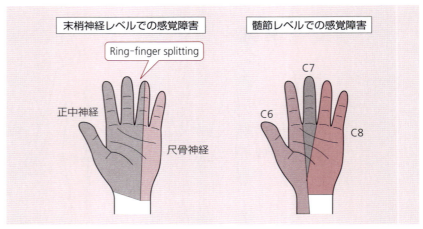

図2 Ring-finger splitting（環指徴候）

16-2 ふるえ（不随意運動）

 薬剤性不随意運動を除外せよ！

　不随意運動には**振戦，ミオクローヌス，ジストニア，バリズム，舞踏運動，アテトーゼ**などがあり，その分類は経験によるところが大きいです 表2 ．同一の症例を診察しても，専門家間で意見が分かれることもあり，それゆえ，不随意運動を正しく分類することにとらわれ過ぎてはならないといえます．神経非専門医が行うべき最も大切なことは，不随意運動を訴える患者の内服薬をくまなくチェックし，被疑薬を中止することにある，つまり**薬剤性不随意運動の除外**が大切です．

　身体が瞬間的にピクッとするミオクローヌスが生じる薬剤は，実にありふれた存在です．**市販の風邪薬に含まれる抗ヒスタミン薬でミオクローヌスを生じる**ことはしばしば経験します．また，高齢者に処方されている**シンメトレル®（アマンタジン），リーマス®（リチウム），ゾラビックス®（アシクロビル）による中毒症状としてのミオクローヌス**を放置すれば，次には意識障害をきたし，致死的な病態となることもあります．近年では，マキシピーム®（セフェピム）をはじめとした抗菌薬が原因の抗菌薬関連脳症の表れとしてミオクローヌスを起こすことも報告されています．腎機能障害がある場合には，少量で

表2 代表的な不随意運動

振戦	拮抗筋・作動筋が交互に収縮することで，規則正しく同じ運動を繰り返すもの
ジストニア	拮抗筋・作動筋が持続的に収縮することで生じる，ねじれるような奇妙な姿勢時に，振戦が混在することもある
ミオクローヌス	拮抗筋・作動筋が同時に収縮することで生じる瞬間的なピクッとした動き
バリズム	四肢近位から投げ出すような粗大な動き
舞踏運動	四肢遠位・顔面に生じる素早く滑らかな動きで，同一症例では複雑な動きであっても同じ動きを繰り返す．顔面は，しかめる，口唇を突き出すことが多い．四肢は，踊っているようで随意運動に近い動きをとる

あっても予期せぬ副作用が出現しえますので，薬剤量の如何にかかわらず，常に疑っていく姿勢が大切です．制吐薬としての**プリンペラン®（メトクロプラミド）**も使用頻度の非常に高い薬剤ですが，「口を閉じなくなった」という訴えにより診断がついた急性ジストニアや，「そわそわと歩き回っている」という話からアカシジアとの診断がつくこともあります．これらの不随意運動はプリンペラン®を中止することで改善するものであり，**中枢神経系への移行率のより低いナウゼリン®（ドンペリドン）を使用していれば防ぐことができた可能性**すらある副作用です．

不随意運動に対する対処療法

不随意運動の診療においては，薬剤性を除外することがとても重要です．しかし，**被疑薬の中止をもってしても症状が改善しない場合には，神経専門医へ紹介**することを検討してください．たとえば，脳炎・脳症といった重篤な病態において，実に多様な不随意運動を生じえるからです．しかしながら，同じ不随意運動が長年にわたり続いている症例では，対処療法を積極的に検討してよいと思われます．代表的な不随意運動とその対処療法の組み合わせには，**ミオクローヌスであればリボトリール®（クロナゼパム）**が，**舞踏運動であれば抗精神病薬〔セレネース®（ハロペリドール），ジプレキサ®（オランザピン）〕**が使われます．リボトリール®は，長期型ベンゾジアゼピン系薬剤であり，半減期は27時間です．高齢者では内服開始後に薬剤が徐々に蓄積していき，ふらつく，ぼんやりする，傾眠傾向など意識障害を呈することがあり，治療効果と副作用のバランスに注意をして用量を慎重に決めます．セレネース®，ジプレ

キサ®などの抗精神病薬は，**錐体外路症状の副作用に十分注意**する必要があります．しかしながら，錐体外路症状を見きわめるのは考えられている以上に難しいかも知れません．目的もなく部屋の中を歩き回っていればアカシジア，表情が乏しくなる仮面様顔貌，声が小さい・どもるなどの発語障害，動きが緩慢になる寡動などがあり，注意を要します．

16-3 頭痛

頭痛の大部分は機能性頭痛であり，機能性頭痛の大部分は緊張型頭痛と片頭痛である

外来で診察する頭痛の大半は機能性頭痛であり，主には**片頭痛**と**緊張型頭痛**です．しかしながら，まずは全身症状（発熱，関節痛，体重減少），頭痛の性状（突発発症，激しい痛み），神経脱落所見に注意をして，二次性頭痛の除外に努めるようにします．加えて，緑内障，副鼻腔炎，う歯，三叉神経痛，後頭神経痛などの局所の原因にも注意します．最後に，機能性頭痛の鑑別に進むことになります．緊張型頭痛と片頭痛を鑑別する上では，ID migraine，POUND スコアなどが有用です 表3, 4 ．

表3 ID migraine

日常生活に支障をきたす頭痛
羞明
嘔吐

3 つ中 2 つを満たすと陽性的中率 93%
(Lipton RB, et al. Neurology. 2003; 61: 375-82)

表4 POUND スコア

拍動性
持続時間（4～72 時間）
片側性
嘔気
日常生活に支障をきたすこと

尤度比は，5 つ中 4 つで 24，3 つで 3.5，2 つで 0.41
(Detsky ME, et al. JAMA. 2006; 296: 1274-83)

片頭痛の発作頻度が高ければ，頓服だけでなく予防治療も検討する

緊張型頭痛では，急性期治療としては非ステロイド系消炎鎮痛薬（アセトアミノフェン，ロキソプロフェンなど）を用いますが，**週 2～3 回以上の使用頻**

度になる場合には，薬物乱用頭痛を念頭に置いて予防治療を積極的に検討すべきです．"肩こり"に代表される末梢疼痛メカニズム（筋緊張）だけでなく，中枢性疼痛メカニズム（中枢性脱感作）が関与することもあります．前者に対する予防治療としては，理学療法や筋弛緩薬［テルネリン®（チザニン），ミオナール®（エペリゾン）］が，後者に対する予防治療には三環系抗うつ薬［トリプタノール®（アミトリプチリン）］を用います．片頭痛の治療薬には，非ステロイド系消炎鎮痛薬，トリプタン，制吐薬があり，重症度に応じて治療法を選択します．基本的には非ステロイド系消炎鎮痛薬，制吐薬を用いますが，その有効性が乏しい場合や症状が重い場合にはトリプタンが推奨されます．トリプタンは，頭痛発作早期に使用することで効果を望めますが，前兆期に使用しても無効である可能性があることに注意すべきです．経口薬に比して，点鼻薬，注射薬の最高血漿中濃度到達時間は短いため，頭痛発作早期を逃した症例に対しても有効な可能性があります．発作が月2回以上，あるいは6日以上の患者に対しては予防治療を検討すべきです．抗てんかん薬［デパケン®（バルプロ酸）］，三環系抗うつ薬［トリプタノール®（アミトリプチリン）］，βブロッカー［インデラル®（プロプラノロール）］，カルシウム拮抗薬［ミグシス®（ロメリジン）］などが用いられます．

16-4 痺れ

その痺れは，運動麻痺か，感覚障害なのか

「手が痺れた」という主訴の症例を診察する際に最も重要なことは何でしょうか．医療者が痺れと言えば感覚障害を意味していますが，主訴の痺れではそうはいきません．軽度の運動麻痺を呈している症例においても，「痺れた」と表現する場合は多いです．「痺れ」の診察においては，運動麻痺か，感覚障害なのかを鑑別をすることが，はじめの一歩と言えます．

痺れの分布から病態を予想する

痺れの診療においては，その分布に基づき以下の3パターンの臨床病型に大別します．

表5 末梢神経障害の病型別の病態鑑別リスト

ポリニューロパチー	モノニューロパチー	モノマルチ
ギラン・バレー症候群 栄養障害ニューロパチー 　（ビタミン B_1・B_{12}欠乏） 尿毒症性ニューロパチー 腫瘍随伴ニューロパチー 慢性炎症性脱髄性多発ニュー 　ロパチー（CIDP） Charcot-Marie-Tooth 病	ベル麻痺 ラムゼイ・ハント症候群 圧迫性ニューロパチー 　（手根管症候群） 頸椎症性神経根症	血管炎 シェーグレン症候群 サルコイドーシス 関節リウマチ アミロイドーシス
糖尿病性ニューロパチー		

> ① 左右対称な手袋靴下型の**ポリニューロパチー**
> ② 1 本の末梢神経に限局した**モノニューロパチー**
> ③ モノニューロパチーが四肢の複数個所に左右非対称に分布する**マルチ　プルモノニューロパチー（モノマルチ）**

　各々の分布とその経過から予想される病態の代表例をまとめました **表5** ．
　重症化することがある点，治療法がある点から，特に気を付けたい疾患として**ギラン・バレー症候群**があります．急性・多発性ポリニューロパチーを呈し，免疫介在性機序により感覚神経よりも運動神経が障害され，四肢に力が入らなくなります．最重症例では，四肢麻痺となるだけでなく，呼吸筋麻痺により人工呼吸器を要する状態にもなりえます．発症 1〜3 週間前におけるカンピロバクター感染症の先行感染が有名ですが，**先行感染が確認できるのは 7 割程度で，その内訳は下痢よりも上気道感染が多い**です．また，**腰背部痛を伴う症例が 5 割以上**といわれており，病歴聴取の際には確認することをお勧めします．診察では，四肢腱反射，筋力，感覚系の評価が重要です．しかし，**急性期の初診時点では腱反射が消失せずに，残存していることもあります**．元来筋力の強い下肢などでは，他覚的な評価で筋力低下を指摘できないこともあり，自覚症状としての「力が入りにくい」，「ふらつく」などの声に耳を傾けることが大切です．神経根刺激症状として Lasegue 徴候（仰向けの状態で下肢を伸展挙上すると坐骨神経痛が増強する）が高率に陽性になることも特徴といえます．**急性発症のポリニューロパチーを診た場合には，ギラン・バレー症候群を念頭に置くこと，このことだけは忘れないようにして下さい**．

16-5 めまい

末梢性めまいの最多の原因は BPPV である

　めまいは，基本的には「末梢性めまい」とか「耳性めまい」といわれる病態で，耳鼻科疾患です．内科医が遭遇する頻度が最も高い疾患は，**良性発作性頭位めまい（BPPV）**です．「頭を動かすと1分ほどぐるぐるしためまいが生じ，そのうちに治まる．耳鳴りはない」という病歴とくれば，まず BPPV を疑います．BPPV の病態機序は，後半規管，または外側半規管のいずれかに耳石が入り込んでしまった状態です．**後半規管型 BPPV が全体の 70～90％を占め，Dix-Hallpike 法でめまいが誘発されます** 図3 ．後半規管内に耳石がある場合，患側 45 度懸垂頭位をとると回旋性眼振が起こり，座位をとると眼振方向が逆転します．また，外側半規管の耳石の場合，患側耳を下にすると患側向き水平性眼振が，患側耳を上にすると健側向き水平性眼振が誘発されます．

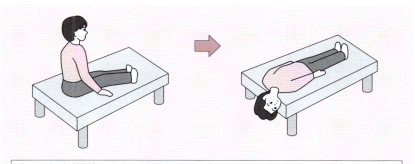

右 45 度懸垂頭位でめまいが誘発されれば，おそらく右の後半規管が病巣の BPPV

図3 Dix-Hallpike 法（BPPV における眼振誘発法）

　BPPV の治療法は，メニエール病診療ガイドラインに則った治療が行われ，7％重曹水〔メイロン®（炭酸水素 Na）〕，制吐薬〔プリンペラン®（メトクロプラミド），ナウゼリン®（ドンペリドン）〕，抗ヒスタミン薬〔トラベルミン®（ジフェンヒドラミン・ジプロフィリン）〕，抗めまい薬〔セファドール®（ジフェニドール），メリスロン®（ベタヒスチン）〕などが使用されます．理学療法として，**後半規管型に対しては Epley 法**が，外側半規管型に対しては Gufoni 法が有効です 図4 ．

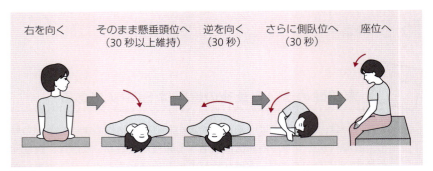

図4 Epley 法による治療（右の後半規管における BPPV の場合）

 ## 見落としてはならないのは突発性難聴

　突発性難聴は，**高度の感音性難聴**と**耳鳴**を特徴とするが，ときに**激しいめまい**を伴います．難聴が主訴であれば耳鼻科を受診することになりますが，めまいが激しい場合には，患者本人が難聴や耳鳴をあまり意識する余裕がないため，**めまいを主訴として内科を受診することもあります**．突発性難聴は，**難聴が固定してしまう前に，できるだけ早期に治療を開始することが大切**です．それゆえ，めまいを主訴とする症例においては，難聴，耳鳴の症状についてもしっかりと問診，診察する必要があります．

17 てんかん

> **てんかん診療の大原則まとめ**
> - てんかん治療の原則は「発作ゼロ」．理想的には「副作用もゼロ」
>   ⇒ 発作があるなら専門医に戻して相談すること
> - 成人発症のてんかんの多くは，基本的に生涯にわたる抗てんかん薬が必要
>   ⇒ 自分の判断で勝手に減量や中止をしないこと
>   ⇒ 患者が中止を強く希望して説得に応じない場合，専門医に紹介すること
> - 抗てんかん薬の**副作用について，おおまかに理解する**
> - **妊娠する可能性のある女性へのバルプロ酸は催奇形性がある**ことを説明する
>   ⇒ 場合によっては専門医に戻して，処方変更について相談してきてもらう
> - てんかん患者が**入院したら，抗てんかん薬は基本的に前医の処方内容を継続**
>   ⇒ できない場合は専門医に相談すること

 てんかん治療の大原則は「発作ゼロ & 副作用ゼロ」

　てんかんの治療のほぼ全てがこれに尽きます．どんなケースだろうが，「発作ゼロでかつ，薬の副作用もゼロ」が達成されていれば治療はうまくいっているということですし，いずれか一方でも達成できていないならそのケースは改善の余地ありということです．より具体的に言えば，発作ゼロが達成できていないなら薬の増量や追加，逆に副作用ゼロが達成できていないなら減薬か他剤への切り替えを検討します．どんなに「この患者さん，こんなに古臭い抗てんかん薬を長期にわたってこんなにたくさん飲んでいるなんて…」と不信感を覚えても，「発作ゼロ＆副作用ゼロ」を達成できている状態なら処方薬には余計な手を出さない方が無難です．そこで正義感から「減薬トライしましょう」と言って減薬して全身けいれんが起きて救急搬送されてきたら，典型的なダメなパターンです．もちろん，「薬の副作用があったから」減薬や切り替えをトライし

て発作が起きてしまうというケースはよくありますが，そういうケースでも後述するような安全な薬の切り替え方に努めれば，なるべく発作が起こることは避けられるかも知れません．

ちなみに，「発作ゼロ」はあくまで「臨床的な発作がここ数ヶ月〜数年にわたって一度もない」ということで，「脳波検査でてんかん波が一切ない」という意味ではありません．発作ゼロでも脳波をとると一部の誘導でてんかん波が散見されるケースは少なくありません．てんかんの脳波には典型的な棘徐波複合だけでなく，徐波律動のようなゆるいサインカーブが延々と続くケースもあり，しばしばボーっとしているように見えます．

最後に余談ですが，脳波を読むときは，正常な波なのか，異常なてんかん波なのか見分けるのが最も難しいと言っても過言ではありません．頭頂部にてんかん波のようなとがった波が出ていても正常なもの（vertex sharp など）もありますので，脳波を学ぶときは「異常波形に見えるけど正常な生理的波形」を意識するとよいかも知れません．

 抗てんかん薬を A から B に切り替える場合，「A ⇒ A+B ⇒ B」と切り替える

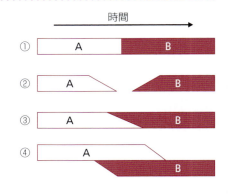

上述のとおり，てんかん治療の原則は「発作ゼロ＆副作用ゼロ」です．さて，抗てんかん薬を A から B に変更する場合，右図の①〜④のどの切り替え方をするのがよいでしょうか？

選択肢②を選んだ方，残念ながら不正解です．おそらく休薬期間中に患者さんは発作を起こして救急外来を受診します．選択肢①，③，④に関してはどれも完全な誤りではありませんが，①はなんだか心配ではないですか？　もし治療薬を完全にハズしてしまっていた場合，重積とかになったら怖いですよね？「それまで使っていた系統の抗てんかん薬をある日突然ゼロにするなんて恐ろしい」というのが普通の感覚だと思います．ゆっくり減量すれば穏便に済んだのに，急にズバッとゼロにしたら危ないと思うのが自然でしょう．では③はというと，発作ゼロを最優先するという観点からは④にかないません．A と B を併用する期間に薬の副作用さえなければ，選択肢④が最も安全でしょう．というわけで，

暫定的にベストな選択肢は④とさせていただきます．

もしやむなく若い女性にバルプロ酸を出すなら，妊娠前からフォリアミン（少量）を処方すること

妊娠したからという理由で抗てんかん薬を減量するのはナンセンス（妊娠前に準備すべき）

　そもそも妊婦にデパケン®（バルプロ酸）は禁忌です．よく「欧米では1,200mg/day とか処方しているが，日本ではせいぜい 400mg/day とか 600mg/day とかだから問題ない」「デパケン®が最も適した発作の種類もあるのだ」などという意見を耳にしますが，なら先生の奥様が妊娠中に同じことが言えますかと聞きたいです．「1,200 はヤバいけど 600 ならオッケー」という主張には疑問を覚えます．たとえ欧米の論文でそう結論していたとしても，です．もともと長期的に小児期からデパケン®単剤で飲み続けていた女性とかなら仕方ないケースもあるかも知れませんけど，それでも妊娠する前に隙をみてラミクタール®（ラモトリギン）なりイーケプラ®（レベチラセタム）なりに切り替えておくべきではないでしょうか．

　そういう事前の切り替えを怠って（忘れて），やむなく妊娠発覚後にもデパケン®を継続処方する場合，せめてデパケン"R"のように retard（持効性）の"R"がついた製剤を処方するとよいかも知れません．あと，妊娠前からの服用が必要なので妊娠発覚後に開始しても意味は薄いかも知れませんが，フォリアミン®（葉酸）も併用しておきましょう．

　最後に，もしかすると妊婦が服用する抗てんかん薬の種類は生まれてくる子どもの IQ に影響あるかも知れないといわれています[1]．なぜかラミクタール®では子どもの IQ がわずかに高めです．だからではないですが，**妊婦に新規に処方する抗てんかん薬として推奨度が高いのはラミクタール®やイーケプラ®です**．発作型にもよるので一概にはいえませんが，少なくとも**中等用量以上のバルプロ酸は避けましょう**．

---

[1] Meador KJ, et al; NEAD Study Group. Fetal antiepileptic drug exposure and cognitive outcomes at age 6 years (NEAD study): a prospective observational study. Lancet Neurol. 2013; 12: 244-52.

成人発症のてんかんの多くは，基本的には一生涯にわたっての抗てんかん薬が必要になる

　患者さんから「もう最後の発作があってから5年も発作がないのですが，薬を飲み続けないといけないですか？」という質問を受けることがたまにあります．てんかんという診断が本当に正しいのなら，成人の場合は3年だろうが5年だろうが，場合によっては一生涯にわたって服薬することを想定しておくべきです．小児てんかんの領域では，思春期以降に薬を完全に止められるケースも少なからずありますが，私たち一般内科医が接する可能性のある成人のてんかん患者さんに関しては，「発作ゼロ＆副作用ゼロ」という治療の大原則を達成できているなら，現状の治療薬を無理にいじる必要はないというのが2018年の時点での標準的な価値観（大原則）でしょう．

抗てんかん薬のおおまかな副作用を理解すること

抗てんかん薬の主な副作用
- バルプロ酸：脂質代謝異常，食欲変化，高アンモニア血症，肝障害
- カルバマゼピン：血球減少，皮疹，DIHS（薬剤過敏症症候群），低Na血症
- フェニトイン：歯肉肥大，多毛，洞性徐脈，ブロック，血管炎，DIHS
- フェノバルビタール：小児でイライラ，成績低下，DIHS
- BZ系（クロナゼパム）：呼吸抑制
- ゾニサミド：発汗低下，体温上昇，イライラ，成績低下
- ガバペンチン：体重増加
- トピラマート：イライラ，成績低下（記憶力低下），腎結石
- ラモトリギン：皮疹，Stevens-Johnson症候群，DIHS
- レベチラセタム：イライラ，精神不安定

受験生にはフェノバール，トピナ，エクセグランは控える

　受験生のてんかんの患者さんもたまにいます．医者の治療方針によって患者さんの人生が左右されかねません．まず指導すべきことは，「薬を飲み忘れないように気を付けること」と「徹夜で勉強して睡眠不足にならないようにすること」です．そのうえで，フェノバール®（フェノバルビタール），トピナ®（ト

ピラマート），エクセグラン®（ゾニサミド）などはイライラ，成績低下の原因になるので控えた方がよいでしょう．もちろん発作ゼロを実現するうえでどうしても必要なケースもあるでしょうが，そうなったら早くてんかん専門医に紹介すればよいと思います．個人的には，精神安定作用も期待できるラミクタール®あたりが受験生には向いているのかなと思います．

デパケンは脳内の「嵐」を鎮える薬．
イーケプラではキレやすくなる人がいる

　昔からデパケン®は「脳内の嵐を鎮める薬」という側面でも知られてきました．重心病棟に入院しているお子さんなどで，暴れたり大声を出してしまうようなケースでよくデパケン®が処方されている理由の一つはおそらくこれでしょう．他にも，テグレトール®（カルバマゼピン）やラミクタール®にも総じて精神安定効果があるといわれています．私も，キレやすいてんかんの患者さんにはテグレトール®，デパケン®，ラミクタール®，（あるいはBZ系）などから選択することが多いですが，ラミクタール®に関しては重度の知的障害があると逆効果でもっと怒りやすくなることがあるらしいので少し注意が必要かも知れません．

　ちなみに，現在最も広く使われている抗てんかん薬の一つであるイーケプラ®ですが，知的障害や発達障害がベースにあるとイライラして不安定になることがあるといわれ，ベースに精神疾患や発達障害があるときは要注意です．

美の大敵．ガバペンは，ガバっと太る．
アレビアチンでは，アレ，毛が……

　お年頃の女性のてんかん患者さんには，ガバペン®（ガバペンチン）やアレビアチン®/ヒダントール®（フェニトイン）の新規処方はなるべく避けることをお勧めします．「ガバ」ペンは「ガバっ」と太ります．「アレ」ビアチンでは「アレアレ…」毛が生えてきますし，歯肉もモリモリ盛り上がってきます．逆に，トピナ®やエクセグラン®は痩せるので，女性に好まれます．例の成績が下がる薬たちですね．

Good bye, "P" and "P"

　現在，新規処方としてフェノバルビタールやフェニトインを処方すること

は，めっきり少なくなってきました．これはフェノバルビタールやフェニトインを製造している製薬会社さんには本当に申し訳ないのですが，もはや時代はこれら2剤を新規で処方する流れではなくなってきました．

　ただし，以前からすでにこれらの薬剤を服用している患者さんでは，基本的には「発作ゼロ＆副作用ゼロ」さえ達成できていれば継続すべきなので，今後もしばらくは処方されることが続くと思います．少なくとも，これまで長い間にわたって世界のてんかん治療を支え続けてきた，名誉ある立派な古参薬剤であることは間違いありません．

 ## 一度だけのけいれん発作で「てんかん」と診断して抗てんかん薬を開始するのは焦りすぎ

　一度だけのけいれん発作で「てんかん」と診断されて抗てんかん薬を開始されている患者さんをこれまでたくさんみてきました．「この人，実はてんかんではなかったのでは……」と思ってしまうこともあります．もちろん，当時の病歴をすべて知っているわけではないので当時の医師の判断が間違っていたかどうか分かりませんし，私に当時の医師の判断を非難する権利などありません．ですが，さすがに「人生でてんかんの発作が起こったのは20歳代の頃に1回だけで，抗てんかん薬を飲み始めて15年経ちます」というような患者さんをみると，心の中で「本当にそれで良かったのかな？」と疑問に感じてしまいます．誰も得をしないので指摘しませんが，そういう患者さんが3剤も4剤も大量の抗てんかん薬を漫然と処方され続けているのをみると，いろいろと考え込んでしまいます．

　てんかん（epilepsy）の定義ですが，「何らかの誘因となる原因や機会がないにもかかわらず<u>反復して2回以上</u>起こった，大脳ニューロンの過剰な発射に由来する発作（seizure）」です．「反復して2回以上」です．人生で1回しか発作がないのに「てんかん」と診断されて何十年も薬漬けになっているケースは正しくないのです．<u>抗てんかん薬を開始するのは，2回目の発作が起きてからで問題ないといわれています</u>（ただし，車の運転や高所作業に関してはここではコメントを控えます）．

　もちろん，誤解を招くおそれがあるので書きますが，本当のてんかんの患者さんであれば，4剤だろうが5剤だろうが併用して，何十年でも飲み続ける必要があります．小児のてんかんは思春期を過ぎれば自然に治るタイプもありますが，幼少期から1日に何回も全身けいれんが起こって成人になっても一向に薬を減らせない重症の子もたくさんいます．小児神経のプロの先生方は，こういう難治例のお子さんたちに絶妙な併用と用量調節でベストな処方ラインナッ

プを探り当てて発作を何とか抑えてくださっています．こういう努力のあとに完成した処方内容を，後世の医師が「ちょっと減らしちゃおう」と深い考えもなしに減薬にトライすることはナンセンスです．本当に「てんかん」の診断が正しいのなら，抗てんかん薬を意味もなく減薬する必要はありません．

機会発作は「てんかん」なのか？

断眠，アルコール離脱，過度の光刺激など，特定の状況下だけで起こる発作のことを「機会発作」とよびます．厳密な語義的にいうと，機会発作は「てんかん」の定義には含まれません．しかしそういう状況が繰り返されれば全身けいれんなどの発作を繰り返しうるので，やはり「てんかん」と同様に 2 回以上の発作エピソードがあれば抗てんかん薬の導入を検討してもよいでしょう．なお，アルコール中毒の患者が風邪などで断酒した際に起きる発作を「ラム発作」とよびます．

てんかん患者が一人暮らしなら，浴槽にお湯を張っての入浴は控えさせる

てんかん発作は高温多湿の梅雨時に起こりやすくなるといわれています．自宅で高温多湿の環境といえば……はい，風呂場です．風呂場で入浴中に全身けいれん発作が起こったらどうなりますか？……はい，溺れます．

他にもてんかん患者が気をつけないといけないのは，自動車の運転（特に大型トラックや長距離トラック），駅のホームで最前列に立つこと，高所作業，油もの料理，など様々です．職場の雇用主に隠して働いている人もいますが，何か起こってからでは遅いので，私は雇用主に正直に伝えるよう勧めるだけ勧めます．光に感受性があるてんかんの患者さんでは，夜間に運転すると対向車のヘッドライトで発作が誘発されるおそれがあるので注意が必要です．サングラスが有効なこともあります．

ご存知ない先生もいるかも知れませんが，20 年ほど前に「ポケモンショック」という事件がありました．視聴者の一部（多くは児童）で光過敏発作が起こり，130 人以上が入院しました．現在，あらゆるアニメの冒頭で「良い子のみんなは，部屋を明るくしてテレビから離れてみてね」と表示されるのはその影響もあります．

とりあえずイーケプラ（点滴製剤も出た），いざというときにはビムパット

　私が医者になってすぐのころは，イーケプラ®の点滴製剤がありませんでしたので，救急外来に全身けいれん後の患者さんが来ると，アレビアチン®点滴か，ホストイン®（ホスフェニトイン）静注か，ラインとれなければダイアップ®（ジアゼパム）坐薬か，ノーベルバール®（フェノバルビタール）か，場合によっては経鼻胃管を入れて粉砕したイーケプラ®を最大量投与する，という感じでした．しかしアレビアチン®は血管炎ですぐラインがつぶれやすいし皮膚症状も出やすい．ホストイン®は徐脈がひどいので心疾患や心臓術後の患者さんには使いづらい．イーケプラ®の経鼻胃管は連日自己抜去される……という苦労の日々でした．

　そのうちにイーケプラ®の点滴製剤が登場しました．**時代はイーケプラ®点滴の流れで，大半のケースはそれで丸く収まります**．こういうことを言うとよくベテランの先生方に「そんなに簡単じゃない」と注意されます．確かに，イーケプラ®が効きにくい症例やてんかんのタイプもありますし，イーケプラ®より良い特効薬がある発作型もたくさんあります．しかしそれを考慮しても，私たち一般内科医がプライマリケアの現場でてんかんの患者さんの急性期治療を考える場合，下手に玄人向けの古い抗てんかん薬に手を出して痛い思いをするよりも，単純に「イーケプラ®1,000mg＋生食100cc 点滴1時間」を1日1～3回投与するのが無難かも知れません．下手にホストイン®やアレビアチン®に手を出すより安心なような気がします．

　2016年，新たにフィコンパ®（ペランパネル：PER）とビムパット®（ラコサミド：LCM）が仲間入りしました．

2016年に登場した新規抗てんかん薬
- フィコンパ®（PER）⇒ グルタミン酸受容体を阻害
- ビムパット®（LCM）⇒ 緩徐賦活型Naチャネル拮抗薬

　現在，基本的には発作のコントロールが不良な症例に追加するなら，イーケプラ®かビムパット®を選ぶ機会が増えてきました．ラミクタール®はとても良い薬なのですが，皮膚症状の心配があり，維持量までもっていくのが少し面倒です．うっかり用量を間違えると重篤な皮膚症状が出ることもあります．

舌側面の biting や，血清 CK 値の上昇は，てんかん大発作があったことを示唆する

　舌先端の biting は大発作でもありえますが，PNES（心因性非てんかん発作）や詐病でもありえます．しかし，舌側面の biting は本物の大発作でしかみられないといわれています．あと，PNES の全身けいれんは 2 時間でも 3 時間でも激しく震え続けることがありますが，あまり CK 値は上がっていないことが多いです．一方，本物の全身けいれんを伴う大発作のあとでは，血清 CK 値が 3 ケタや 4 ケタに上昇しています．目撃者がいない意識障害で救急搬送されてきた患者さんの CK 値が高かったら，横紋筋融解症や熱中症だけでなく，てんかん発作後の可能性も鑑別に挙げるとよいでしょう．

てんかん患者が入院したら，抗てんかん薬は基本的に前医が処方していたラインナップをそのまま継続せよ

　おくすり手帳がなければ，前医に電話してでも処方内容を確認すべきです．もしそれでも詳細が不明なら，上述の「とりあえずイーケプラ®点滴」で時間をかせいで，後日前医に電話がつながるのを待ってもよいでしょう．イーケプラ®点滴がなければ，イーケプラ®錠を 2,000mg/day 分2 か 3,000mg/day 分3 くらいで開始しておけば，たいていの発作には抑止効果があるはずです．いざとなれば経鼻胃管から粉砕投与でも可です．

18 小児科

> **鉄則** その日に出たばかりの熱は 41℃までは採血不要，対症療法だけで帰宅．ただし生後 3 ヶ月未満の 38℃以上の発熱はすぐ小児科専門医に相談

　小児科外来を受診する症状の第 1 位は，もちろん「発熱」(38〜40℃) です．だいたい夕方くらいに発熱のピークとなり，夜になってお母さんに連れられて受診することが多いです．重要なことは，発熱のフォーカスを想像することです．たとえば発熱に咳，鼻汁，下痢など他の症状が併発していれば上気道炎や胃腸炎が疑われるので安心でき，ほとんどの場合はウイルス感染なので対症療法となります．一般論として，その日に出たばかりの熱なら，たいていのケースでは抗菌薬を出さなくて大丈夫です．むしろ抗菌薬を出してしまうと，もし細菌性だった場合に後でフォーカスが分かりにくくなります．よほどひどい脱水でもない限り，採血も不要です．一説には 41℃までなら脳に何の後遺症も残らないといわれていますが，解熱剤も出さずに帰宅させるのはさすがに可哀そうなので，アンヒバ®（アセトアミノフェン）坐薬か，口から飲める子ならカロナール®（アセトアミノフェン）を処方して帰宅，有事再診とします．一応服を脱がせて，皮疹とかないかだけチェックしてもよいでしょう．咳や鼻水があれば，鎮咳薬＋去痰薬（シロップでも OK）をセットで処方します．

処方例
- アンヒバ®坐薬　頓用 5 回分
- アスベリン®シロップ（チペピジン）＋ムコダイン®シロップ（カルボシステイン）　3 日分

　とりあえずお母さんを安心させる情報として，5〜6 歳のお子さんが 39℃くらいの熱があってもケロっとして自分で歩き回ったりイタズラしたりしている状態なら心配は不要なので，採血もしなくてよいでしょう．たとえ細菌感染があっても翌日小児科を受診するまで経過をみる余裕はあるはずです．

ただし，たとえ発熱初日であっても注意しなければならない発熱として，

① 併発する症状がない 0 歳児で，少しぐったりしている
② 生後 3 ヶ月未満の発熱

の2点があります．これらは発熱初日であっても小児科コンサルトが必要です．

併発する症状がない場合でかつ 0 歳の場合，慎重な診察が望まれます．併発する症状がない 0 歳時は突発性発疹症が多いのですが，尿路感染症や潜在性菌血症の可能性もあります．潜在性菌血症は原因菌が肺炎球菌，インフルエンザ桿菌の場合が多いので，これらの予防接種を実施しているか聴取することが大切です（予防接種していればほぼ除外できますし，実際ヒブ，肺炎球菌の予防接種が定期化されてこの疾患は激減しました）．

また，発熱だけの症状でも，見た目にぐったりしている小児は注意深い診察が望まれます．菌血症，髄膜炎の可能性もあります．

あと，**生後 3 ヶ月未満の発熱も要注意**です．40℃といわず，たとえ 38℃程度でもすぐに小児科病院に搬送すべきでしょう．3 ヶ月を過ぎるとけっこう風邪を引きやすい月齢になり，かつそれ以降の月齢のお子さんと対応はそれほど変わらないのですが，危機管理の面から心配なら生後 3 ヶ月〜半年の症例でも発熱時は無条件に小児科に相談してもよいかも知れません．

 生後 0 歳（特に 3 ヶ月以内）の 38℃以上の発熱では，必ず採血せよ

ふつう，生後半年（特に 3 ヶ月以内）に乳児が発熱することは稀です．母体内でお母さんからもらった移行抗体が守ってくれているのもありますが，ふつう家の中で大事に守られて過ごしているでしょうから，発熱すること自体がおかしいのです．

最も恐れるべき疾患の一つとして髄膜炎が挙げられるでしょう．「大泉門の膨隆が大事」とかいわれますが，普段から大泉門を触っているわけでなければ，よく分からないでしょう．「頭痛はあるかな？」と聞こうにも 0 歳児なので問診できません．生後半年以内なら発熱だけでも採血の適応があるかも知れませんし，感染症や炎症の精査を進める必要があります．場合によっては髄液採取です．

0 歳児の採血をするとか，まして髄液採取するなど，プライマリケアのレベルで考えてはいけません．やるべきことはただ一つ．小児科病院に救急搬送です．

0歳児の対応

- 生後3ヶ月未満 ⇒ 採血を含めて小児科専門医に速やかに相談
- 生後3ヶ月以上 ⇒ 以下の3点を確認し，下記の対応方針に従う
    ① 鼻汁，咳などの気道症状や消化器症状があるか確認
    ② ぐったりしていないか確認
    ③ ほ乳できているか確認 or 離乳食が食べられているか確認

【対応方針リスト】

- 気道症状，消化器症状がなく，ぐったりしていたり，ほ乳ができていない場合
  ⇒ 小児科専門医にすぐ相談
- 気道症状があり，活気があり，経口摂取ができている場合
  ⇒ 対症療法で3日分くらいの薬処方（頻回の観察が望ましい）
- 消化器症状があるも，活気があり，経口摂取ができている場合
  ⇒ 3日分くらいの薬処方（頻回の観察が望ましい）
- 消化器症状があり，活気なく，ほ乳低下している場合
  ⇒ 重度脱水を考慮し，すぐ小児科専門医へ相談
- 気道症状・消化器症状なく，活気あり，ほ乳もできている生後6ヶ月以上
  ⇒ 突発性発疹症を疑う．3〜4日程度の発熱後，解熱とともに体幹を中心に点状発疹を認めれば突発と判断できる

脱水は苦痛である．哺乳量がふだんの半分以下なら脱水を疑う

　小児であれ高齢者であれ，脱水は辛い．放っておくと，バイタルサインすら狂いかねません．すべての欲望を捨て去ったとされるお釈迦様ですら，今わの際に「み，水をくれ…」とおっしゃったとか，いないとか．脱水は，誰にとっても苦痛なのです．

　さて，目の前の小児患者に脱水があるかどうかの判断は，

- 腹壁ツルゴールが低下しているかどうか
- 口腔粘膜・舌・口唇が渇いていないかどうか
- 0歳なら大泉門の陥凹がないか

などの所見から総合的に判断します．**大泉門がパッとみて明らかに陥凹していたら，まず緊急入院の適応**があると考えて下さい．もし脱水ならライン確保が必要ですが，脱水状態の小児のラインを確保するのはきわめて難しいです．し

かし小児科の先生方は，鍛え抜かれた神業によって意地でもラインをとります．ちなみに，たまに小児科医でもラインとれないことがありますが，そしたら骨髄針を使うこともあります．

インフルエンザ迅速キットは，熱発直後にやっても陽性にならないこともある（最近のキットは発症6時間未満でも結構陽性になります）

2018年8月に10代の患者へのタミフルの使用差し控えの項目は削除されたが，熱せん妄などを伴う異常行動が出ないか十分な観察は必要との記載は残っている

迅速検査の一覧
① インフルエンザ迅速

38℃以上なら，時期しだいでは全例に検査する先生もいます．
一方，インフルエンザが流行しており，突然の発症，38℃以上の発熱，上気道炎症状，全身症状（筋肉痛，関節痛，倦怠感）の全てが揃っていれば，迅速検査などしなくても臨床判断でインフルエンザと診断できます．インフルエンザの迅速検査キットの利用は上記症状のうち満たさない項目がある場合にチェックするという考えでもよいです

※迅速検査が陽性になるのは**発熱から少なくとも6〜12時間後**
※タミフル®（オセルタミビル）は小児用量を確認してから．タミフルドライシロップ
※出席停止の話も必要 ⇒ **小学生以上は「解熱後2日」，幼児は「解熱後3日」**
※成人では5日ほどで，小児では7日ほどでキット判定が陰転化
※アスピリン，ボルタレン®（ジクロフェナク），ポンタール®（メフェナム酸）は禁忌（ライ症候群）
  ⇒ カロナール® or アンヒバ®を処方
※**咽頭後壁の「イクラ」** 図1 は迅速キット陽性になる前から出現するので，早期診断に役に立つ所見．キット陰性でもタミフル®処方する根拠になる（正常でも咽頭後壁にはリンパ濾胞がnon-specificに観察されるが，感染初期のイン

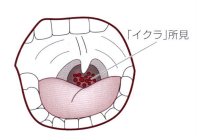

図1 小児インフルエンザの咽頭所見

フルエンザ濾胞は赤くて集簇し，まるで「イクラ」）．この咽頭後壁の「イクラ」所見は診断に有用で，特に小児はインフルエンザへの反応が高齢者に比べて典型的に出てくることが多いので，「イクラ」はほとんどの患者で観察できます．

② RS ウイルス迅速

1 歳未満と入院に至る重症例で保険適応です（外来で実施できるのは 1 歳未満児のみ）．

　　※RS で危険になるのはだいたい 0 歳児．たまに命を落とすケースもある
　　　（細気管支炎から呼吸不全に至り致死的状況になる患者さんもいます）
　　※RS に特異的な治療はない

③ 溶連菌迅速（Strep A）

喉が痛ければ行う．

咽頭痛，発熱以外の症状が乏しい患児で，軟口蓋を中心に発赤がみられる場合，溶連菌感染を疑います．このような場合に迅速検査を実施するとよいでしょう．一つの目安として，Centor スコアが 2 点以上なら施行する意味があると思います．

なお，扁桃腺腫大と白苔付着があれば溶連菌（GAS）だと思っている先生も多いですが，小児では成人ほどはみられない所見です．小児において「扁桃腫大＋白苔付着」はどちらかというとアデノウイルスなどのウイルス性で多くみられる所見です．
小児の GAS の典型的な咽頭所見は，「軟口蓋の発赤や点状出血」です 図2 ．

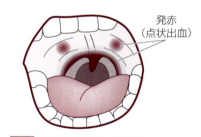

図2　小児 GAS の咽頭所見

　　※小児・幼児で伝染性単核球症はまずない
　　※採血はまずしなくて大丈夫
　　※サワシリン®10 日分処方して帰宅．サワシリン®は 10％アモキシシリン
　　　含有で内服量が多くなることから 20％含有のワイドシリン®が汎用さ
　　　れることが多いです
　　※治療後数週間経過して，尿の色が変化したり，むくんだり，元気がなく
　　　なっている様子があれば再診とする

④ アデノウイルス迅速

「咽頭痛＋発熱」は溶連菌と同じ症状ですが，溶連菌よりも扁桃腺が腫大が目立つことが多いです．白苔付着，頸部リンパ節腫大も多くみられます 図3 ．本来，Centor スコア（p.45 参照）はGAS の予想に使いますが，アデノウイルスでも 3 点や 4 点（満点）になります．

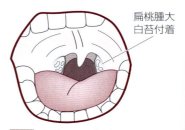

図3 小児アデノウイルスの咽頭所見

※夏場に「咽頭痛＋発熱」なら溶連菌迅速と合わせて咽頭からぬぐう
※**ウイルスなのに熱が 5 日以上続き，CRP もばっちり上昇します**

アデノウイルスと診断できたら，保護者にはウイルス感染症であること，発熱が 5 日くらい続くこと，その後は自然に解熱することを伝えることができるので，熱が続くことに対する保護者の心配を軽減することができます（心配を軽減する目的でこの迅速検査をするといっても過言ではありません）．また，不用意な抗菌薬の投与も減らせます．

⑤ マイコプラズマ迅速

持続する発熱に増悪する咳を合併した場合は，肺炎を考慮してこの迅速検査を実施してもよいでしょう．最近は軽微な発熱＋咳でもマイコプラズマ迅速検査を実施する医療機関が増え，以前よりマイコプラズマと診断される方が増えました．なかには無熱性の咳のみの症例でも検査する医療機関もあるようです．偽陰性がやや多い検査です．

なお，マイコプラズマ感染では気道感染症（上気道炎，気管支炎，肺炎）がみられます．このうち肺炎に至る確率は約 10％程度といわれ，残りの 90％は軽症で治癒します．よって，マイコプラズマが陽性というだけでは抗菌薬は不要といわれ，もちろん入院も不要です．肺炎（のリスクが高い）症例では，ジスロマック®（アジスロマイシン）やクラリス®（クラリスロマイシン）などのマクロライド系で治療しますが，重症の肺炎でもなければ入院はしません．当然うつるのでマスクさせます．

⑥ ノロ・ロタ迅速

夜間や休日は検査技師さんもいないし，実際に実施することは少ない検査です．そもそも感度が 80％程度なので，この検査自体しない先生も多いです（つまり，陰性だからといってノロやロタを否定できない）．

【ノロウイルス迅速検査の保険適応】
　　ア　3歳未満の患者
　　イ　65歳以上の患者
　　ウ　悪性腫瘍の診断が確定している患者
　　エ　臓器移植後の患者
　　オ　抗悪性腫瘍薬，免疫抑制薬，または免疫抑制効果のある薬剤を投与中の患者
【ロタウイルス迅速検査の保険適応】　全ての患者

ノロもロタも診断がついても特異的な治療法はなく，脱水を予防または治療することが大切です ⇒ 経口補水療法（ORS）または点滴

上述のとおり小児では咽頭所見が非常に重要なわけですが，もし咽頭痛と熱発があり，咽頭発赤も激しいのに溶連菌もアデノも陰性の場合，念のため扁桃周囲膿瘍や咽後膿瘍がないか注意して下さい．図4 のように軟口蓋にまで広がる腫脹と，口蓋垂の変位を認めたら，扁桃周囲膿瘍と判断して耳鼻科に紹介 ⇒ 切開排膿が必要です．

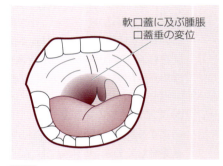

図4　扁桃周囲膿瘍の咽頭所見：すぐに耳鼻科へ紹介を

インフルエンザには麻黄湯も候補

インフルエンザが判明した小児・成人には，提示する治療選択肢が何個かあります．

① 寝て治す
② タミフル®やリレンザ®などの抗ウイルス薬を使う
③ 麻黄湯

リレンザ®（ザナミビル）は当然ながら吸入ができる年齢になってからです．2018年に登場した「ゾフルーザ®」（バロキサビルマルボキシル）が今後乳幼児にどの程度使用されてゆくのか現状では不明です．
麻黄湯という漢方には，タミフル®やリレンザ®と同等の症状緩和作用がある

ことが知られています．漢方なので世界的には無名なだけです．付き添いのご両親は予防投薬の必要性について心配するかも知れません．もちろん，タミフル®，リレンザ®，イナビル®（ラニナミビル）の予防投与という方法もありますが，基本的には手を洗い，手を顔にもっていかず，鼻呼吸，歯磨きなどをしっかり行うことです．ビタミンCの大量摂取（下痢しない程度に）が効果的だと考えている先生もいるようです．

なお，インフルエンザで怖いのはやはり脳炎や脳症です．バファリン®などのアスピリンを服用することで「ライ症候群」が起きることは有名ですが，そうでなくてももしお母さんからみて普段と意識レベルが違う，数分ほどけいれんした，という情報があれば小児科専門医に紹介すべきです．結果として単なる熱性けいれんかも知れませんが，そうでなかったら紹介しなかったことを後悔しますので．

頻繁に発熱と不機嫌を繰り返す子では，中耳炎や尿路奇形も疑う

繰り返す小児の熱発でよく見落とされるのが中耳炎です．1歳以下の子どもは「耳が痛い」とは教えてくれないので，中耳炎を疑わなければまず気付くことはできません．プライマリケアのレベルで耳鏡を用いて鼓膜を観察するのが必須かといわれると難しいところですが（実際，覗いても耳垢でほとんど見えないことも多い），適切に治療せずに何ヶ月も放置すれば聴力障害の元にもなりかねないので，熱があまりに長引くようなら中耳炎を鑑別に挙げて小児科や耳鼻科に紹介すべきです．

もう一つ，熱発のエピソードを繰り返す小児で疑うべきなのは，尿路奇形に伴う反復性の尿路感染症です．尿路感染も中耳炎といっしょで，受診した日に見落として帰宅させても死ぬことはないでしょうが，気付いてあげられなければ何ヶ月も何年も原因不明の発熱と戦い続けなければなりません．尿の検査に関しては，気道感染症状・消化器症状を呈していない発熱に関しては，たとえプライマリケアのレベルでもルーチンで行った方がよいと考えられます（それほど割合は高くないですが）．

普通，鼓膜を覗いても赤い場所はないはず．発赤だけ（蓄膿なし）ならカロナール3日分で経過観察

耳を痛がって受診した子には，耳の穴を耳鏡で覗いてみます．基本，耳の穴を覗いて赤いところは普通ありません．もし鼓膜だろうがその付着する皮膚だろう

が発赤していれば，それは中耳炎です．ウイルス性中耳炎だって39℃くらいの熱は出ます．耳を痛がらない中耳炎はいますが，熱が出ない中耳炎はまずいません．**鼻水をすすっている不明熱の子どもをみたら，中耳炎を疑うようにしてください．**

　発赤だけで蓄膿がなければ，**カロナール**®などの解熱鎮痛薬を3日分くらい処方して翌日小児科（または耳鼻科）を受診するように伝えて帰宅させれば十分です．あまりにも症状が強ければ，**サワシリン**®〔**アモキシシリン（AMPC）**〕や**オゼックス**®（**トスフロキサシン）小児細粒**を処方してもよいですが，慣れた小児科の先生に翌日まかせてもよいでしょう．キノロン系はあまりお勧めできませんのでサワシリン®のみにしていただくとよいと思います．小児中耳炎の重症度判定スコアを **図5** に示しますので参考にしてみて下さい．

　なお鼓膜を覗いてみて，鼓膜が外側に張り出して蓄膿している所見があれば細菌性感染が疑われるので，抗菌薬の処方が必要です．場合によっては鼓膜切開や，鼓膜切開を繰り返すようならチューブ留置も必要になってきます．

臨床症状			鼓膜所見		
耳痛	0点：なし		鼓膜の発赤	0点：なし	
	1点：痛みあり			2点：一部が発赤	
	2点：持続性の高度疼痛			4点：全体が発赤	
発熱	0点：＜ 37.5℃		鼓膜の膨隆	0点：なし	
	1点：37.5～38.4℃			4点：一部が膨隆	
	2点：≧ 38.5℃			8点：全体が膨隆	
啼泣	0点：なし		耳漏	0点：なし	
	1点：あり			4点：ある．鼓膜は見える	
				8点：ある．鼓膜見えない	

※24ヶ月齢未満は3点プラス

5点以下 → 軽症	6点～11点 → 中等症	12点以上 → 重症

図5 小児中耳炎の重症度
(参考：小児急性中耳炎診療ガイドライン2018)

小児中耳炎の治療指針（一例）

軽症

- 抗菌薬を出さず，**3日間経過観察**
- 3日後，改善なければアモキシシリン5日分処方
- 改善なければ小児科か耳鼻科へ

中等症

- **アモキシシリン5日分処方**
- 改善なければ小児科か耳鼻科へ（鼓膜切開の適応もあるかも）

重症
- **鼓膜切開が必要**．すぐに小児科か耳鼻科へ

 熱発が5日以上続くときは川崎病を見落とすな．
麻疹や風疹なんかよりずっと多い

　川崎病は，**頻度が高いうえに見落とすとまずい疾患**です．原因不明の全身血管炎ですが，遺伝性ではなさそうと考えられています．**麻疹や風疹なんかよりよほど有病率は高いですが，1日でも見落として放置すると危険な疾患**です．というのも，**冠動脈瘤に至ると心筋梗塞のリスクもあり，最悪の場合，死ぬこともある**のです．
　主に次の6つの症状がみられると，川崎病らしさが増します．

- 5日以上続く発熱
- いちご舌
- 皮疹
- 眼球結膜が真っ赤
- 指先の発赤・腫脹・落屑
- 頸部のリンパ節腫脹

　ただし，**これらの症状がそろい始めるのは発熱5日目以降**なので，初期での診断は非常に難しいです．とりあえずプライマリケアの医師としては，発熱で受診した小児を帰宅させる際に，**「熱が5日以上続くようなら，細菌感染の合併や，川崎病の可能性があるので，すぐに小児科を受診してください」**と親御さんに伝えておくことが重要でしょう．
　ちなみに，川崎病は通年性で，夏でも冬でも発生します．**普通の規模の小児科外来であれば，月に1～2例はいる**そうです．最初は発熱と炎症だけなのに，日単位でしだいに川崎病らしい症状がそろってきます．迅速に免疫抑制治療を開始できて，長期的にフォローしてくれる小児科に，いかに早く引き継げるかがポイントです．コンサルトをためらってはいけません．

5日以上続く熱の鑑別と対応 ※随伴症状や咽頭所見が重要
- 咳がひどい ⇒ マイコプラズマをはじめとする気道感染症（肺炎）？
- 咽頭所見あり ⇒ 溶連菌やアデノウイルス？（アデノウイルスでは通常5日を超えて発熱が持続することは少ない）
- 耳鏡観察で鼓膜発赤あり ⇒ 中耳炎？
- 頬部や前額部の圧痛あり ⇒ 副鼻腔炎？
- 結膜充血，いちご舌，指先発赤，皮疹，リンパ節腫脹 ⇒ 川崎病？

扁桃腺腫大 + 白苔付着 = 溶連菌，ではない

　前述したとおり，扁桃腺腫大＋白苔付着は溶連菌に特異的な所見ではなく，アデノやEBVでも多くみられる所見です．扁桃腺腫大＋白苔付着をみたら，溶連菌迅速とアデノ迅速をセットでやります（ともに咽頭ぬぐい）．溶連菌（＋）なら抗菌薬を処方しますが，アデノ（＋）なら不要です．アデノウイルスでは，ウイルスなのにCRPが5以上になることがしばしばあります．

　夏場の熱発では，ヘルパンギーナも有名で，しばしば扁桃腺の白苔付着も認めます．扁桃白苔付着，40℃近い発熱，前頚リンパ節腫脹などがみられますが，咽頭所見で最も有名なのは軟口蓋〜口蓋弓に多発する小水疱（1〜5mm程度）で，破れると小潰瘍を呈します 図6 ．ウイルスなので，カロナール®だけ処方するケースが多いです．

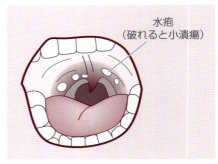

図6　ヘルパンギーナに特徴的な「水疱＋小潰瘍」

 ## 小児の採血でWBC 15,000未満であれば緊急症とは限らない

　小児のWBCは成人より高いことはご存知だと思います．小児では15,000くらいまではウイルス性と考えても大丈夫です．ただし，**WBC 15,000を超えてきたら，さすがに細菌性の合併や川崎病，尿路感染などを疑うべきです．**

 ## 小児の腰椎穿刺や鎮静を，慣れない医者がやってはいけない

　乳幼児において発熱時に「意識障害」や「髄膜炎」を疑う基準は，

- 重篤感（目つき，目の焦点，ぐったりしているかどうか）
- 項部硬直
- けいれんの有無

などです．こういう所見があれば，腰椎穿刺を検討する必要があります．「ぐったりしている」の判断の目安ですが，だっこされて受診した際に頭を保護者の胸にペタンと当てているような場合（もしくは寝ている場合），「ぐったり」と判断しています．だっこされていても頭を起こしている場合は「元気」であることが多いです．もちろん自分で歩いて診察室に入ってくる子も「元気」です．

小児のルンバール（腰椎穿刺）は，小学校 3〜4 年生くらいにならないと大人しく横になってくれないので鎮静が必要になります．これはすべて小児科医に任せるべきです．以前，ルンバール時に鎮静をかけて SpO₂ モニターを付けずに腰椎穿刺し，終わって起こそうとしたらすでに呼吸が停止して死んでいたという事故の話を聞きました．小児の鎮静は非常に危険なので，素人が手出しすべきではありません．ちなみに鎮静は，ドルミカム®（ミダゾラム）やラボナール®（チオペンタール）などの静注を選びます．小児のルンバールは L4/5 か L5/S1 の高さで穿刺します．成人ならギリギリセーフかも知れない L2/3 は，小児では脊髄がある高さなので完全にアウトです．

熱発初日のけいれんは熱性けいれんであろう．しかし高熱が 2〜3 日続いたあとのけいれんは，髄膜炎や脳炎を疑え

「熱性けいれん」は，熱がガーっと上がってくる最初の病期に起こりやすいです．高熱が 2〜3 日ほど続いてからけいれんが起こったら，髄膜炎や脳炎を疑うべきです．

熱性けいれんでは普通家族歴があるので，問診で確認して下さい．単純型の熱性けいれんの場合，ほとんどは医療機関受診までにけいれんは治まっています．ここで帰宅してよいかどうかを判断する基準としては，覚醒状態が良いかどうかです．熱性けいれんが強く疑われるものの，覚醒状態がいまいちなら，院内で経過観察して覚醒が正常化してから（解熱役を処方して）帰宅させます．2 回以上けいれんを繰り返したり，けいれん重積に至ったりしていなければ，ダイアップ®（ジアゼパム）坐薬は必ずしも処方しなくてもよいです．帰宅させるときには，「けいれんが再発したり，嘔吐，意識障害がみられたりしたら，必ずまたすぐに来院して下さい」と伝えます．

逆に，帰宅させてはまずい熱性けいれんとして，長時間けいれんが持続したり，部分発作だったりする場合は要注意で小児科紹介が望ましいです．生後 6 ヶ月未満や 6 歳以上の発熱時けいれんも複雑型に分類されるので注意が必要で，小児科紹介が望ましいです．

熱性けいれんで小児科コンサルトすべき症例
① 髄膜炎との鑑別が難しい症例
  ※ぐったり，40℃以上，髄膜刺激症候，大泉門膨隆 etc
  ※基本的に髄膜炎なら何度も嘔吐やけいれんを繰り返す
  ※おたふく後のムンプスでは，初期には項部硬直が目立たない
② 複雑型熱性けいれん
  ※「左右差あり」「15分以上」「24時間以内に再発」
③ けいれん後のTodd麻痺が遷延して，何となく不安な症例
④ 単純型熱性けいれんだが，来院時の覚醒度がいまいち

小児の頭部受傷では，受傷機転や状況が大切．高エネルギー外傷か？

お母さんからみて「普段と何か様子が違う」ならCT撮影を勧める

小児の頭部受傷（受傷から1日以内）
チェックすべき事項
- **打ったあと，すぐ泣いたか？**（意識は飛ばなかったか？）
- 意識は正常か？　手足は動いているか？
- **2回以上の嘔吐**が続いているか？
- **傾眠や怒りっぽさ**はないか？
- 陥没骨折してないか？　鼻や耳から透明な液体が出ていないか？
- パンダの目や，バトル徴候はないか？
- **高エネルギー外傷**か？
  （2歳未満なら高さ90cm以上，2歳以上なら1.5m以上）
  ※階段でいえば5段以上の高さは危険
- **母親からみて普段と何か様子が違わないか？**

　神経学的に正常で，意識消失や嘔吐もなければ，レントゲンやCTも撮らず帰宅させてもよいでしょう．ただし，今後，慢性硬膜下血腫が起こる可能性の説明や，有事再診の説明も忘れずにしましょう．「有事」とは具体的には，嘔吐が続く，けいれん，意識低下・傾眠，四肢脱力，鼻血，鼻漏・耳漏，物が二重に見える，頭痛がだんだん悪化，などです．**特に受傷から6時間以内は要注意の時間帯です．**

小児の頭部外傷で CT 撮影を考慮する基準

【必須事項】 ⇒ 以下のうち 1 つでも Yes なら必ず CT 撮影（重傷リスク＝約 5％）

- GCS 14 点
- 意識変容（興奮，傾眠，同じ質問の繰り返し，会話の反応が鈍い）
- 激しい頭痛
- 持続する嘔気，嘔吐
- 明瞭な骨折の触知や頭蓋底骨折を疑わせる所見

【相対的事項】 ⇒ 1 つでも Yes なら下の「判断基準」へ（重傷リスク＝約 1％）

- 皮下出血（前頭部以外）
- 意識消失≧5 秒
- 高エネルギー外傷
- 親から見て「いつもと違う」
- 抗凝固薬および出血性素因
- （2 歳以上の場合）今回受傷後の嘔吐および頭痛の既往

【CT 適応の判断基準】（相対的事項）

- 症状，所見は悪化しているか？
- 所見は複数か？　単一か？
- 生後 3 ヶ月未満
- 医師の裁量
- 親の希望

頭部受傷のお子さんを帰すときに親に伝える注意点

「お子さんが小さい場合，たとえ元気に見えても 2～3 日は目を離さないで」
「受傷から 3 週間～半年して慢性硬膜下血腫になることも稀にあります」
「脳震盪後 1 週間は転びやすいので，10 日間ほどは激しい運動を控えてください」
「お母さんから見て，何か普段と様子が違うと思ったら，すぐ連れてきてください」

蕁麻疹で重宝するザイザルシロップ

　小児の蕁麻疹の場合，軽症であれば点滴は不要なことが多いです（点滴するのも大変ですので）．膨隆疹のみで，機嫌は悪くなく，呼吸器症状（呼吸苦）や消化器症状（嘔吐下痢）が見られなければ内服のみでよいと思います．成人ならアレグラ®（フェキソフェナジン）とかアレジオン®（エピナスチン）などを処方しますが，小児では**ザイザル®（レボセチリジン）のシロップ製剤**が使いやすいでしょう．慢性の蕁麻疹でなければ，経口 H_1 阻害薬の処方日数は，再燃予防も含めて数日〜1週間程度がガイドラインで推奨されています．体を温めると症状が悪化しやすいので，お風呂には入らないこと（もしどうしてもという場合には，ぬるめのシャワーとすること），熱がこもるような厚い布団は避けることを伝えるとよいでしょう．

　正常皮膚よりも膨隆疹の面積の方が広いような中等度以上の蕁麻疹には，抗ヒスタミンの点滴をすべきと考えられます．ときにはステロイドも必要でしょう．

　なお，急性の蕁麻疹については，保護者は「何が原因だったか？」「アレルギー検査を実施した方がよいか？」と心配されるケースによく出会いますが，原因は不明のことが多く，単回の蕁麻疹ではアレルギーの検査を実施する必要性は低いです．風邪気味（特に急性胃腸炎）に蕁麻疹が合併することが多いようです．

 ## 小児の喘息発作にはβ刺激薬の吸入がよく効く．中等症以上では吸入ステロイドの処方（予防薬）を

　喘息を繰り返すお子さんでは，お母さんが対処法をよく分かっているので，「普段これくらいの症状なら，どんな治療をしていますか？」と聞いてみるのも手です．ネブライザーや吸入薬で済みそうか，ステロイド点滴が必要か，入院が必要そうか，家族も交えて相談しましょう．ただ，基本的に**夜眠れないくらい苦しいなら入院させてください**．室内気で SpO_2 91〜92％を下回るような場合も入院を勧めましょう．ただ小児の喘息では吸入で良くなることが多く，受診時に苦しくて眠れない状態でもまずはβ刺激薬の吸入を実施して，喘鳴が消失したら帰宅でもよいと思います．その際β刺激貼付薬であるホクナリン®テープ（ツロブテロール）や，ロイコトリエン拮抗薬〔シングレア®（モンテルカスト）など〕の処方はあった方が安全です．発作が中等度以上の場合，帰宅後の発作再燃を予防する目的でデカドロン®エリキシル（デキサメタゾン）や

プレドニン®（プレドニゾロン）を処方する必要もあります．

　自宅でネブライザーを必要とするような小児にはβ刺激薬の吸入剤だけでなく，ステロイドの吸入剤を混合することが多いです［パルミコート®吸入液（ブデソニド）］．この際もロイコトリエン拮抗薬は処方した方がよいと思います．

　救急外来では，喘息発作の状態で受診されるお子さんが多いですが，発作を起こさないようにコントロールすることが大切で，発作間欠期にはガイドラインに沿った予防を実施します．発作予防薬のベースはロイコトリエン拮抗薬とインタール®（クロモグリク酸）吸入（吸入器が必要）です．発作の回数や重症度が上がれば，これに吸入ステロイドが追加となります（ステップ2）．もう一段階症状が悪化するとホクナリン®テープ継続使用となります（ステップ3）．**ホクナリン®長期使用の前にステロイド吸入が入る**ところがポイントです．

ホクナリンテープは確かに便利だが，決して咳止めの薬ではない

　ホクナリン®テープは重宝される薬ではありますが，上気道炎や気管支炎の際の咳に対して処方する先生がまだ多くおられます．保護者の中にも，「咳止めのテープ」と思っている方が大勢います．くれぐれも「咳止め」として安易にホクナリン®を処方しないように注意しましょう．

嘔吐・下痢症にプリンペランやブスコパンは使うな．脱水所見あれば経口補水液（ORS）か点滴

　急性胃腸炎は通常，「半日～1日の嘔吐」＋「嘔吐から遅れること数時間～半日で下痢」が一般的です．感染源は口から入って下に流れていきますからね．もし「下痢⇒嘔吐」の順にきたら，腸閉塞とかの除外が必要になってくるので要注意かも知れません．

　急性胃腸炎では脱水が最も頻度が高く，かつ注意すべき状態です．まずは経口補水液（ORS：市販ではOS-1が代表格）を与えるように保護者に指導しましょう．ORSの飲み方としては，（脱水傾向にある小児は喉が渇いているので，水分を与えるとがぶ飲みすることが多いのですが，それではすぐに吐いてしまい逆効果なので）スプーンで一口分ずつ与えることが大切です．ORSの作り方は，市販のスポーツドリンクを2倍に薄め（スポーツドリンクは糖分が多いため），1リットルあたり2グラムの塩を加えればでき上がりです．ORS投与により，点滴が必要な患者さんがかなり減ります．

　経口補液がうまくできない，あるいは不十分な場合，点滴で補液することに

なりますが，病初期からいきなりブスコパン®（ブチルスコポラミン）やプリンペラン®（メトクロプラミド）を混ぜてはいけません．感染性胃腸炎では病原菌を排出することも重要なので，ブスコパン®のような腸管運動を抑制する薬は排菌を阻害してしまいます．小児の急性胃腸炎の場合，補液に薬を混合して投与することはあまりないと考えてください．同じ理由で，ロペミン®（ロペラミド）やタンナルビン®（タンニン酸アルブミン）などの止痢薬も，症状が出て最初の2～3日は処方しない方が賢明です．

なお，丸1日くらい嘔吐が続いていれば脱水なので，入院が必要なこともありますが，嘔吐の回数と全身状態によっては外来の補液のみで改善することもありますので，状態観察をお勧めします．脱水の程度は，以下の身体所見などから総合的に判断します．

- 腹壁のツルゴール低下
- 口腔粘膜，舌，口唇の渇き
- 大泉門が閉じる前の年齢なら，大泉門の陥凹

入院は個室隔離でなくてもよいでしょう．小さな施設では個室を準備するのも難しいですし．熱発者を「下痢部屋」とか「嘔吐部屋」にまとめてもよいかも知れません．なお，小児で怖い急性胃腸炎はロタウイルスが代表格で，冬期の小児科入院の多くを占めていましたが，ワクチンが普及してきて入院症例は激減してきています．急性胃腸炎予防にもワクチンは大切なのです．

 0歳児で間欠的にガン泣きして，血が混じった便をみたら，腹部触診で問題なくても小児科に緊急コンサルト

腸重積は，言葉も喋れない0歳児に多いので診断が難しいですが，見落とすとちょっとヤバいです．「火が付いたように」，「間欠的に」泣くのが特徴です．症状が引いている間欠期に診察してもケロっとしていて，お腹を押してみても大して痛がりません．よく「イチゴジャム状の血便」といわれますが，すべての症例がその分かりやすいヒントを示して受診するとも限りません．もし血便の有無が**分からなければ，とりあえず浣腸**して，イチゴジャム状の血便が出てくれば小児科医に緊急コンサルトしましょう．迅速に高圧浣腸して整復しないと，腸管の浮腫が進んで高圧浣腸による整復が難しくなり，開腹手術による整復が必要になってしまうおそれもあります．

小児への浣腸の用量の目安は（体重×2）[cc] で，これならよほど時間が経って壊死している腸管でもなければ浣腸して危険なシチュエーションは，まずありません．

麻疹なら皮疹より先に，
顔面が目やにや鼻汁でグチャグチャ

全身に皮疹が出ても，麻疹や風疹は多くない．
普通は突発性発疹とかコクサッキーウイルスとか

　子どもが熱を出しました．数日して全身に皮疹が出てきました．家庭は騒然です．麻疹か!?　風疹か!?　水痘か!?　いや，親によっては喜ぶでしょう．やっと感染してくれた．大人になる前に感染してよかったと．しかし，**麻疹・風疹ワクチンがほぼ全員に実施されている昨今，本物の麻疹や風疹をみることは，病院ですら滅多になくなりました**．全身に皮疹が出てきたと小児科を受診するケースの大半は，突発性発疹とかコクサッキーウイルスとか，要するに「放っておいても大丈夫」なものが多いです．確かにたまにはいます，麻疹も風疹も水痘も．でも，そういう感染児の近くに，まだ抗体をもってない未感染の成人（特に妊婦）とかいなければ，そんなに騒ぐ必要ありません．かつて人類を殺しまくった天然痘とかと違って，麻疹や風疹に感染しても入院して全身管理さえきちんと施せば，命を落とす子どもは稀です．

　ちなみにもし本物の麻疹なら，皮疹は頭部・体幹から始まって，四肢に広がり，癒合していきますが，**皮疹より先に「顔面が汚い」印象を必ず受けるはず**です．**目やに**やら**鼻汁**やら皮疹やらで顔面はぐちゃぐちゃです．頬粘膜のコプリック斑も有名です．あと麻疹・風疹を疑うきっかけとして，**二峰性の熱型**も有名です．ただ，経験豊富な小児科医であっても，病初期に麻疹や風疹を見抜くのは難しいとされます．麻疹・風疹では，基本的には即入院ですが，逆に自宅隔離が得策と考える先生もいます．とりあえず病院の待合室では隔離しておくべきでしょう．

　ちなみに「麻疹パーティー」は絶対禁止です．「同級生の○○ちゃんが麻疹になったから，今から○○ちゃんのおうちに集まって，みんなで子どもを麻疹に感染させましょう」というやつです．論外です．麻疹は江戸時代には「命定め」の感染症といわれたくらい，昔から大病のイメージです．ワクチンが存在する現代において，麻疹に罹患した子どもの家にワクチン未接種の自分の子どもを連れて行くのは自殺行為です．他にも，ひと昔前まで「水疱瘡パーティー」がありましたが，予防接種が定期化されてからは下火です．成人では「インフルエンザパーティー」もありますが，私は参加したことがありません．いや，病院で外来をしていれば毎日参加しているような状態なのかも知れませんが．怪しいパーティーに参加するくらいならワクチンを接種しましょう．

甘ったるいシロップを嫌がる子には，ドライシロップ（甘い粉）で

　私はこの前までドライシロップって液体だと思っていました．「ドライ」シロップなので，甘い「粉」です．舐めてみました．結構おいしいです．私は子どものころ，不気味なピンクや白や水色の甘ったるい液体を熱が出るたびに飲まされて吐き気を催していた恐ろしい記憶があります．シロップって子どものために甘い味付けをされているのですが，実際に飲んでみると「シロップが嫌い」という子どもの気持ちがよく分かります．<u>ドライシロップ</u>の方がよほどマシです．ドライシロップは，そのまま舐めてもいいし，ヨーグルトとかに混ぜて食べさせてもよいです．「ドライシロップが嫌い」という話はあまり聞きません．

虐待は，過大評価も過小評価もよくない

　余談ですが，わが家の息子はやんちゃなので，保育園から帰ってくるとしょっちゅう生傷が増えています．あと蚊アレルギーなので，蚊に刺されるとまるでタバコの焼きでも入れたようになります．顔面に起源不明の切り傷がいつの間にかできますが，本人に聞いても「知らない」と言います．なんでこんなに傷だらけなのかといつも思いますが，同級生の子たちもそんな感じだそうです．虐待を疑うときは，転んでケガしないはずの場所（背中とか大腿とか首とか）に複数のアザとか内出血とかあると疑わしいかも知れません．凝固系の疾患とかあればそういう所見にもなるかも知れませんが．あと，揺さぶられっこでは肋骨を強く持ってブンブン振り回すことが多いので，肋骨が折れたり指の跡が皮下出血になっていたりしないか確認します．お母さんもブチ切れて強く肋骨を鷲づかみにしている場合が多いので，指の跡が皮下出血として残っているケースもあるようです．女児の腟内異物混入（自ら入れた場合も含める）では性的虐待も鑑別に挙がるかも知れません．

　小児でも認知症高齢者でもそうですが，虐待を疑うときは家族の気分を害することもありうるので，複数のスタッフで確認し合うなどして児相や警察に相談する前に慎重に検討しましょう．もし虐待を疑って通報したのに虐待でなければ，その家族からは今後の診療を拒絶されるかも知れません．一方で，<u>虐待の過小評価は子どもの命に関わることがあるので，普段の診察から異常な外傷がないか注意して見ることも重要です</u>．乳幼児健診の際も不自然なケガがないか注意することが広く勧められています．

　なお，よく頭部受傷を繰り返すお子さんでは受傷機転をしっかり聴取して，

転倒時にけいれんしていなかったか目撃者に確認しましょう．てんかんが隠れていることがあります．

 小児の感染はワクチン接種で大幅に防げる

　ワクチンは副作用があるので絶対に打ちません，という方も世の中にいます．私の知り合いにもいて，「ワクチン」と聞いただけで険しい表情になります．確かに，ワクチンの副作用で不可逆性の後遺症が残ることが稀にあるのは事実で，そうした副作用に悩まされている人を支援することは重要です．ワクチンに含まれている成分が発達障害やその他の精神疾患を起こすのではという都市伝説があるのも知っていますし，肯定も否定もできません．ですが，ワクチンがとてつもなく多くの人命を救い続けていることも疑う余地のない事実です．特に小児では感染が起こった場合に重篤化しやすいので，積極的にワクチン接種を勧めるべきだと思います．稀に重い副作用を起こすこともあるが，全体でみると多くの命を救っているという認識で合っていると思います．現在，小児科接種ができるワクチンの種類と時期は膨大な情報量なので，小児科学会WEBサイトで適宜確認して下さい．各ワクチンの目的とエッセンスのみ，以下に列挙します．

> **各ワクチンの目的とエッセンス**
> - ヒブ・肺炎球菌 ⇒ 重篤な感染症（髄膜炎・菌血症）の予防目的
> - B型肝炎 ⇒ 乳幼児期の水平感染予防（保育園・幼稚園），垂直感染予防（家族から）
>   　※母がB型肝炎に罹患している場合，定期接種ではなく出産直後から
> - 4種混合（百日咳，ジフテリア，破傷風，ポリオ），日本脳炎
>   　⇒ 罹患予防による重篤例の減少目的
> - BCG ⇒ 粟粒結核予防
> - 麻疹 ⇒ 罹患予防による重篤例の減少目的
> - 風疹 ⇒ 先天性風疹症候群の予防目的
>   　（TORCH症候群の一つに挙げられているほどで，妊娠初期で風疹に罹患していない母胎が風疹に罹患すると胎児に重篤な後遺症をもたらします）
> - 水痘 ⇒ 罹患予防による重篤例の減少，帯状疱疹の予防
> - ムンプス ⇒ 髄膜炎や精巣炎の予防，罹患時の難聴発症の予防
> - インフルエンザ ⇒ 罹患小児の重篤化予防（脳炎・脳症）
> - HPVワクチン ⇒ 子宮頸がん発症の予防（性行為感染症なので男性も必要!?）

なお，上記ワクチン接種割合が向上したため，20世紀後半まで年間20万人くらい発症していた麻疹は国内で排除されたことが認定されるまでに至りました（新規発症は国外からの持ち込みがほとんどという状況）．肺炎球菌・インフルエンザ桿菌に関しても，髄膜炎を筆頭とする侵襲性細菌感染症が激減しています．冬期に小児科入院の中心となるロタウイルス腸炎も少なくなりました．

　安全な予防接種のためには，適切な注射方法と注射部位を知っておく必要があります．小児科学会にwebサイト[1]に適切な部位と注射方法について記載がありますのでご参照ください．

　webサイトの資料は筋肉注射についての記載ですが，皮下注射に関しても同じ部位が推奨されています．また，資料中にもありますが，成人と異なり接種時は内筒を引いて逆血がないか確認する必要はなく，速やかに接種することが安全面からも勧められています（乳幼児は予測不能な動きをするため）．

ワクチンの種類が増えてきたので，1回に複数のワクチンを同時接種しよう

　ワクチンの種類が多いので，1回に1ワクチンだけ接種する方法では適切な時期にワクチン接種が終了しないケースが増えてきました．1回に複数のワクチンを同時接種することが必要です．

　同時接種の場合，接種部位を2.5センチ以上あけて打つことが重要です．なお，2019年現在，気仙沼市立本吉病院では最大5つのワクチンを同時接種しているようです（ロタ経口，B型肝炎，ヒブ，肺炎球菌，4種混合）．

小児の腹痛では便秘が多い．まず浣腸してみる

　腹痛は乳幼児において一般的な症候です．その原因として便秘が占める割合が高いです．このため，下痢を認めず，腹痛を訴える乳幼児が受診したら（乳児は訴えることはできないので，機嫌の悪い，発熱・下痢・気道症状のない乳児），全身状態が悪くなければ（泣けるほど元気があるような状態），まず浣腸を試みてよいでしょう．浣腸後，中等量以上の排便をみて，機嫌がけろりと良くなったら便秘による腹痛と考えてよいと考えます．これで良くならなければ，前述の腸重積を考慮してもよいでしょうし，画像検索，血液検査などに進んでもよいと考えます．

---

[1] http://www.jpeds.or.jp/uploads/files/20160708_kinnnikunaisesshu.pdf

いずれにせよ，たとえ腸重積だったとしても浣腸をして悪いわけではないですから（むしろ診断に有用かも知れません），腹痛にまず浣腸してみるというスタンスで問題になることはあまりないと思います．なお，浣腸後はスタンバイしておかないと病院の床（とお母さんの服）が大変なことになるので，スタンバイ（心の準備？）しておきましょう．

検尿で引っかかった児童は，蛋白尿の程度や血尿の有無，血圧，Cre 値などから総合的に判断し，必要なら小児腎臓内科医へ紹介する

3歳時健診や学校検尿で血尿や蛋白尿を指摘されてくるお子さんが結構います．多くは無症候性血尿や無症候性蛋白尿なのですが，その中に稀にいる腎炎が疑わしいお子さんや，先天性腎尿路異常のお子さんをスクリーニングするのもプライマリ・ケア医の役割です．

対応は学会や研究班のフローチャートに乗っ取って実施すればよいと考えますが，問診で腎炎の家族歴，透析している血族の存在などを聞き出すことも大切です．

検尿で引っかかった児童のスクリーニング（目安）
① 尿蛋白/尿 Cr 比≧0.15 [g/gCr]
② 尿 β_2 ミクログロブリン/尿 Cr 比≧0.35〜0.50 [μg/gCr]
③ 肉眼的血尿（遠心後の肉眼的血尿も含む）
④ 高血圧（目安：≧110/70mmHg）
⑤ 腎機能障害（目安：血清 Cr≧0.38 [mg/mL]）

(その他，参考所見)
・低蛋白血症（Alb＜3.0 [g/dL]）
・低補体血症

19 皮膚科

19-1 皮膚科総論

 陰部や顔面の皮膚は薄いので，ステロイドの副作用に注意が必要．Medium クラスより強いステロイドは使わない

顔面や陰部の皮膚は薄いのでステロイドの経皮吸収の効率がきわめて高く，マイルド（medium）かウィークしか使ってはいけません．よく使うのはロコイド®（ヒドロコルチゾン）/キンダベート®（クロベタゾン；medium）です．

なお，デルモベート®（クロベタゾール；strongest）は全てのステロイド軟膏のなかで最も強いもので，強烈な自己免疫性の湿疹や，四肢・体幹部の蜂刺されなどに使いますが，顔面や陰部には絶対に使わないでください．

 ワセリンはただの「基質」，眼に塗ろうが口に塗ろうが安全，抗炎症のアズノールも安全で粘膜 OK

ワセリンはあらゆる軟膏の基質となる「油成分」で，皮膚の湿潤環境を維持するために使う安全無害なものです．商品名は「プロペト®」です．余計な抗炎症や殺菌の成分なく，眼に入れようが口に入れようが問題ありません．微妙なコンサルト（？）を受けたとき，皮膚科の先生方がたまに処方しているのを目にします．

抗炎症作用のあるアズノール®軟膏（アズレン）も同じく安全無害なイメージで，眼瞼に塗っても大丈夫です．アズノール®は非ステロイド系の，抗炎症作用をもつ植物成分です．幅広い用途で様々な場所に安全に使えます．そもそもアズノール®うがい液があるくらいですから，粘膜に塗っても OK です．

19-2 皮膚科の疾患別プライマリケア

アレルギー性

 蕁麻疹にステロイド軟膏を処方するのは邪道

急性蕁麻疹：**外用薬よりも内服**で治療します．

- ポララミン®（d-クロルフェニラミン）：第一世代で，眠気や前立腺の障害あり．妊婦には第1世代
- アレロック®（オロパタジン）：第二世代で，強くてビシっと効くが，眠気強いため運転に不向き
- アレグラ®（フェキソフェナジン）：アレロック®より少し弱いが，眠気は少ない
- ※セルテクト®（オキサトミド；第二世代抗ヒスタミン）は妊婦に禁忌

機械的刺激，接触（テープかぶれなど）

 強いマイザー，弱いアルメタ

多少のかぶれならリンデロン®軟膏（ベタメタゾン；strong）やアズノール®軟膏を使います．ステロイドに，抗炎症作用のある亜鉛華単軟膏を混ぜてもよいでしょう．**マイザー®（ジフルプレドナート；very strong）**はただのかぶれには少し大袈裟ですが，実際にはしばしば使います．**アルメタ®（アルクロメタゾン）**はマイルドなクラスですが，効きも弱いので，効いているのかいないのか分かりにくいこともあります．

実は接触皮膚炎でなくてカビだった場合，ステロイドで悪化します．皮膚科に依頼して鱗屑を鏡検してもらえば，カビかどうか分かることが多いです．

> **処方例：胃瘻部**
> マイザー®軟膏 0.05％「KN」10g
> 亜鉛華（10％）単軟膏「ヨシダ」10g
> 混合したものを1日2回塗布

かび

 白癬なのか接触性皮膚炎なのか，鏡検しないと分からないこともある

ルリコン®クリーム（ルリコナゾール）は白癬やカンジダに効きます．**かびに間違ってステロイドを処方すると悪化します．**白癬（水虫）がひどければラミシール®錠またはクリーム（テルビナフィン），イトリゾール®錠（イトラコナゾール）などを処方します．

鼠径部の皮疹では，「オムツや便による接触性皮膚炎」か「陰部白癬」か悩みます．まずマイザー®（very strong）を処方してみて改善するかどうか診断的治療をしてみてもよいでしょう．なお，辺縁に鱗屑を伴う囊胞形成や皮膚の浸軟などは，カビを疑わせる所見です．最終的な鑑別には，皮膚科専門医によるKOH直接鏡検法が必要になることもあります．

細菌

 ゲンタシン軟膏は耐性菌が増えている

ゲンタシン®軟膏・ゲル（ゲンタマイシン）は，日本ではすでに30％が耐性菌であるといわれています．ざ瘡（にきび）には，ダラシン®ゲル（クリンダマイシン），ベピオ®ゲル（過酸化ベンゾイル），アクアチム®クリーム（ナジフロキサシン；キノロン系）などを使います．

自己免疫性

 膠原病に伴う皮膚症状には，基本的には外用薬でなく内服治療

基本的には全身の問題なので，局所への「軟膏」ではなく，ステロイドの「内服」が原則です．ただ，そうはいっても皮膚症状がひどければvery strongのマイザー®軟膏もよく併用します．

デルモベート®は強すぎるのであまり使いませんが，ひどい自己免疫性なら四肢・体幹だけ使うこともあります．ただ，顔面や陰部にデルモベート®は避けましょう．

皮脂欠乏性湿疹＝「脂の不足」

 慢性期病棟では皮脂欠乏性湿疹や白癬，疥癬が多い

 ヒルドイドで保湿

　慢性期病棟の寝たきりの患者さんにみられやすい皮膚疾患として，疥癬や白癬と並んで重要なのが**皮脂欠乏性湿疹**です．皮脂の足りない皮膚の微細な損傷部位を介して，自家感作性皮膚炎をきたす病態です．

　ここで活躍するのが，保湿剤の**ヒルドイド®（ヘパリン類似物質）**です．ヘパリン類似物質なので，塗った局所の血流がよくなってお肌も潤うイメージです（実際の作用機序は違うようですが…）．

　お勧めは，マイザー®とヒルドイド®ソフトを混ぜたものを，最初はたっぷり塗り，徐々に減薬していきます．冬場の手のあかぎれもマイザー®＋ヒルドイド®は著効します．混ぜない方がよいという意見もありますが，混ぜた方が効くので大目に見て下さい．掻痒がひどければアレロック®も併用すればよいでしょう．鱗屑が多い人にはウレパール®（尿素製剤）を処方することもあります．個人的にはオイラックス®（クロタミトン）を使っていますが，病棟で患者さんに使っているのはあまり見かけません．

　混ぜるのが好きになってくると，そのうち「リンデロン®＋ヒルドイド®＋ワセリン®」とかになってきます．よく効きます．

 難治性の湿疹は，いちど皮膚科専門医に相談する

　通常のステロイド製剤塗布で改善しない皮膚症状では，実は湿疹ではなく，カビによる白癬であったり**乾癬（psoriasis）**であったりすることがあるので，いちど皮膚科専門医に診てもらうとよいでしょう．乾癬は，頭皮や顔面に限局して観察される場合もあり，たまに脂漏性皮膚炎や頭皮湿疹と誤診されているケースもあります．乾癬の認知度は低いですが，第二次世界大戦後の**食生活の西洋化**や肥満者の増加に伴い増えている疾患で，プライマリケアをしていても稀に見かけます．乾癬であった場合，服用中のCaブロッカーや一部の抗不整脈薬などが薬剤性に乾癬を増悪させている可能性もあるので，専門医による的確な診断が必要です．

疥癬

 慢性期病院の寝たきり患者では，常に疥癬を疑う

 死ぬほど痒いが，ステロイドは禁忌．
手袋つけないと医療従事者にもうつる

　前の項で述べた通り，慢性期病棟の寝たきりの患者さんでは，皮脂欠乏性湿疹や白癬と並んで，**疥癬**も重要です．白癬に比べれば病棟で見かけることは少ないですが，一人でも疥癬の患者さんが施設内にいると他の患者さんに一気に広がってしまうことがあります．**手袋をつけないで介助すると，医療従事者にもうつります**．疥癬は死ぬほど痒いそうなので，ついステロイドを処方したくなりますが，**ダニの一種なのでステロイドは禁忌**です．1人の患者あたり数千〜数万匹のヒゼンダニがいるそうです．ヒゼンダニが皮下を掘り進んだ「疥癬トンネル」が見られることがあります．ヒゼンダニは1mm未満なので，肉眼ではほとんど見えません．診断は皮膚科に依頼して鏡検してもらい，虫体（本体），卵，抜け殻などが見つかれば診断となります．

　なお，慢性期病院の皮膚科回診日には全ての症例で鏡検してもらえるわけではないですが，疥癬などが疑われると即日鏡検してもらえます．疥癬の治療は塗り薬でもよいのですが，基本的にはストロメクトール®錠（イベルメクチン）の「内服」です．

口内炎，口角炎，帯状疱疹

 ヘルペス性の口角炎にステロイドを使うと悪化する

　口内炎・口角炎ではまず，ヘルペス性かどうか鑑別します．小水疱が多発していれば，ヘルペス性が疑われます．ヘルペス性なら**アラセナA®軟膏/ビダラビン®軟膏**（ビダラビン）が原則です．水痘・帯状疱疹ウイルスによる帯状疱疹では内服や点滴による全身治療が原則ですが，これらの軟膏を併用することもあります．

　ヘルペス性でない口内炎・口角炎には，口腔用ステロイドの**ケナログ®**（トリアムシノロンアセトニド）やアフタゾロン®（デキサメタゾン）などを処方しますが，もしヘルペス性だと悪化します．

眼の炎症

 眼部帯状疱疹を見落とすと視力障害が残る恐れがある

基本的には点眼です．**クラビット®点眼液（レボフロキサシン）**や**ガチフロ®点眼液（ガチフロキサシン）**などの抗菌薬に，抗アレルギー点眼薬の**ザジテン®点眼液（ケトチフェン）**などを加えます．

結膜炎と鑑別がしばしば難しい危険な病態として，**眼部帯状疱疹**が挙げられます．これは適切な治療介入が遅れると視力障害が遺残する恐れがあるので，眼の周囲に皮疹がみられるような場合には眼科専門医あるいは皮膚科専門医に相談しましょう．

もし眼軟膏を塗るなら，弱いステロイド（リンデロン A®軟膏）や，安全無害なワセリン®などが無難です．

なお，Bell 麻痺の睡眠中の兎眼には，角膜治療薬の**フラビタン®点眼液 or 眼軟膏（フラビンアデニンジヌクレオチド）**がお勧めです．

褥瘡

 清潔，湿潤，圧の分散

 乾燥した壊死組織はゲーベンで融解させる．じゅくじゅくして感染していそうな汚い褥瘡にはイソジンシュガーパスタ．湿潤目的ならアズノールでも OK

ゲーベン®クリーム（スルファジアジン銀）は要するに抗菌薬です．ゲーベン®の主成分である銀が殺菌効果を発揮します．「クリーム」なので水分含有量が多く，乾燥した壊死組織の自己融解を促す作用が期待できます．救急部では全身熱傷にも使います．

ゲーベンと双璧をなす褥瘡治療薬は**ユーパスタ®（白糖・ポビドンヨード）**です．後発品にイソジンシュガー®があります．**感染していそうな汚い「じゅくじゅく」した褥瘡にはユーパスタ®**が最も使われます．

褥瘡の被覆は，圧を分散できて湿潤環境も維持できるようなドレッシング剤を用います．具体的には，ハイドロサイト®などの商品があります．

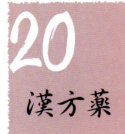

20 漢方薬

鉄則 漢方の飲み方は臨機応変に．
頓服だって食後だって問題なし．飲み忘れたって OK

　たとえば漢方内科専門医の先生でも，風邪の引きはじめに葛根湯 6包 分3 を1日だけ飲むといったように用法用量にこだわらず服用をしている先生はいます．多くの添付文書は食前に飲むと記載されていますが，正直なところ，食前だろうが食後だろうが効果に大きな差が出るというエビデンスはありません．漢方がそのときの体のコンディションに合っていれば，美味しく感じる（苦いものでも結構いける）といわれています．

　なお，患者さんが飲み忘れたからといって怒る必要はありません．調子が良くて飲まなくても大丈夫だったわけですから，むしろ喜ばしいことです．

頭痛への漢方を選択するとき，
頭痛に随伴する症状が重要

・肩こり＋冷え	⇒ 呉茱萸湯（月経前に予防的に飲んでも OK）
・肩こり（悪心なし）	⇒ 葛根湯
・回転性めまい＋下痢	⇒ 五苓散
・肩こり＋めまい＋高齢者	⇒ 釣藤散
・動悸＋立ち眩み	⇒ 苓桂朮甘湯
・悪心＋下痢	⇒ 桂枝人参湯
・感冒＋冷え，倦怠感	⇒ 麻黄附子細辛湯

（参考文献：大澤 稔. 女性のための自分で選べる漢方の本. PHP文庫; 2014）

Master the Primary Care Chapter 20

 甘草は多くの漢方に入っているが，高齢者に漫然と処方し続けるな．麻黄は心疾患の既往あれば注意

漢方薬の副作用
① 小柴胡湯は IFN 製剤投与中や肝硬変には禁忌．間質性肺炎の発症に注意
② 麻黄（アドレナリン作用）含有製剤は狭心症や心筋梗塞の既往あれば控える
③ 甘草（グリチルリチン含む）含有製剤は高齢者，利尿薬，インスリン併用者に注意
④ **加味逍遙散**を数年以上使うと**腸間膜静脈硬化症**
　⇒ 服用中止（ある程度可逆性）
⑤ **大黄（センナ）**は流早産の恐れあり，**妊婦に注意**

 柴胡（サイコ）が入っている漢方は，精神疾患（サイコ）に効く

　たとえば，柴胡桂枝乾姜湯（11番）は，PTSDなどの慢性的ストレスがある人やパニックに有効といわれています．柴胡は，黄芩（オウゴン）や甘草（カンゾウ）と並んで，抗炎症作用もあるといわれています．また，香りの良い薄荷（ハッカ）や蘇葉（ソヨウ）を含んだ漢方薬は気持ちがスッと楽になります．

精神ストレス緩和
- 柴胡や甘草が入った漢方薬 ⇒ 柴胡桂枝乾姜湯
- 薄荷が入った漢方薬 ⇒ 加味逍遥散
- 蘇葉が入った漢方薬 ⇒ 半夏厚朴湯

 冷え性の貴方に当帰四逆加呉茱萸生姜湯（38番）

　数ある難しい名前の漢方薬の中でも，最も長いのがこれです．生姜（ショウガ）が入っていてポカポカします．ちなみに，呉茱萸湯もポカポカしますが，まずい漢方薬の代表格です．

漢方薬 ■ 239

肩凝りには葛根湯,脚の痺れには牛車腎気丸

> **こり,四肢しびれ**
> - 上半身 ⇒ **葛根湯**（桂枝茯苓丸）
> - 下半身（±夜間頻尿）⇒ **牛車腎気丸**　※特に高齢者 & 泌尿器トラブル

　葛根湯は肩周辺の急性の「炎症」や筋肉のツッパリを抑え,またポカポカさせる効果があるので,腱板周囲の炎症による急性の痛みなどにも効果を期待できる.通常量を長期投与すると副作用のおそれあり,2週間くらい飲ませたあとは「頓用」へ.

　桂枝茯苓丸は血流循環不全のイメージですが,肩凝りにも使います.

　足がつる感じの痺れなら,**芍薬甘草湯**もよく処方されます.

 寝たきり患者の誤嚥予防に,半夏厚朴湯＋大建中湯

> **寝たきり患者の誤嚥性肺炎の予防**
> - **半夏厚朴湯**（ツムラ 16 番）＋**ガスモチン®**（モサプリド）
>   ＋**大建中湯**（ツムラ 100 番）

　咽頭・上部消化管は 16 番で流れが良くなり,下部消化管は 100 番で流れが改善します.咽喉頭部への逆流や停滞が減少し,結果として気管への誤嚥も減ります.

　たとえ誤嚥が起きてしまっても肺炎になるリスクを減らす対策として,経管栄養で水分の多いエレンタール®を使う,口腔ケアを徹底する,などが考えられます.

 市中肺炎には,抗菌薬に加えて清肺湯

　膿性痰の多い肺炎には,抗菌薬で原因をたたき,清肺湯で組織の炎症を抑え早期に回復させる.

大黄(センナ)は使い続けると腸弛緩になる．妊婦に注意

便秘に使う漢方
- **大黄甘草湯**（大黄＝センナ．ずっと使うと腸弛緩．妊婦に注意）
- **麻子仁丸**（コロコロ便に）
- 大建中湯（ガスが多い際に）

 過敏性腸症候群には桂枝加芍薬湯

過敏性腸症候群（IBS）
- 下痢＋便秘（混合型；腹痛型）⇒ **桂枝加芍薬湯**（60番）
- 便秘型 ⇒ 桂枝加芍薬大黄湯（134番）
- 下痢型 ⇒ 半夏瀉心湯（14番），六君子湯（43番）

精神面の寄与も大きいケースには，抑肝散や柴胡桂枝湯も検討します．
半夏瀉心湯は上部・下部消化管とも炎症を抑え，感染性胃腸炎にも有効です．
高齢者の慢性下痢症には，真武湯もよいでしょう．
ちなみに，肛門周囲膿瘍には

急性期：排膿散及湯（122番）　　慢性期：十全大補湯（48番）

 インフルエンザに麻黄湯（エビデンスあり）

冬～春に活躍する漢方
- 冬場の風邪予防（特にCOPD患者）⇒ 補中益気湯（41番）
  ※産婦人科の先生は子宮脱に使う
- インフルエンザ ⇒ 寒気＞熱感　麻黄湯（27番）
  　　　　　　　　　寒気＜熱感　麻杏甘石湯（55番）
  体力あり ⇒ 麻黄湯
  体力中等度以上 ⇒ 葛根湯
  体力なし ⇒ 桂枝湯

- 花粉症，アレルギー性鼻炎 ⇒ 小青竜湯
- かぜや喘息による**乾性咳嗽** ⇒ **麦門冬湯**
- 悪寒，肩こりを伴うかぜ ⇒ 葛根湯（1番）
- かぜの鼻づまり ⇒ 葛根湯加川芎辛夷（2番）

 かんしゃく持ちには抑肝散や柴胡加竜骨牡蛎湯

キレやすい人，暴れる人
- 小児（ひきつけ・癲癇）
   ⇒ **抑肝散**
   ※抑肝散を夕1包，眠前2包という処方もある
- 更年期女性（痩せてカリカリ）
   ⇒ **加味逍遙散**
- 脳血管性認知症でせん妄・不眠，BPSD
   ⇒ **釣藤散**（47番）
   ※釣藤散は神経症の患者の慢性頭痛・不眠・めまい・耳鳴りに有効．高血圧でカッカカッカしている慢性頭痛を cool down する
- 「漢方の精神安定剤」= **柴胡加竜骨牡蠣湯**（ツムラ12番）
   ⇒ 不眠・不安だけでなく，てんかんにも適応がある唯一の漢方薬
   ※身体機能に問題のない障がい児の不穏や興奮などによく用いられる

 体をどっかにぶつけたら，治打撲一方（89番）

- 打撲患者（NSAIDs 使えない人の四肢の疼痛に処方）
   治打撲一方（ツムラ89番）⇐ 運動後の筋肉痛にも
   通導散（ツムラ105番）
- 慢性硬膜下血腫 ⇒ 利水作用のある**五苓散**

Master the Primary Care Chapter 20

鉄則 舌の辺縁に歯型がついている人には利水効果のある五苓散や柴苓湯

- 舌の辺縁に歯型がある＝むくんでいる
    ⇒ 水の偏在を調整する漢方（**五苓散**，**柴苓湯**など）を使う
        柴苓湯＝小柴胡湯＋五苓散

鉄則 更年期の3大漢方は，当帰芍薬散（冷え性），加味逍遙散（細身でカリカリ），桂枝茯苓丸（ぽっちゃり系でのぼせ）

更年期障害の女性
- 冷え，浮腫，頭痛 ⇒ **当帰芍薬散**
- 痩せてイライラ，カリカリ ⇒ **加味逍遙散**（GABA$_A$受容体）
- ぽっちゃり系ののぼせ ⇒ **桂枝茯苓丸**

柴苓湯にはステロイド作用があるといわれる

- 柴苓湯（サイレイトウ；ツムラ114番）
    ⇒ ステロイドの代用になるが比較的高価
    柴苓湯＝小柴胡湯＋五苓散（17番）

※メニエール病の増悪時や，突発性難聴にも使います
    ⇒ 水中毒による低Na血症・脳浮腫に五苓散を使うことも
※ステロイドを長期間のむのが嫌な人に処方する先生もいます
※五苓散と柴苓湯は，CSH（慢性硬膜下血腫）にも利水効果を発揮します

小児科病棟の発熱時指示では27番と70番がセット処方

ツムラ27番（麻黄湯）と70番（香蘇散）です．

生薬の知識集

- 桂皮…シナモン（ニッキ），良い香りづけ
  ※桂皮，乾姜，当帰はポカポカ（温める）⇔ 芍薬は冷ます
- 甘草…甘味料．かっぱえびせん．あらゆる食材（醤油やソースも）
- 麻黄…エフェドリン（アドレナリン様作用）＝鎮痛・抗炎症・気管支拡張
- 大黄…センナ（下剤）　※子宮収縮作用あり
- **鎮痛**の生薬…**麻黄**（葛根湯，越婢加朮湯 etc）と**附子**（牛車腎気丸，八味地黄丸 etc）
- 陳皮…ミカンの皮，消化管の蠕動運動促進
- 生姜（ショウキョウ）…生姜を干したもの

21 感染症・抗菌薬

尿中抗原検査はレジオネラと肺炎球菌，咽頭ぬぐい液はA群溶連菌（GAS）やマイコプラズマ

　30歳代や40歳代の患者が肺炎になったら，マイコプラズマは必ず調べて下さい．マイコプラズマでは治療も普通の肺炎とは異なり，マクロライド［クラリス®（クラリスロマイシン），ジスロマック®（アジスロマイシン）など］を使います．

　扁桃腺炎は，Centor score（p.45参照）が4点満点で「これは間違いなくGASだろう」と思って溶連菌の迅速をしてみると，意外に陰性です．アデノウイルスとかでも白苔付着を伴う扁桃腫大はよく見られるのです．とはいえ，GAS陰性でもサワシリン®（アモキシシリン）を処方することが多いですが．

　扁桃腺炎では，鼻炎持ちで口呼吸になっている人がいます．繰り返す風邪や扁桃腺炎を起こすので口呼吸は直すべきです．口呼吸はIgA腎症のリスクともいわれます．

治療はブロードから入って，培養の結果（菌種，部位，耐性）に応じて「デ・エスカレーション」

　これはあらゆる感染症治療の最も基本的な大原則です．最初は「浅く広く」（軽症例）あるいは「絨毯爆撃」（重症例）から入ります．で，数日して培養の結果が出て，敵の正体（菌種，部位，薬剤耐性状況）が分かれば，「深く狭く」にデ・エスカレートして，ピンポイントで敵を確実に仕留めます．

（上）絨毯爆撃
- カルバペネム＋バンコマイシン＋アムホテリシンB（ファンギゾン®）
- カルバペネム単剤　・セフェム系　・ペニシリン系　・経口抗菌薬

（下）デ・エスカレート

MRSA や ESBL 産生菌は，保有している健常者は結構いる

　施設入所前の高齢者で，「咽頭ぬぐい液で MRSA 保菌者か調べてください」と入所予定の施設から依頼されることがよくあります．ではもし陽性なら入所を断るのかな？と不思議に感じています．というのも，MRSA は一般健常者でも保有率がそれなりに高い「常在細菌」の一種で，特に医療従事者やその家族では保有率は 10％程度（あるいはそれ以上）に達するという説もあります．医療従事者では 10 人に 1 人は，何も症状がなくても鼻腔や手に MRSA が常在しているのです．確かにそれが免疫抑制状態の患者さんや高齢者において異常に増殖して悪さをし始める（さらには多量に排菌し始める）と問題になりますが，咽頭から MRSA が検出されたからといって症状もないのに差別する必要はないと思います．逆に，免疫が弱っている患者さんには保菌者（医療従事者を含む）の手や飛沫から MRSA がうつりますので，ハイリスクの患者さんにおけるスタンダードプレコーションの重要性も示唆します．全身状態が良好な MRSA 保菌者を個室隔離する必要はありませんが，MRSA に関連して症状をきたし多量に排菌している患者に関しては個室隔離するべきです．

　ESBL 産生菌（*E. coli*, *Klebsiella*, …）に関しても一般健常者の 10％前後において糞便中に検出されるという説があります．これが入院中の高齢者において尿路感染や敗血症の原因となることがあります．症状もないのに便培養（や尿培養）で ESBL 産生菌が出たからといって個室隔離する必要はありませんが，やはり MRSA と同じで ESBL 産生菌に関連して症状をきたし多量に排菌している患者に関しては個室隔離が理想です．

絨毯爆撃の最たる例は，メロペン（細菌）とファンギゾン（真菌）．ただし肺炎球菌の 1 割はすでにカルバペネム耐性という説も

　真菌ではファンギゾン®（アムホテリシン B）／アムビゾーム®（アムホテリシン B リポゾーム製剤）が「なんでも屋さん」ですが，アスペルギルスだけはブイフェンド®（ボリコナゾール）が特効薬です．

　よく若い先生がファンガード®（ミカファンギン）という抗真菌薬を使いますが，アスペルギルスとカンジダには有効ですが，髄膜炎で最多のクリプトコッカスには無効です．

　ちなみに，絨毯爆撃の代名詞であるメロペン®（メロペネム）に関して，現在は肺炎球菌の 5〜10％がカルバペネム耐性なので，そもそも「絨毯爆撃」で

すらなくなってきました．

 キノロン（クラビット）や経口 3rd セフェム（フロモックス）は処方頻度高いが，徐々に使わない方向か

　フロモックス®（セフカペンピボキシル；第三世代セフェム）はクラビット®（レボフロキサシン；ニューキノロン系）と並んで外来でよく処方される抗菌薬です．外来に限らず，入院患者さんでも頻用されます．フロモックス®は緑膿菌まではカバーできていませんが，そもそも院内感染であっても緑膿菌は多くないので，免疫不全患者でもなければ（耐性化のリスクを冒してまで）緑膿菌までカバーする必要はありません．フロモックス®は十分に「ブロードスペクトラム」とよべます．

　「カバーすること」と「耐性化のリスク」は表裏一体です．たとえば「メロペン®なら緑膿菌までカバーできて安心」などといって病棟で乱用していると，耐性のある緑膿菌以外が全滅して，残った多剤耐性緑膿菌が幅をきかせてくるかも知れません．**必要もないのに無関係な菌まで幅広くカバーしすぎるのは危険**なのです．

　ただ，そんなフロモックス®の将来にも影が落ちてきました．経口の第三世代セフェムはバイオアベイラビリティーが低く，ほとんどが便として排泄されてしまうので，第一世代のケフラール®（セファクロル）の方がまだ効くのではといわれるようになりました．「経口第三世代セフェムを使うべきか否か」を結論するのは難しいですが，口から飲んだ場合の生体内におけるバイオアベイラビリティーが低くてほとんど糞便に排泄されてしまうのは間違いなく事実です．フロモックス®の他に，セフゾン®（セフジニル）やメイアクトMS®（セフジトレンピボキシル）も該当します．第三世代セフェムの経口投与に全く意味がないというエビデンスもありませんが，以下の点からも経口第三世代セフェムは勧められないようです．

- 外来での経口抗菌薬は，エンピリカルな使用は控えるべき
    微生物が想定できていることが理想である（例：溶連菌による扁桃炎 ⇒ アモキシシリン，黄ブ菌や溶連菌による蜂窩織炎 ⇒ セファレキシン）
- 経口第三世代セフェムは基本的には「ブロードスペクトラム」であり，薬剤耐性の問題がある

　なお，上記の議論はあくまで「経口の」第三世代セフェムの話で，「注射剤」に関しては特に問題になっていません．

双璧をなすもう一方のクラビット®に関しても，行く末に不穏な空気が漂い始めています．けいれんリスクに加えて「不可逆性の末梢神経障害」や「永続的な中枢神経障害」のリスクに関する警告が FDA から出たのです．キノロン耐性大腸菌も増えており，もはや尿路感染の第一選択ではないとさえいわれています．

外来で意外に使えるサワシリンとケフラール

外来ではクラビット®よりも，サワシリン®を処方する機会が多いです．それは扁桃炎の患者さんが多いからというのもありますが，サワシリン®がカバーする感染症が非常に広い（中耳炎，肺炎，皮膚感染症，外傷，尿路感染症 etc）ので，とりあえずサワシリン®を出しておけば，だいたいの病態はカバーしてくれます．

あと，第一世代セフェムのケフラール®もよく皮膚感染症や蜂窩織炎などに処方しますが，意外にだいたいの菌をカバーしてくれています．第一世代なんて古いというイメージもあるかも知れませんが，実は意外に使えます．

市中肺炎を入院させるかどうかは，WBC や CRP よりも，身体症状や酸素化の程度が重要

市中肺炎の重症度を判定する際，よく A-DROP や CURB-65 などを耳にすると思いますが，要するに，

- ボーっとしているのは危険
- 脱水があると危険
- 呼吸が速いのは危険
- SpO_2 が低いと危険
- 高齢者は危険
- 基礎疾患があると危険
- ショック状態は危険

みたいな感じの内容です．要するに，「ゼーゼーして具合悪そうなら入院させろ」です．個人的には，動脈血液ガスをとってみて pH がいくつかも重視しています．アシドーシスになっていて，呼吸で代償できていない状態なら危険かなと判断します．

Master the Primary Care Chapter 21

抗菌薬の不要な処方を控えて
「耐性化の回避」と「常在細菌叢の保護」を

　よく「ウイルス性の風邪に抗菌薬を出すな」といわれますが，急患センターを受診した患者さんや患児のお母さんから強く希望されると「いいえ，ダメです」となかなか押し通せないのも人情です．しかし，やはり不要な状況でむやみに抗菌薬を処方するデメリットはいくつか考えておく必要があります．

　第一に，耐性菌をのさばらせてしまうことです．抗菌薬を飲めば，感受性のある菌を一網打尽にできます．ということは，残るのは…そう，耐性菌です．いままで感受性菌が埋め尽くしていたせいで増殖しきれなかった耐性菌たちの天国になるのです．ああ，むやみに抗菌薬を出さなければ，耐性菌がのさばらなくて済んだのに．

　第二に，経口抗菌薬は腸内細菌叢を破壊してしまうことです．腸内細菌叢も細菌なので，抗菌薬が流れてくれば死にます．せっかく毎日ヨーグルトやらオリゴ糖やら食べて何ヶ月もかけて築いてきた「理想の腸内細菌叢」が，意味もなく抗菌薬を飲んだせいでパーです．後に残るのは，下痢と耐性菌．特に抗菌薬治療後に選択的に生存し，偽膜性腸炎を起こす *Clostridium difficile* が要注意です．

　ちなみに，経口抗菌薬を飲んだことにより乱れた腸内細菌叢が，元通りの正常な細菌叢に戻るまで，だいたい半年くらいかかるという説もあります．

肺炎にはユナシン S or ゾシン,
尿路感染にはパンスポリン or ファーストシン,
胆道系にはスルペラゾン or ゾシン,
髄膜炎にはロセフィン±バンコマイシン±ゾビラックス

- 肺炎 ⇒ ユナシン®S（＋ミノマイシン®or＋ダラシン®）or ゾシン®
    - ※ユナシン®S≒スルバシリン®（アンピシリン・スルバクタム）
    - ※最重症ならいきなりメロペン®から開始してもよい
    - ※ミノマイシン®（ミノサイクリン；テトラサイクリン系）まで追加しておけば，緑膿菌以外は全てカバー
    - ※ダラシン®（クリンダマイシン）は横隔膜より上の嫌気性菌のスペシャリスト
    - ※肺炎球菌はペニシリン耐性化が進んでおり（PRSP），セフェムにも耐性なので，点滴にバンコマイシン（VCM）も追加すべきという先生もいる

感染症・抗菌薬 ■ 249

- 尿路感染 ⇒ パンスポリン®or ファーストシン®
  - ※パンスポリン®（セフォチアム；第二世代セフェム）は単純性**腎盂腎炎**に使う
  - ※緑膿菌までカバーするなら，第四世代の**ファーストシン®**（セフォゾプラン）
  - ※キノロン耐性大腸菌が増えてきたので，キノロン系は使わなくなってきた
- 胆嚢炎 ⇒ WBC≧12,000 や多臓器不全などの重症例では救急搬送！
  - ※もし抗菌薬を使う機会があれば，**とりあえずスルペラゾン®**（セフォペラゾン）
  - 〔ゾシン®，ファーストシン®，モダシン®（セフタジジム）etc でも可〕
- **髄膜炎** ⇒ ロセフィン®（セフトリアキソン）
  - ±バンコマイシン（±アシクロビル）
  - ※高齢者でリステリアも疑われる場合，**ビクシリン®**（アンピシリン）を加える

無難な抗菌薬の使い分け：血液培養は投与開始前に！
- **市中肺炎** ⇒ ユナシン®S（±ダラシン®±ミノマイシン®）or ロセフィン®
  - ※肺炎では解熱し，WBC が正常化するまで継続する
  - ※内服薬ならクラビットや**サワシリン®Cap 1 日 3 カプセル 分 3**
    5 日分（＋清肺湯）
- **院内肺炎** ⇒ 上記 or ゾシン®
- **腎不全患者** ⇒ ロセフィン®　※緑膿菌に無効
- **腎盂腎炎**（約 10％ですでに血流感染しているので，菌血症として 14 日間投与）
  - ⇒ **パンスポリン®** or ファーストシン® or ロセフィン®
  - ※キノロン耐性大腸菌が増え，ニューキノロン系はもはや尿路感染の第一選択でない
- **胆嚢炎** ⇒ スルペラゾン®（or ゾシン®or モダシン®）
  - ※閉塞性胆管炎なら，内視鏡的乳頭切開術(EST)などによる再開通を最優先
- **髄膜炎** ⇒ ロセフィン®±バンコマイシン±ゾビラックス®（14～21 日間）
- **虫垂炎**，腹腔内感染，軟部組織感染（咬傷）⇒ユナシン®S
- **扁桃腺炎**（多くはウイルスによるが，溶連菌やブドウ球菌などでも）
  - ⇒ **サワシリン®（ペニシリン系）7 日間**
  - あるいは クラビット®（ニューキノロン系）7 日間
  - ※溶連菌ではリウマチ熱予防で 10～14 日分処方が理想だが，通常は 1

週間程度の処方で済ませることが多い
- ※**サワシリン®では，実は伝染性単核球症であった場合に皮疹が出てしまう**ので，ニューキノロン系（クラビット®など）を処方する先生も多い伝単かどうかの判断に，採血で肝機能異常の有無が役立つ
- ※特に小児では，溶連菌感染後の急性糸球体腎炎（AGN）を発症していないか確認する目的で，**2週間後くらいに尿検査で尿潜血チェック**しておく
- ※年に4回以上も扁桃腺炎を繰り返すような**「慢性扁桃腺炎」**では，扁桃摘除術の適応があるかも知れないので，いちど耳鼻科に紹介してみましょう
- **単純性膀胱炎**（3～7日間）⇒ フロモックス® or セフゾン® or クラビット®
  ※キノロン耐性大腸菌が増え，クラビット®の優先順位は下がった
- **百日咳，マイコプラズマ，レジオネラ，MAC，クラミジア**
  ⇒ **マクロライド系**（ジスロマック®，クラリス®，クラリシッド®，エリスロシン®）
- 熱源不明の**敗血症** ⇒ **ファーストシン®**点滴 or **パシル®**（パズフロキサシン）点滴
- 培養検査で **ESBL 産生菌**（expanded spectrum beta lactamase）
  ⇒ βラクタマーゼ阻害薬が配合されていないペニシリン系やセフェム系は無効

内服の抗菌薬
1位　ニューキノロン系 ⇒ 今後，減少傾向と予想
　　（例：クラビット®）
2位　経口第3世代セフェム ⇒ 今後，減少傾向と予想
　　（例：フロモックス®，セフゾン® Cap）
3位　**ケフラール®，サワシリン®** ⇒ **今後，増えると予想**

小児にはフロモックスか，最終兵器は経口カルバペネムの「オラペネム小児用細粒」

　小児にもフロモックス®がよく処方されますが，溶連菌感染や中耳炎ではサワシリン®（後発品：ワイドシリン®）もよく処方されます．小児への最終兵器は，世界初の経口カルバペネムであるオラペネム®小児用細粒（テビペネム）があります．
　一つ注意点として，ピボキシル基を有する抗菌薬投与，具体的にはフロモッ

クス®やメイアクト MS®，オラペネム® などは，小児において稀に重篤な低カルニチン血症から低血糖やけいれんなどを引き起こすことがある点にだけ注意してください．これは長期投与でなくとも起こりうるようなので，知識として知っているかどうかが非常に重要です．

血液培養で嫌気性菌が出たら，横隔膜より上ならユナシン S，横隔膜より下ならゾシンかセフメタゾンかカルバペネム．スルペラゾンは両方とも OK

βラクタマーゼ阻害薬の配合は，耐性化した嫌気性菌に対する人類の逆襲

　嫌気性菌はしばしば誤嚥性肺炎でみられるほか，膿瘍や，腹腔内感染，深部感染症，蜂窩織炎などでもみられます．胆道系感染症の多くは大腸菌ですが，嫌気性菌で起こることもしばしばあります．

　さて，嫌気性菌によく使われるユナシン®S やゾシン®ですが，前者には「スルバクタム」，後者には「タゾバクタム」なるβラクタマーゼ阻害薬が配合されています．これがミソで，すでにβラクタマーゼ産生能力を獲得して耐性化してしまった嫌気性菌までカバーできるのです．

　スルペラゾン®（ワイスタール）は横隔膜の上の嫌気性菌にも，下の嫌気性菌にも使えるので，培養で嫌気性菌が出たけど感染源が不明というような場合には，薬剤耐性は確認したうえでとりあえずゾシン®やスルペラゾン®を使うのが無難です．

デパケン使用中のてんかん患者に，メロペン禁忌

キノロンは，NSAIDs と併用しなくても単独でけいれんリスク上げる

　神経難病病棟や重症心身障害児病棟がある病院で当直する場合，抗菌薬を出すときに注意すべき点がいくつかあります．まず，てんかんの既往などでデパケン®（バルプロ酸）が処方されている患者さんにメロペン®を使ってはいけません．カルバペネムを使うことで，バルプロ酸の血中濃度が大幅に下がってしまい，一気にけいれんのリスクが跳ね上がってしまいます．

　あと，有名な「NSAIDs とキノロンの併用でけいれんリスク上昇」という知

識がありますが，実はNSAIDsを併用しなくてもキノロン単独でけいれんリスクが上がるという説もあります．てんかんや全身けいれんのリスクがある人にやむなくキノロンを処方するときには注意しましょう．

実は便利な何でも屋さんのバクタ（ST合剤）．嫌気性菌はダメだが，耐性ができにくい抗菌薬である

あまり処方しませんが，バクタ®というST合剤があります．「バクタ®＝AIDSのニューモシスチス肺炎」と暗記している先生も多いと思います．ちなみに「クラミジア＝ジスロマック®1回内服」や「マイコプラズマ＝マクロライド」も有名な暗記ネタです．で，話を戻しますが，バクタは複雑性膀胱炎や腎盂腎炎に保険が通っているので，よく腎臓内科の先生方が使っています．バクタ®は耐性ができにくい抗菌薬として有名で，抗菌スペクトラムさえ当たっていれば意外と気軽に処方できる抗菌薬です．ただ嫌気性菌には効かないので，膿瘍や蜂窩織炎，胆道系感染症などにはあまり使いません．

カンジダ菌血症の患者さんは，必ず眼科にコンサルトせよ

不明熱の鑑別を進めるなかでカンジダ菌血症が明らかになることがしばしばあります．カンジダ菌血症では絶対に忘れてはいけないことがあります．眼科コンサルトです．カンジダ眼内炎は，適切な治療介入を行わないと視力障害をきたすおそれがあるので，診断の遅れは決して許されません．血液培養の結果で「カンジダ」とみたら，脊髄反射で「あ，眼科」と反応してください．

莢膜を作るクリプトコッカスや，接合菌（ムコール類）では，β-D-グルカンは陰性であり，ファンガード（キャンディン系：β-D-グルカン合成阻害薬）も無効

抗真菌薬
- カンジダ　　　　　⇒ アゾール系（ジフルカン®）　※妊婦に禁忌
- アスペルギルス　　⇒ アムホテリシン or アゾール系
- クリプトコッカス　⇒ アムホテリシン±アゾール系（髄膜炎ならジフルカン®）
- ニューモシスチス　⇒ ST合剤
- その他　　　　　　⇒ アムホテリシン

※アムホテリシン（ファンギゾン®，アムビゾーム®）：絨毯爆撃．髄液には不向き
※ボリコナゾール（ブイフェンド®）：準最終兵器．髄膜炎に良い
※フルコナール（ジフルカン®）：コスパ最高！ クリプトコッカス髄膜炎に使う
※キャンディン系（ファンガード®）：人体には無害だが，クリプトコッカスやムコールには効かない（クリプトコッカスでは厚い莢膜多糖の影響で $β-D-$グルカンが上昇しない．ムコールではそもそも $β-D-$グルカンをもたない）．日本独自の薬剤

 **血液培養は必ず 2 セットとる
（CV ラインや鼠径は避ける）**

　血液培養はとても重要です．面倒なので省略する先生も多いですが，不明熱では省略しては絶対にいけません．感染性心内膜炎（IE）などは血液培養をとらなければ絶対に診断できません．
　右上肢から 1 セット（好気ボトル，嫌気ボトル）と，左上肢からもう 1 セット（好気ボトル，嫌気ボトル）の 2 ヶ所からとることが多いです（計 4 ボトル）．なぜ 1 ヶ所ではだめかというと，消毒不足や不潔操作によるコンタミを否定できないからです．鼠径からの血液採取はコンタミがやや多いのも事実なのですが，現実問題として高齢者では上肢の血管が細く，脱水ではさらに採血が困難なので，鼠径動脈からとらざるを得ないことも少なくありません．
　先生によっては「3 セットとれ」という先生もいます．2 セットで「○ ×」だったときの判断が難しいからだそうです．「○ ×」だとコンタミかも知れないけど，「○ ○ ×」なら陽性だろうという考えです．私は，外来で 3 セットとるのはさすがに大ごとなので，いつも 2 セットで済ませてしまっていますが．
　なお，最近では血液培養を看護師さんが勝手にとってくれる病院も増えてきたようです．医師としては助かります．

血液培養の流れ
手順①：採血部位を広めに消毒（イソジン®あるいはアルコール綿）
　※かつては滅菌手袋が必須でしたが，現在は**穿刺部に触らず採血できる場合に限り，滅菌手袋をつけずに施行する施設も出てきたようです**
　※アル綿で行うときは，アル綿が汚れなくなるまで何枚か替えながらしっかり拭う
手順②：穿刺 1 回目（例：左腕）
　※針を抜くときにアル綿で針を触らないこと

※抜針時に駆血帯を緩める作業は，介助者にお願いしてもよい
手順③：それをボトル2本（左 嫌気性ボトル ⇒ 左 好気性ボトル）に分注
　※以前は針を替えていたが，コンタミの原因となるので，採血した針でそのまま分注することが増えた
　※転倒混和して培養液としっかり混ぜる
手順④：穿刺2回目（例：右腕）
手順⑤：それをボトル2本（右 嫌気性ボトル ⇒ 右 好気性ボトル）に分注

 院内感染が起こった場合，個室の確保が難しければ「コホート隔離」で集団ごとに隔離する

　慢性療養型の病院の重症心身障害病棟などでは，50人近い患者さんが同じ部屋で過ごしている病院もまだあるかも知れません．そういったとき，冬場に熱発者や嘔吐者が出たとき，かつては「グレーゾーン」といって有症状者だけ隔離して一箇所に集めていました．4人部屋の病棟でも，熱発部屋，嘔吐・下痢部屋，インフルエンザ部屋，MRSA部屋，のように症状ごとにコホート隔離（多床室での集団隔離）するとよいでしょう．

22 神経変性疾患，認知症

22-1 神経変性疾患

 管理が大変なのは DLB．よく転ぶのは PSP．
左右差で有名な CBS は滅多にいない．MSA は予後悪い

☑ Alzheimer 型認知症

- 認知症の 60〜70% を占めるとされる
- 早期から海馬萎縮（MRI の VSRAD 解析で Z-score が 2.0 以上）
- PET・SPECT で，側頭葉，頭頂葉の血流低下（SPECT の eZIS 解析）
- fMRI で病初期から，帯状回後部と楔前部の代謝低下

☑ Lewy 小体型認知症（DLB）＝パーキンソン病と同じく Lewy 小体がたまる病気

- 数日でコロコロ変動する認知障害（高齢者が突然動かなくなる）
- 全体的に「じとー」っとした「ハイポ」な印象．昼間からよく眠る
- 幻視（最初は小人や妖精など小さいもの⇒徐々に大きくなる傾向）
    ※ SPECT や FDG-PET で後頭葉の血流代謝低下
- パーキンソン病と同じく，MIBG 心筋シンチで取り込み低下
    ※パーキンソン病と同じく，自律神経症状はほぼ必発で，しばしば失神
- 幻視に ChE 阻害薬［アリセプト®（ドネペジル）］やメマリー®（メマンチン）が有効
    ※アリセプト® が劇的に効いたら，AD より DLB っぽい印象
- 不穏には定型抗精神病薬ではなく，「非定型」抗精神病薬を使う
    ※セレネース®（ハロペリドール）などの定型を使うと，不穏が悪化する
        ⇒ 糖尿病がなければ，錐体外路の少ないジプレキサ®（オランザピン）やセロクエル®（クエチアピン）がよい

- REM 睡眠行動異常症
- 後頭葉の血流代謝低下（感度 70％前後），
  線条体の相対的血流上昇（80％前後）

☑ 進行性核上性麻痺（PSP）

- 抗パーキンソン病薬や ChE 阻害薬はあまり効かない
- 病初期から垂直性眼球運動障害 ⇒ 特に下が見えず，階段を降りるの怖い．
- ご飯をガーっとかき込む（パーキンソン病はゆっくり食べる）
- 何回も転ぶ（特に後方）（パーキンソン病は転びそうで転ばない）
- MRI 矢状断のハチドリ（中脳被蓋の萎縮）や「頸部後屈」は末期まで出ない

☑ 大脳皮質基底核変性症（CBS）

- 何といっても左右差のある脳萎縮（⇒ 非対称な脳室拡大）
- 抗パーキンソン病薬はあまり効かない
- SPECT，PET，DAT スキャンなど全て「左右差」に尽きる

☑ ハンチントン舞踏病（常染色体優性）

- 舞踏運動＋性格変化，認知症
- ハロペリドールやクロルプロマジンなどの抗精神病薬を使う
- 逆に，L-DOPA は禁忌
- MRI で尾状核の萎縮（GABA 著減）に伴う側脳室前角の拡大

☑ クロイツフェルト・ヤコブ病

- 急速に進行する認知症（半年以内に寝たきりになる例も）
- 進行するとミオクローヌス出現
- MRI で病初期から DWI で大脳皮質や基底核，視床などに高信号（血管支配
  と一致しないので脳梗塞とは見分けがつく）
- 脳波で 1Hz の周期性同期放電（PSD）　※ SSPE の PSD は 2～3Hz
- 髄液で 14-3-3 蛋白（＋），総タウ蛋白↑，NSE＞35ng/mL

☑ 多系統萎縮症（MSA）

- パーキンソン病より進行が早くて予後も悪い（目安として，10 年で寝たき
  り）
- パーキンソン病との鑑別として，MIBG 心筋シンチが比較的正常（ただし末
  期や，陳旧性心筋梗塞既往，糖尿病既往あれば低下）
- 声帯麻痺などで突然死することがある

☑ 原発性パーキンソン病（iPD）

- いわゆる「パーキンソン病」（上記の他疾患は「パーキンソニズム」）
- お酒もタバコもやらない真面目な性格の人に多い（教師など）といわれる
- 便秘はほぼ必発
- 診察室に入ってきた第一印象（歩容，表情）が大切
- 振戦や固縮には左右差があることが多い
- 冬場に悪化して動けなくなり，低体温で救急搬送されることがある
- 抗 Pa 薬の影響で peak dose ジスキネジアが出ると，全身にせわしない動き
- パーキンソン病だけでは死なない（誤嚥性肺炎などの合併症で命を落とす）

22-2 パーキンソン病

　外来診療においてパーキンソン病の重症度の評価は通常，ホーン・ヤール重症度分類にもとづいて行います 図1 ．なるべく，パーキンソン病の患者さんが外来を受診するたびにカルテに記載するようにしましょう．脳神経内科ではしばしば，これら 5 段階に「1.5 度」と「2.5 度」を加えた 7 段階の改訂版を用いることもあります．

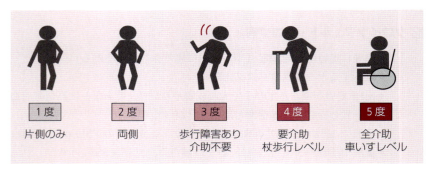

図1　ホーン・ヤール重症度

　治療でドパミンアゴニストを使用している場合，効果や副作用の問題などから別なアゴニストに切り替えを迫られる状況がしばしばあります．この場合，表1 に示す換算表を目安に行うとよいでしょう．

表1 ドパミンアゴニスト換算表（目安）単位：[mg]

ニュープロ®パッチ	4.5	9	13.5	18	22.5	27	31.5	36
プラミペキソール	0.5	1	1.5	2	2.5	3	3.5	≧4
ロピニロール	2	4	6	8	10	12	14	16

75歳以上の高齢者や精神疾患のある場合はL-DOPA製剤，それ以外はアゴニスト製剤

アゴニストは副作用が多く調整が難しいが，貼付剤のニュープロパッチは使いやすい

　パーキンソン病の治療薬を大きく2つに分けるなら，**L-DOPA製剤**と**ドパミンアゴニスト製剤**に分かれます．このうち，ニュープロ®パッチ（ロチゴチン）以外のアゴニスト製剤は，神経内科専門医でなければ処方は難しめです．脳内のドパミンが増えて眼光がギラギラしてきたり，博打が好きになったり，逆に日中の突発的な眠気でドロドロになるケースもあります．たとえばビ・シフロール®やミラペックス®（ともにプラミペキソール）は非常に切れ味の鋭い抗パーキンソン病（PD）薬ですが，1.5mg/dayを超えてくると何かしら幻覚や不穏が出てくることが多いです．そういうわけで，アゴニストは精神疾患を有するパーキンソン患者にはあまり勧められません．なお，ニュープロ®パッチは確かに便利ですが，**数少ない困った副作用として皮膚症状**があります．貼る場所を毎日ずらしたり，マイザー®（ジフルプレドナート）などの強めのステロイド軟膏を処方したりしますが，あまりにひどければ中止します．

　逆に，若いパーキンソン病患者にはアゴニストが優先されますが，理由としては**L-DOPA製剤は長期的に使うとモゾモゾしてくる（ジスキネジア）**からです．予想される余命が10年以上ある人にL-DOPA製剤から入ってしまうといずれモゾモゾで悩まされることが目に見えているので，長期戦に備えてアゴニストから入ります．ただ，パーキンソン病は基本的には高齢者の病気ですから，もしプライマリケアのレベルで治療せざるを得ない状況ではL-DOPAの使用頻度が高いはずです．

　L-DOPAを徐々に増量しても症状の日内変動が激しくて効果も減弱してきたら，COMT阻害薬〔コムタン®（エンタカポン）〕を上乗せしてL-DOPA製剤の分解を抑えてあげます．もともと合剤になっているスタレボ®（L-DOPA・カルビドパ・エンタカポン）を使う先生も見かけます．

　それでもダメなら，**最終的にはL-DOPA製剤とアゴニスト製剤の併用**にな

ります．稀にアーテン®（トリヘキシフェニジル；抗コリン薬），シンメトレル®（アマンタジン），エフピー®（セレギリン；MAO-B阻害薬），トレリーフ®（ゾニサミド），ノウリアスト®（イストラデフィリン）などを5剤も6剤も併用している先生を見かけますが，やむない難治例や重症例を除けば，**やはりパーキンソン病の治療の基本はせいぜいL-DOPA（±コムタン®）とアゴニストの併用まで**だと思います．それ以上は完全に神経専門医に任せた方が安全です．なお昔は難治例には脳深部電極刺激を行っていましたが，最近では減ってきているようです．

パーキンソン病の治療薬

- L-DOPA……脳の中でドパミンに変わる．最も自然な機序で強い
    - ※ **70〜75歳以上，認知機能障害，精神症状あり ⇒ L-DOPAで開始**
    - ※消化器症状の軽減には，**ナウゼリン®（ドンペリドン）**併用
- ドパミンアゴニスト……L-DOPAの次に有効．ジスキネジアが少ない
    - ※若年者，症状改善を急がない ⇒ まずアゴニストで開始
    - ※麦角系は弁膜症を起こすので，非麦角系で
- コムタン®……肝臓でL-DOPAが壊れるのを防ぐ
- エフピー®……脳でドパミンが壊れるのを防ぐ
- トレリーフ®……ドパミンの効果時間を延ばす
- アーテン®……AChの作用を抑える
- シンメトレル®……グルタミン酸の作用を抑える
- ドプス®（ドロキシドパ）……ノルアドレナリンに変わる．進行期のすくみ足や起立性低血圧に使う
- グラマリール®（チアプリド）……ジスキネジアに使用する先生がたまにいる

 ## L-DOPAの嘔気・食欲不振には，プリンペランではなくナウゼリンを使う

L-DOPAではよく悪心・嘔吐や食欲不振がみられますが，プリンペラン®（メトクロプラミド）を長期に使うと錐体外路症状が悪化するので，使うならナウゼリン®（ドンペリドン）を使ってください．**ナウゼリン®はドパミン受容体拮抗薬ですが，血液脳関門（BBB）を通過しないので脳には入らず，消化管にだけピンポイントで作用してくれます**ので，パーキンソン症状を悪化させずに消化器症状だけ改善してくれます．食欲も改善するので体重減少も予防できます．

パーキンソン病患者が経口摂取不能で入院したらドパストン点滴に切り替える or 経鼻胃管から粉砕薬を流す（or ニュープロパッチ貼付）

ドパストン点滴は L-DOPA 製剤

　抗精神病薬や抗 PD 薬を急に断薬すると悪性症候群のリスクがあります．ならなかったとしても，患者さんの抗 PD 薬を急に止めたら固くなって動けなくなり，冬なら低体温になってしまうリスクもあります．独り身の認知症ぎみのパーキンソン病患者さんでは訪問看護師さんやヘルパーさんが定期的に訪問して服薬管理してあげる必要があります．

　さて，たとえば腸閉塞や肺炎で口から抗 PD 薬を飲めない状態で患者さんが入院してきた場合，どのように管理しますか？　胃瘻があればそこから薬を投与できますが，胃瘻がなければ選択肢は 2 つ考えられます．点滴でドパストン®注（レボドパ）を入れるか，鼻穴から経鼻胃管を挿入して粉砕薬を投与するかです．

ドパストン®点滴の用量
入院前の L-DOPA 製剤の内服量 100mg あたり，ドパストン® 50mg に換算
　（ただし効果不十分だったなら，ドパストン® 75～100mg に換算量を増やしても OK）
　⇒ 換算された 1 日の総量を，3～4 回/日に分割し，1 回あたり 1～3 時間で投与

経鼻胃管からの抗 Pa 薬の粉砕投与
基本的には入院前の抗 Pa 薬をそのまま粉砕して投与すればよいが，以下に注意
　① L-DOPA は酸性でないと吸収が悪くなるので，酸化 Mg と混ぜないこと
　② スタレボ®は 1 回分ずつ粉砕する（多数錠を粉砕して小分けにすると不均一）
　③ アゴニスト「徐放錠」は，粉砕すると徐放性が失われるので粉砕投与しない

ニュープロ®パッチ貼付
前出の換算表が参考になりますが，多すぎたり少なすぎたりする恐れはあります

パーキンソン病患者の不随意運動に抗 Pa 薬を増量して症状が悪化したら，薬剤性のジスキネジアを疑う

　典型的なイメージとして，パーキンソン病の安静時振戦は片側の上肢に 4～5Hz の頻度でみられることが多いです．これは抗 Pa 薬を開始または追加することで改善することがあります．一方，抗 Pa 薬を服用してしばらく経ったころに頭部を含めた全身にせわしない動きが出現し，頭を壁に打ち付けたり，臥床中の患者さんだと枕に耳をこすりつけすぎて出血したりするようなケースがあります．こういうケースでは**薬剤性のジスキネジア**が疑われますので，逆に抗 Pa 薬の減量が必要なケースがしばしばあります．

22-3 認知症

　通常，外来診療において認知症のスクリーニングを行うための検査には，**MMSE**（Mini-Mental State Examination）表2 と，**HDS-R**（改訂長谷川式簡易認知症スケール）表3 があります．より早期の軽度認知障害（MCI）の段階を見落とさないために **MoCA-J** が用いられることもあります．前頭葉機能の評価に特化した検査法として **FAB**（Frontal Assessment Battery）というのもあります．

　認知症の外来診療をしていれば，幾度となく**介護保険の主治医意見書**を記載することになりますが，なかなかスコアが頭に浮かばずに困るのが**日常生活自立度**のスコアです．手元に表がないと困ることが多いので，**認知症高齢者** 表4 と**障害高齢者** 表5 のものをお示しします．なお，診療現場において医師が要介護度の区分の評価まで要求されることはあまり多くありませんが，一般常識として**要支援・要介護の認定区分** 表6 もお示ししておきます．なお，介護保険施設利用の場合には，給付額の中に「居住費」「食費」「日常生活費」は含まれませんのでご注意下さい（つまり自己負担です）．

表2 MMSE

	質問と注意点	回　答	得　点
1（5点） 時間の 見当識	「今日は何日ですか」 「今年は何年ですか」　※最初の質問で，被験者の回答に複数の項目が含まれてい 「今の季節は何ですか」　　てもよい．その場合，該当する項目の質問は省く． 「今日は何曜日ですか」 「今月は何月ですか」	日 年 曜日 月	0　1 0　1 0　1 0　1 0　1
2（5点） 場所の 見当識	「ここは都道府県でいうと何ですか」 「ここは何市（＊町・村・区など）ですか」 「ここはどこですか」 （＊回答が地名の場合，この施設の名前は何ですか，と質問をかえる．正答は建物名のみ） 「ここは何階ですか」 「ここは何地方ですか」	 階	0　1 0　1 0　1 0　1 0　1
3（3点） 即時想起	「今から私が言う言葉を覚えてくり返し言ってください． 『さくら，ねこ，電車』はい，どうぞ」 ＊テスターは3つの言葉を1秒に1つずつ言う．その後，被験者にくり返させ，この時点で 　いくつ言えたかで得点を与える． ＊正答1つにつき1点．合計3点満点． 「今の言葉は，後で聞くので覚えておいてください」 ＊この3つの言葉は，質問5で再び復唱させるので3つ全部答えられなかった被験者につい 　ては，全部答えられるようになるまでくり返す（ただし6回まで）		0　1 2　3
4（5点） 計算	「100から順番に7をくり返しひいてください」 ＊5回くり返し7を引かせ，正答1つにつき1点．合計5点満点． 　正答例：93　86　79　72　65 ＊答えが止まってしまった場合は「それから」と促す．		0　1　2 3　4　5
5（3点） 遅延再生	「さっき私が言った3つの言葉は何でしたか」 ＊質問3で提示した言葉を再度復唱させる．		0　1 2　3
6（2点） 物品呼称	時計（又は鍵）を見せながら「これは何ですか？」 鉛筆を見せながら「これは何ですか？」 ＊正答1つにつき1点．合計2点満点．		0　1　2
7（1点） 文の復唱	「今から私がいう文を覚えてくり返し言ってください． 『みんなで力を合わせて網を引きます』」 ＊口頭でゆっくり，はっきりと言い，くり返させる．1回で正解に答えられた場合1点を与え 　る．		0　1
8（3点） 口頭指示	＊紙を机に置いた状態で教示を始める． 「今から私が言う通りにしてください． 右手にこの紙を持ってください．それを半分に折りたたんでください． そして私にください」 ＊各段階毎に正しく作業した場合に1点ずつ与える．合計3点満点．		0　1 2　3
9（1点） 書字指示	「この文を読んで，この通りにしてください」 『目（め）を閉（と）じてください』 ＊被験者は音読でも黙読でもかまわない．実際に目を閉じれば1点を与える．		0　1
10（1点） 自発書字	「この部分に何か文章を書いてください．どんな文章でもかまいません」 ＊テスターが例文を与えてはならない．意味のある文章ならば正答とする．（＊名詞のみは誤 　答，状態などを示す四文字熟語は正答）		0　1
11（1点） 図形模写	「この図形を正確にそのまま書き写してください」 ＊模写は角が10個あり，2つの五角形が交差している 　ことが正答の条件．手指のふるえなどはかまわない．		0　1

※ MMSEのカットオフ値は21点という説と，23点という説がある
(Folstein MF, et al. "Mini-mental state". A practical method for grading the cognitive state of patients for the clinician. J Psychiatr Res. 1975; 12: 189-98)

表3 HDS-R

1	お歳はいくつですか？（2年までの誤差は正解）			0 1
2	今日は何年の何月何日ですか？　何曜日ですか？ （年月日，曜日が正解でそれぞれ1点ずつ）		年 月 日 曜日	0 1 0 1 0 1 0 1
3	私たちが今いるところはどこですか？ （自発的に出れば2点，5秒おいて家ですか？　病院ですか？　施設ですか？　の中 から正しい選択をすれば1点）			0 1 2
4	これから言う3つの言葉を言ってみてください．あとでまた聞きますのでよく覚え ておいてください． （以下の系列のいずれか1つで，採用した系列に○印をつけておく） 1: a) 桜　b) 猫　c) 電車　　2: a) 梅　b) 犬　c) 自動車			0 1 0 1 0 1
5	100から7を順番に引いてください．（100−7は？，それからまた7 を引くと？　と質問する．最初の答えが不正解の場合打ち切る）	(93) (86)		0 1 0 1
6	私がこれから言う数字を逆から言ってください．（6-8-2，3-5-2-9を 逆に言ってもらう，3桁逆唱に失敗したら，打ち切る）	2-8-6 9-2-5-3		0 1 0 1
7	先ほど覚えてもらった言葉をもう一度言ってみてください． （自発的に回答があれば各2点，もし回答がない場合以下のヒントを与え正解であれ ば1点）　　a) 植物　b) 動物　c) 乗り物			a: 0 1 2 b: 0 1 2 c: 0 1 2
8	これから5つの品物を見せます．それを隠しますので何があったか言ってください． （時計，鍵，タバコ，ペン，硬貨など必ず相互に無関係なもの）			0 1 2 3 4 5
9	知っている野菜の名前をできるだけ多く言ってく ださい．（答えた野菜の名前を右欄に記入する．途 中で詰まり約10秒間待っても出ない場合にはそ こで打ち切る） 0〜5=0点，6=1点，7=2点，8=3点 9=4点，10=5点			0 1 2 3 4 5
			合計得点	

＊判定不能理由：

【判定方法】HDS-Rの最高得点は30点．20点以下を認知症，21点以上を非認知症としている．HDS-R
による重症度分類は行わないが，各重症度群間に有意差が認められているので，平均得点を以下の通り
参考として示す．
非認知症：24±4　軽度：19±5　中等度：15±4　やや高度：11±5　非常に高度：4±3

（加藤伸司，他，改訂長谷川式簡易知能評価スケール（HDS-R）の作成．老年精神医学雑誌．1991; 2:
1339-47）

Master the Primary Care Chapter 22

表4 認知症高齢者の日常生活自立度

ランク	判定基準	みられる症状・行動の例
I	何らかの認知症を有するが，日常生活は家庭内および社会的にほぼ自立している	
II	日常生活に支障をきたすような症状・行動や意志疎通の困難さが多少みられても，誰か注意していれば自立できる	
IIa	家庭外で上記IIの状態がみられる	たびたび道に迷うとか，買物や事務，金銭管理などそれまでできたことにミスが目立つ等
IIb	家庭内でも上記IIの状態がみられる	服薬管理ができない，電話の応対や訪問者との対応など一人で留守番ができない等
III	日常生活に支障をきたすような症状・行動や意志疎通の困難さがみられ，介護を必要とする	
IIIa	日中を中心として上記IIIの状態がみられる	着替え，食事，排便・排尿が上手にできないか時間がかかる，やたらに物を口に入れる，物を拾い集める，徘徊，失禁，大声・奇声をあげる，火の不始末，不潔行為，性的異常行為等
IIIb	夜間を中心として上記IIIの状態がみられる	ランクIIIaに同じ
IV	日常生活に支障をきたすような症状・行動や意志疎通の困難さが頻繁にみられ，常に介護を必要とする	ランクIIIに同じ
M	著しい精神症状や問題行動あるいは重篤な身体疾患がみられ，専門医療を必要とする	せん妄，妄想，興奮，自傷・他害等の精神症状や精神症状に起因する問題行動が継続する状態等

（平成15年3月24日 厚生労働省老健局老人保健課長通知　老老発第0324001号）

表5 障害高齢者の日常生活自立度（寝たきり度）判定基準

生活自立	ランクJ	何らかの障害等を有するが，日常生活はほぼ自立しており独力で外出する （1）交通機関等を利用して外出する （2）隣近所へなら外出する
準寝たきり	ランクA	屋内での生活はおおむね自立しているが，介助なしには外出しない （1）介助により外出し，日中はほとんどベッドから離れて生活する （2）外出の頻度が少なく，日中も寝たり起きたりの生活をしている
寝たきり	ランクB	屋内での生活は何らかの介助を要し，日中もベッド上での生活が主体であるが座位を保つ （1）車椅子に移乗し，食事，排泄はベッドから離れて行う （2）介助により車椅子に移乗する
	ランクC	1日中ベッド上で過ごし，排泄，食事，着替において介助を要する （1）自力で寝返りをうつ （2）自力では寝返りもうたない

（平成15年3月24日 厚生労働省老健局老人保健課長通知　老老発第0324001号）

神経変性疾患，認知症 ■ 265

表6 要介護・要支援の認定区分

区分		要介護・要支援認定の目安	1ヶ月の支給限度額	自己負担額
軽 ← 介護予防	要支援1	日常生活の一部について介助を必要とする状態 入浴や掃除など，日常生活の一部に見守りや手助けなどが必要．	50,030 円	5,003 円
	要支援2	生活の一部について部分的に介護を必要とする状態 食事や排泄など，時々介助が必要．立ち上がりや歩行などに不安定さがみられることが多い．この状態のうち，介護予防サービスにより状態の維持や改善が見込まれる人は要支援2．	104,730 円	10,473 円
	要介護1		166,920 円	16,692 円
介護	要介護2	軽度の介護を必要とする状態 食事や排泄に何らかの介助が必要．立ち上がりや歩行などに何らかの支えが必要．	196,160 円	19,616 円
	要介護3	中等度の介護を必要とする状態 食事や排泄に一部介助が必要．入浴などに全面的に介助が必要．片足での立位保持ができない．	269,310 円	26,931 円
	要介護4	重度の介護を必要とする状態 食事に一部介助が必要．排泄，入浴などに全面的に介助が必要．両足での立位保持ができない．	308,060 円	30,806 円
↓ 重	要介護5	最重度の介護を必要とする状態 日常生活を遂行する能力は著しく低下し，日常生活全般に介護が必要．意思の伝達がほとんどできない．	360,650 円	36,065 円

(https://www.city.ichinoseki.iwate.jp/kouiki-gyousei/kaigo/tetuzuki/index.html から改変)

要「介護」になると，居宅サービスだけでなく施設サービスも利用できるようになるが，2019年現在，両サービスを同時に利用することはできない

「要支援」で受けられるサービスは**居宅サービス**に限られ，以下のようなものが含まれます．

- 訪問介護（ホームヘルパー），訪問入浴介護（巡回入浴車）
- 訪問看護，訪問リハ
- 通所介護（デイサービス），通所リハ（デイケア）
- 短期入所（ショートステイ：数日～1週間）
- 福祉用具貸与，リフォーム

- ケアマネージャー

　一方,「要介護」になると,長期的に施設に入所する**施設サービス**を受けられるようになります.入所先の施設には以下のような種類があります.このうち介護老人福祉施設は原則として新規入所は「要介護 3 以上」とされていますが,実際には要介護 4 以上でないと厳しい地域も少なくないようです.

- 介護老人福祉施設（＝旧 特別養護老人ホーム）
- 介護老人保健施設（病院から家庭への橋渡し.大半は認知症高齢者）
- 介護療養型医療施設（≒病院,診療所）

　なお,施設サービスを受ける場合には長期的に介護保険施設に入るわけですから患者さんの本拠地は施設なわけで,**施設サービスを受けている人が居宅サービスを同時に受けることはできません**（外泊時などに自己負担で居宅サービスを受けることは可能です）.

認知症と診断する前に,treatable dementia が隠れていないか除外せよ

　すでに認知症と診断されて 10 年以上経っているようなケースではあまり深入りしなくてもよいかも知れませんが,「数週間前から認知症みたいになった」「今年の春くらいからボーっとしていて様子がおかしい」などの訴えで家族が連れてきたら,おそらくそれは認知症ではありません.treatable dementia（治療すれば治る認知症）を見落としてはなりません.treatable dementia には以下のような鑑別があります.

- 慢性硬膜下血腫（CSH）
- 正常圧水頭症（iNPH）
- 甲状腺機能低下症
- ビタミン（B_1,B_{12}）欠乏
- うつ病・せん妄
- 薬剤性
- 脳卒中・脳膿瘍
- 膠原病（SLE,ベーチェット病など）
- 肝性脳症
- 電解質異常
- non-convulsive epilepticus status

たとえば意識障害の患者さんに MMSE 表2 や長谷川式 表3 をやったら当然 10 点未満になりますが，それは「認知症」とはよびません．

「認知症」と診断すれば，次回の免許更新時に公安委員会によって運転免許証は回収されます．患者さんが本当に認知症なら運転免許証は絶対に返納させないといけません．それは誰が何と言おうと許されません．ただ，もし treatable dementia を見落とされていたら，それはちょっと可哀そうです．もちろん，treatable dementia を見落として何年も放置すれば，脳の萎縮が進んで「認知症」になることもありえます．

なお，「認知症」と「意識障害」は違います．認知症の中核症状には，① **記憶障害**，② **見当識障害**，③ **理解・判断力の障害**，④ **実行機能障害**，⑤ **失語・失認・失行** が挙げられますが，どこにも「意識障害」とは書いてありませんよね．

treatable dementia チェックリスト
- 慢性硬膜下血腫
- 脳梗塞
- 水頭症
- 甲状腺機能低下
- 薬剤性
- アンモニア高値
- 電解質異常
- ビタミン欠乏
- 高齢者うつ

アルツハイマーは「皮質」の認知症．脳血管性は皮質「下」の認知症

- **皮質性認知症＝記憶障害がメイン**．言語，思考，社会行動も障害
  側頭葉や周辺の皮質がやられると，記憶障害，失語，麻痺など
  （例）Alzheimer, DLB, FTLD（←通常の「加齢に伴う認知症」ではない）

- **皮質下性認知症＝記憶障害は軽い**．感情不安定，歩行障害，尿失禁，意欲低下
  前頭葉やそれに接続した**基底核**の障害
  　① 実行機能障害（dys-executive syndrome）
  　② 緩慢思考（注意障害と情報処理速度低下のため，直後再生が障害）
  （例）加齢，脳血管性認知症，PSP，認知症を伴うパーキンソン病（PDD），ハンチントン病
  MRI で PSP のように第三脳室が拡大．高血圧なら降圧を．抗血小板薬も有用

長谷川式の語想起では，どんな野菜をどんなペース配分で答えるかも重要

　語想起の検査 表3 は主に前頭葉の機能をみているといわれますが，もちろん言語機能や料理習慣の有無にも依存します．たとえば八百屋さんが認知症になっても野菜10個ならすらすら言えるでしょう．なお，患者さんが答えた野菜をシートに書いておかないと，2回言った野菜があっても気付かないことがあるので，一応書き記しておきます．

　この野菜10個の内容やペースによって，以下のように認知症のタイプの大まかな鑑別ができます．想起するスピード，野菜の種類，サブカテゴリーが保たれているか，想起できた数，などに注目します．

- **アルツハイマー病**：4～5個の野菜名を脈絡なく列挙した後，答えに窮する
- **皮質「下」性認知症**：思考緩慢でとつとつと返答．考えているうちに時間切れ
- **前頭側頭型認知症**：早口で何個か挙げた後「はい，お終い」と勝手に打ち切る

野菜の「種類」とか「サブカテゴリー」に準じて答えているかも重要です．

- 種類別カテゴリー（葉菜類，根菜類，果菜類）
- 用途別カテゴリー（サラダ用，漬物用，鍋用）
- 季節別カテゴリー

　これらの「脈絡」がみられなければ問題があるかも知れません．何か物事を覚えるとき，普通はストーリーやエピソードと絡める想像力が働きます．しかしアルツハイマー病では潜在的な意味記憶障害を反映して，答える野菜のカテゴリーに統一性がなかったり，上位カテゴリー（いも，葉っぱ，まめ）で答えたりします．

認知症薬はChE阻害薬とメマリーに分けて考える．前者は覚醒度を上げ，後者は脳の「雑音」をとる

　脳の中の覚醒度と，コリンの量は関係します．たとえば抗ヒスタミン薬を飲んだあとの眠気には，抗ヒスのもつ抗コリン作用が関係しているといわれています．ChE阻害薬は，コリンを壊すエステラーゼを阻害するので，理論上は脳内のコリンが増えて，認知機能が改善するというイメージだと思います．ただ，

消化管でもコリンが増えた影響が出てしまい，嘔吐や下痢の症状が出ることがあります．貼付のイクセロン®パッチ（リバスチグミン）なら消化管の副作用が少なめです．ちなみに，アリセプト®，レミニール®（ガランタミン），イクセロン®は同系統の薬なので，併用してしまうと保険を切られます．

　これらの ChE 阻害薬としばしば併用されるのが，NMDA 受容体阻害薬のメマリー®です．NMDA 受容体を介した脳内の「雑音」を抑える薬で，BPSD（認知症周辺症状）のため怒りやすい人や暴れる人，妄想が激しい人などに使います．普通は ChE 阻害薬 1 種類にメマリー®を併用というパターンが多いですが，メマリー®だけ単剤で処方しているケースもあります．個人的には，ちょっとだけの BPSD には抑肝散を出して，手に負えない BPSD にはリスパダール®（リスペリドン）を出します．リスパダール®は効くとあっという間にトローンとなりますし，セロクエル®やジプレキサ®と違って糖尿病があっても心配いらないので使いやすいですが，錐体外路症状には要注意です．

23 不眠，不穏・せん妄

23-1 総論

まずは「不眠」と「不穏・せん妄」に分ける

　まず症状から「不眠」なのか「不穏・せん妄」なのか見分けることが大切です．また不穏・せん妄と同じように認知の障害（見当識障害や記憶障害）を呈するものに認知症もありますが，「認知症」では長期間にわたり症状が少しずつ進行するのに対して，短期間に発現し1日のうちで症状が変動するなら「不穏・せん妄」が強く疑われます．

　「不眠」と「不穏・せん妄」を区別する理由の一つに，治療方針がまったく異なることがあります．不眠は基本的にはベンゾジアゼピン系で治療し，不穏・せん妄は抗精神病薬で治療します 図1 ．

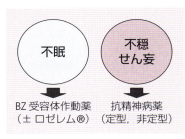
図1 「不眠」と「不穏・せん妄」を分けて考える

BZ 受容体作動薬は酒と同じ受容体に作用する．不穏・せん妄には禁忌

　$GABA_A$ 受容体のどこかに結合するのは，以下の3つです．

- GABA
- ベンゾジアゼピン（BZ）受容体作動薬
- エタノール（酒）

ベンゾジアゼピン系薬と，非ベンゾジアゼピン系薬［マイスリー®（ゾルピデム），アモバン®（ゾピクロン），ルネスタ®（エスゾピクロン）］を総称して「ベンゾジアゼピン受容体作動薬」といいますが，どちらもせん妄のリスクとなります．誤解を招くかも知れませんが，BZ 受容体作動薬は「酒みたいなもの」とイメージするとスッキリします．不眠の人に BZ 系を処方するのは，寝酒に近いかも知れません．逆に不穏やせん妄で暴れている患者に酒を盛ったらますます暴れます．つまり，**不穏やせん妄の患者に BZ 受容体作動薬は禁忌**なのです．

- **セルシン®/ホリゾン®**＝ジアゼパム；Minor tranquilizer
（鎮静作用の弱い抗不安薬）
- **サイレース®**＝フルニトラゼパム；Minor tranquilizer
（鎮静作用の弱い抗不安薬）
- **セレネース®**＝ハロペリドール；Major tranquilizer
（鎮静作用の強い抗精神病薬）

23-2 不眠

2019 年時点の睡眠薬で人気はルネスタ

　いまは若手の先生では，精神科も含めて，**ルネスタ®（2mg）錠　1日1錠　分1　就寝前 21〜28 日分**の処方を非常によく目にします．アモバン®の光学異性体で，筋弛緩や依存がより少ないようです．マイスリー®，アモバン®と同じく非 BZ 系で，高齢者にも使いやすいとされています．

高齢者の不眠には，非 BZ 系±ロゼレム

　内服の睡眠薬は大きく分けて以下の一覧のような 5 タイプ＋αに分かれます．現在，デパス®（エチゾラム）など**ベンゾジアゼピン系の漫然とした長期処方が問題になっています**．必要なケースと不要なケースの見極めが重要です．高齢者の不眠には，非ベンゾジアゼピン系±ロゼレム®が比較的安全でしょう．

内服の睡眠薬は次の5タイプ＋α
① バルビツール系: ラボナ®（ペントバルビタール）
② ベンゾジアゼピン系:
　（超短）　ハルシオン®（トリアゾラム）⇒ 入眠困難に
　（短）　　レンドルミン®（ブロチゾラム），デパス®（エチゾラム），リスミー®（リルマザホン）⇒ 入眠困難に
　（中）　　サイレース®/ロヒプノール®（フルニトラゼパム），ベンザリン®（ニトラゼパム），ユーロジン®（エスタゾラム）⇒ 中途覚醒に
　（長）　　ドラール®（クアゼパム），ダルメート®（フルラゼパム）⇒ 中途覚醒に
③ 非ベンゾジアゼピン系: マイスリー®，アモバン®，ルネスタ® ⇒ 高齢者に
　　※特にルネスタは，不安に伴う不眠に良い適応
④ メラトニン受容体作動薬: ロゼレム®（ラメルテオン）
　　※デプロメール®（フルボキサミン）と併用禁忌
⑤ オレキシン受容体拮抗薬: ベルソムラ®（スボレキサント）
その他: ヒルナミン®（レボメプロマジン），セロクエル®（クエチアピン），ジプレキサ®（オランザピン），アタラックス®P（ヒドロキシジン；抗ヒスタミン薬），レスリン®（トラゾドン；適応病名は「うつ病」），酸棗仁湯

　上記の睡眠薬を含めた，代表的な抗不安薬・睡眠薬の強さと持続時間を表にして 図2 に示します．ふだん何気なく頻繁に処方しているレンドルミン®やデパス®が，持続時間が短くて切れ味が良い一方で，非常に強い薬剤であることが分かります．

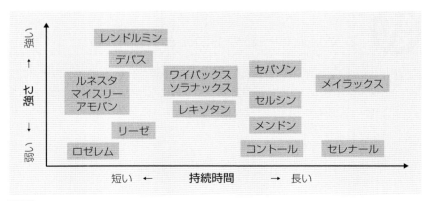

図2 抗不安薬・睡眠薬の強さと持続時間

神経症性不眠では，患者の訴えに応じて睡眠薬を出し過ぎないよう注意

　センター試験の前日，「やべ！　眠れない」「早く寝ないと……」と緊張してますます眠れなくなった読者の方はいませんか？　それと同じような感じで，眠れないことに強い恐怖やトラウマを抱えて，ますます眠れなくなる神経症タイプの人がいます．これを「神経症性不眠」とよびます．こういう場合，「他の薬も追加してくれ」と嘆願されるがままに睡眠薬を上乗せしていっても良好な睡眠は得られず，あっという間に薬漬け・薬物依存者を生むことになるので要注意です．睡眠に関する正しい認識をもたせましょう．

 ## ソラナックスは睡眠薬としても使うが，不安時の頓用に便利

　ソラナックス®（アルプラゾラム）は不安をとる効果が強いBZ系で，睡眠薬としても処方できます．通常の患者さんの不眠なら，レンドルミン®やマイスリー®で十分ですが，呼吸苦を伴うALSの不眠など，強い不安を抱えた患者さんの不眠にはソラナックス®頓服が良い適応です．

 ## うつ病の不眠にBZ系は無効

　うかつに導入すると衝動的に自殺することも稀にあるので，的確な診断と精神科コンサルトが重要です．

 ## ロゼレムは一部のSSRIと併用禁忌

　何も副作用がないと思われがちなロゼレム®ですが，SSRIのデプロメール®（フルボキサミン）とは併用禁忌です．他にも，キノロンやマクロライドなどの一部の抗菌薬とも併用禁忌とされています．

23-3 不穏・せん妄

「せん妄」とは，注意障害 + 意識障害 + 認知障害が，短期間で出現

せん妄に対する頓服は迷わず早めに

　よくご家族から「ここ数日，おじいちゃんの受け答えが変です．認知症でしょうか」と質問されますが，いわゆる「認知症」は数時間〜数日で起こるものではなく，数ヶ月〜数年の経過で徐々に進行するものです．もし数時間〜数日の経過で意識障害や認知障害が進行しているのならそれは「認知症」ではありません．せん妄，レビー小体型認知症（DLB），頭蓋内の器質的病変［脳卒中，慢性硬膜下血腫（CSH）など］，脱水，電解質異常など別な鑑別を進めるべきです．「せん妄」という概念を知っている一般の方はほとんどいないと思われます．在宅介護をしているご家族に適宜，せん妄に関する啓発を行うのもプライマリケア医の仕事かも知れません．

　なお，不穏を伴う不眠において，せん妄に対して処方されている薬の頓服をためらうと，せん妄がさらに悪化して薬の必要量が増してしまうおそれがあります．入院中であれ在宅であれ，「あ，せん妄だ」と気付いたら，ためらわず薬物治療を開始して構いません．

低活動型せん妄はうつ病と鑑別が難しい

　「低活動型せん妄」という名前すら知らない先生が多いと思います．せん妄には「過活動型」と「低活動型」と「混合型」があります．このうち，「不活発」や「傾眠」を主症状とするサブタイプが低活動型せん妄です．高齢者やがん患者では，通常のせん妄のイメージである過活動型せん妄よりも多いとすらいわれています．

　低活動型せん妄では家族や医療者の手があまりかからないため放置されがちですが，患者さん本人は強い苦痛を感じているといわれます．低活動型せん妄の診断は非常に難しく，一見するとうつ病にしか見えないこともしばしばです．疑うヒントとして，高齢者や認知症患者など「せん妄ハイリスク群」において，意欲，活動度，食欲などが数日の経過で急に低下して傾眠傾向になりま

す．うつ病と違って，見当識障害が短期間（数日）でひどく進行することもヒントになります．在宅の患者さんに多いようです．

　うつ病なら余計な介入はしない方がよいことも多いですが，低活動型せん妄なら積極的な介入の余地があります．リハビリ励行，日中の活動度を増す，テレビを大音量でかける，などのほか，薬剤を使用することもあります．エビリファイ®（アリピプラゾール）を使ってシャキンとさせる場合もありますが，アカシジアなどの錐体外路症状に注意が必要です．

せん妄のリスク要因

① 準備因子（個体因子＝介入が難しい）
　⇒ 高齢，脳疾患既往，認知症，認知機能障害，アルコール多飲歴など
② 促進因子（悪化因子）
　⇒ 入院による不安・緊張，不眠・睡眠妨害，疼痛，便通・排尿障害，
　　身体拘束，点滴など
③ 直接因子（誘発因子）
　⇒ 薬剤性，手術，脱水，低栄養，感染症，電解質異常，肝腎機能障害，心不全，呼吸器疾患，低酸素血症，血糖異常，甲状腺疾患，終末期など

せん妄のリスクの高い薬剤

- 三環系抗うつ薬　　・オピオイド（特にモルヒネ）　　・ステロイド
- 抗パーキンソン病薬　　・H₂ブロッカー（⇒ PPI に変更してみる）
- 抗コリン薬（ブスコパン®など）　　・BZ 系および非 BZ 系　　など

BZ 系や非 BZ 系への依存がすでに形成されている患者では，入院後にそれらを急に中止すると離脱せん妄が起きる

　たとえばガスター®などの H₂ブロッカーを服用していてせん妄のリスクになっているような症例では，すぐに H₂ブロッカーを中止して PPI などに切り替えるとよいでしょう．一方，BZ 系や非 BZ 系（マイスリー®，アモバン®，ルネスタ®）ですでに依存性が形成されてしまっているようなケースで，それらを入院後に突然中止すると，離脱せん妄が起こる危険性がありますので，中止や他剤への変更は慎重に行う必要があります．特に「高力価＋短半減期」にあたるレンドルミン®やデパス®などを半年以上飲み続けているようなケースにおいて離脱せん妄が起こりやすいとされています．

　せん妄を起こすリスクのある薬剤はすぐに中止・変更するのが原則なのですが，BZ 系と非 BZ 系においては入院後に突然中止したり変更したりしないよ

う慎重になりましょう．

 不穏やせん妄の患者には，静かなトーンで受容的態度に，なるべく穏やかに接する

　過活動型せん妄で興奮している患者さんに負けじと声を張り上げて対応すると，患者さんはさらに負けじとより大きな声を出し始めます．会話が可能な程度のせん妄の患者さんに接するポイントとして，「穏やかに」「受容的に」「傾聴」があります．

　会話がある程度成り立つレベルの患者さんであれば，いま何に不安を感じているのか傾聴してみましょう．その不安要素が除去可能なものであれば除去します（騒音，アラーム音，照明 etc）．もし無音で刺激が全くないことが原因なら逆に，日中だけテレビやラジオをつけたり，補聴器を付けたり，日中カーテンを開けたり，家族が付き添ったり，病棟看護師が定期的に声がけするなどして対応します．

 セロクエルやジプレキサは錐体外路症状が少なくて使いやすいが，糖尿病には禁忌

　不穏・せん妄にはメジャートランキライザーを使いますが，いまは旧式の定型よりも，新しい非定型をよく使う時代です．非定型の中でも，古参のリスパダール®（リスペリドン）と，新参のセロクエル®（クエチアピン）やジプレキサ®（オランザピン）では異なる特徴をもちます．

　古参のリスパダール®は使用頻度も依然として高く，安心感もありますが，錐体外路症状が出やすいというデメリットがあります．錐体外路症状が出ると困るようなケース（パーキンソン病，レビー小体型認知症など）では，セロクエル®やジプレキサ®の方が安心です．ただし，セロクエル®もジプレキサ®も糖尿病には禁忌なので，糖尿病があればリスパダール®を少量から慎重に使います．

 リスパダールはボーっとさせて，エビリファイはシャキーンとさせる

　非定型のなかでも，それぞれの薬剤は独自のキャラクターをもちます．だいたい以下のようなイメージです．

（催眠 とろーん）ジプレキサ® ＞ リスパダール® ＞ エビリファイ®（覚醒 シャキーン）

これらに加えて，ルーラン®（ペロスピロン）を使う先生もよくいます．

これらの非定型抗精神病薬は主に経口薬か筋注用で，点滴では使えません．おとなしく経口で飲んでくれる人でなければ，以下のようにまだまだ定型も現役です．セレネース®（ハロペリドール；ブチロフェノン系）で呼吸が止まったというのは聞いたことがありませんが，ヒルナミン®（レボメプロマジン；フェノチアジン系）は使う量を間違えると血圧も呼吸も落ちるので要注意です．ロヒプノール®/サイレース®（フルニトラゼパム）を使用する際は呼吸抑制に十分注意が必要です．

- **強力**
  ヒルナミン® 25mg 0.5A 筋注
    ※低血圧の患者には危険
    ※大人でもヒルナミン 0.5A も筋注されれば数時間はフラフラ
    ※暴れている患者にはヒルナミン® 0.5A 筋注（アンビュー用意）
      ⇐取り押さえようとしてますます暴れることもあるので，状況に応じて

- **不穏・興奮に**
  セレネース® 1A ＋ 生食 20cc 静注
    （or セレネース®筋注）

- **入眠困難に**
  ロヒプノール® 2mg ＋ 生食 100cc 点滴（drip）

セルシン/ホリゾンは，原液のまま緩徐静注のみ．混注も希釈もダメ

筋注と（緩徐）静注がともに OK なのは，

① セレネース®（ハロペリドール）
② ヒルナミン®（レボメプロマジン）
③ ウィンタミン®（クロルプロマジン）

です．
　ホリゾン®/セルシン®は原液のまま緩徐静注のみ認められています．筋注は痛いし，そもそもエビデンスがありませんのでお勧めはしません．ロヒプノール®は点滴に混ぜて使いますが，筋注は普通しません．

Master the Primary Care Chapter 23

末梢ラインのない精神疾患の患者さんが暴れていたら，なるべく愛護的に拘束したうえでセレネース 1A 筋注を試す

精神運動興奮（急性錯乱状態）の対応
- 末梢ラインがある場合
  - セルシン®緩徐静注　※セルシン®は希釈禁忌
  - セレネース®緩徐静注
- 末梢ラインがない場合
  - セレネース®1A ± アキネトン®筋注（錐体外路症状の予防）
  - ヒルナミン®筋注を追加してもよい
  - セルシン®筋注（厳密にはセルシン®は静注のみだが）

[実例]
- まずセレネース® 1A 筋注
- サイレース® 1A（2mg/2cc）＋生食 10cc を**ゆっくり**静注（寝たら即終了）
    ※やや速く入れてしまうと呼吸停止するので，アンビューを必ず用意
- 寝たら病棟に搬送してセレネース®点滴かドルミカム®（ミダゾラム）持続投与

　今後，これらのラインナップにさらに非定型抗精神病薬の筋注製剤や，将来的には点滴製剤なども加わってくるかも知れません．

セレネースは呼吸抑制の心配はないが，サイレースは呼吸抑制に要注意

ロゼレムはせん妄にも有効だが，効果発現に 1 ヶ月かかる

認知症の不穏を伴った不眠への対応
- まず日中に昼寝させないこと
- 投薬
  - 抑肝散
  - ロゼレム®（**せん妄に有効**．効果に 3〜4 週間）
    ※メラトニンの不足する高齢者に
  - デパケン®（バルプロ酸）シロップ（脳内の嵐を鎮める）

不眠，不穏・せん妄　■ 279

- ヒルナミン®錠（0.5A 筋注でもよい）
- レスリン®眠前（抗うつ薬だがむしろ睡眠薬．半減期短く切れ味もよい）
  - ※ただし 2019 年現在，保険適応病名は「うつ病」になる
- リスパダール®（糖尿病にも可．非定型だが錐体外路症状が多い）
  - ※ OD 錠もある
    - ⇒ ボーっとさせたい時に使う．糖尿病なければジプレキサ®の方が強力
- エビリファイ®: 非定型．糖尿病には「慎重投与」．リスパ®と逆でクリアになる
- セロクエル®: リスパ®の軽い版．糖尿病は禁忌だが錐体外路症状が少ない
- シグレスト®舌下錠: 薬の飲めない人に良い適応．糖尿病でも可．在宅で重宝

【KEY】**セロクエル®とジプレキサ®は太る**精神病薬
　　　 ⇒ **糖尿病には禁！**　ケトアシになる
【KEY】BZ 系でも非 BZ 系でも，重症筋無力症には禁忌

- **内服で不十分なら点滴**
  - ヒルナミン®（25mg）0.5A 筋注　※低血圧者では要注意．1A では過鎮静
  - **セレネース® 1A（5mg）**＋生食 20mL　静注
    - ※セレネース®だけなら呼吸抑制の心配はいらない
    - **※ただしパーキンソン病の患者には禁忌！**（EPS 悪化）
    - ※けいれんの閾値を下げてしまうので，脳転移などでは注意
  - サイレース®（またはロヒプノール®）1A（2mg）＋生食 100mL
    - ⇒ 点滴（30 分 or 1 時間），寝たらすぐ中止！（呼吸抑制）
    - ※サイレース®使用量を減らすためにも抗精神病薬の混注が望ましい
  - セレネース® 1A（5mg）＋サイレース® 1A（2mg）＋生食 100mL
    - ⇒ 1 時間ペースで点滴し，寝たらすぐ中止！（呼吸停止のリスク）
  - セレネース® 1A（5mg）＋サイレース® 0.5A（1mg）＋生食 100mL
    - ⇒ 1 時間ペースで点滴し，寝たらすぐ中止．覚醒したら再開
      - （サイレース®が少なめにしてあるので，より安全か）
  - アタラックス®P（50mg）＋生食 100mL　点滴（30 分 or 1 時間）
  - セレネース® 1A＋アタラックス®P（25〜50mg）＋生食 100mL　1 時間で点滴
  - ※過量投与後には呼吸が止まることあり SpO$_2$モニター必須
  - ※念のためアンビュー〔とアネキセート®（フルマゼニル）〕を準備しておく
  - **※決してセルシン®やサイレース®を急速静注しないこと！**（たとえ重積にセルシン®静脈投与するときですら 2 分以上かけてゆっくり静注）

パーキンソン病患者の不穏にセレネース禁忌

「不穏・せん妄にはすべてセレネース®」と覚えていると危険なこともあります．

上述のとおりリスパダール®では錐体外路症状が出やすいので，（糖尿病がなければ）セロクエル®あたりが無難です．

びまん性レビー小体型認知症の患者に，定型抗精神病薬は禁忌．必ず「非定型」で

レビー小体型認知症（DLB）に古い定型を出してしまうと，せん妄や不穏が悪化して手に負えなくなります．使うならセロクエル®などの非定型抗精神病薬を使いましょう．リスパダール®は非常に便利で使用頻度も高いのですが，PD，DLB でない高齢者であっても 1～2mg で錐体外路症状が出ることがしばしばあります．ましてや DLB に対してリスパダール®となると少し慎重さが求められます．2018年時点で最も推奨される薬剤はセロクエル®でしょう．糖尿病があるなどの理由でセロクエル®が使えない症例に限り，リスパダール® 0.5mg からかなり慎重に使用する，などのスタンスがよいかも知れません（実際は，PD 患者や DLB 患者の不穏では，糖尿病であっても禁忌を承知の上でセロクエル®を使うケースもあると思います）．

24 急患センター，当直バイト

24-1 救急外来で知っておくべき予備知識集

 シリンジポンプなら単独ルートでも 1cc/hr 以上あれば閉塞しない（理論上は）

　まぁ実際は閉塞してアラーム音がピコピコなっている散歩中の入院患者さんがいっぱいいるわけですが．とりあえず 2〜3cc/hr もあれば，単独ルートでもあまり詰まりません．
　ちなみに通常の滴下型の点滴ですが，ゆっくりでも「ポタポタ」さえあれば詰まらないといわれています．そういう観点からいうと，成人用の 20 滴 1cc のものより，小児用の 60 滴 1cc の方が「ポタポタ」が多い分，詰まりにくいらしいです．

 左右に偏った背部痛で，脂汗をかいて絶叫しているのは尿管結石が多い．大動脈解離だけは除外する

　休日や夜間に体格のいい若者が左右どちらかに寄った背部痛を訴えて，「ぐえ〜」と脂汗をかきながら絶叫して病院に来るパターンの多くは尿管結石です．尿潜血が（2+）とか（3+）になっています．夜中に腹痛で絶叫しながら救急車で病院を受診するけど結果として尿管結石とか便秘症とかでしたということはよくあります．尿管結石はすごい激痛らしいので，診断がついていないうちは救急車要請するのもある程度は仕方ないです．尿路結石痛には，指圧マッサージ，NSAIDs（坐薬），コスパノン®（フロプロピオン），ブスコパン®（ブチルスコポラミン）などが使われますが，点滴しながら歩かせると勝手に膀胱に石が落ちてくれることもあります．賛否あると思いますが，来院後も疼痛が持続しているなら念のため腹部単純 CT は撮っておいてもよいでしょう．

ただ当然ながら，左右に偏った腰背部痛をすべて尿管結石で片付けてはいけないのも事実です．腰背部痛の鑑別ではまず，整形外科的な腰痛かどうかが重要です．

- 整形外科以外 ⇒ 大動脈解離，大動脈瘤破裂，急性冠症候群を除外する
    ※特に女性の急性冠症候群（ACS）では，背部への放散痛のこともある
    ※急性膵炎でも激痛を訴えることがある
- 整形外科的な腰痛 ⇒ 緊急性（直腸膀胱障害，知覚運動障害，椎骨骨折）評価

現病歴（急性発症か，外傷歴の有無），随伴症状（胸痛，腹痛，発熱，下肢の痛み・痺れ，間欠性跛行，排尿・排便障害），既往歴（腹部大動脈瘤，心疾患，がん），内服薬などを確認しましょう．バイタルサイン（血圧左右差も），身体所見では腹部〜背部をていねいに診て〔圧痛，反跳痛，腹部大動脈の拍動性腫瘤，CVA（肋骨脊柱角）叩打痛など〕，整形外科的疾患を疑えば腰背部〜下肢の整形的診察〔脊柱部などの圧痛・叩打痛，下肢MMT（徒手筋力検査）など〕を行い痛みの部位を同定しましょう．

検査では，採血（ACSを疑えばCK，CK-MBも），尿一般（尿潜血の確認），ACSを疑えば心電図，エコーでの腹部大動脈瘤や水腎症の有無の確認などは行いたいところです．

尿管結石では急患センターではどこまで検査すべきか？

夜間急患センターではCTまでは撮影できない施設が多いです．病歴や尿潜血などから尿路結石の診断は容易でも，石が尿管に嵌頓してしまっているかどうかの判断は難しいです．それでも急患センターでは限られた検査から，平日の日中に泌尿器科を受診するまで自宅で待機させてよいか判断しなければなりません．ここで考慮すべきは，**超音波検査と採血検査**です．**超音波ですでに腎盂拡張がみられる症例や，採血で炎症が疑われる症例，Cr値が上昇している症例などはすぐに泌尿器科医がいる病院にコンサルト**した方が安全でしょう．片側の尿管に石が嵌頓すると，対側腎がしっかりしていてもCrはしばしば上昇します．超音波で腎盂拡張がなければ採血は省略してもよいかも知れませんが，自分の超音波手技に自信がなくて心配ならば採血しておきましょう．病院や地域ごとにマイナールールがあるかも知れないので，機会があれば知り合いの泌尿器科医に確認してみてください．

胆石は腹部単純 CT では全く写らないことがある

胆石は種類によっては単純 CT ではまったく写りません．造影 CT，MRI，もしくはいっそ**超音波検査**の方がベターです．

胃痛に使うプロマックは，亜鉛補充にもなる

- 胃痛 ⇒ PPI，アルサルミン®（スクラルファート），プロマック®（ポラプレジンク）
   - ※消化管運動亢進ならブスコパン®
- NSAIDs 消化性潰瘍の予防
   - ⇒ NSAIDs 定期内服：PPI 分1 併用
   - ⇒ NSAIDs 頓用：ムコスタ®（レバミピド）併用
- 喘息，アレルギー性鼻炎 ⇒ オノン®（プランルカスト）
- 咳止め ⇒ アスベリン®（チペピジン），
  痰きり ⇒ ムコダイン®（カルボシステイン）
- 感冒（上気道炎）⇒ 葛根湯（特に肩こり・頭痛のあるとき），
  カロナール®（アセトアミノフェン）
- 肺炎 ⇒ 清肺湯と抗菌薬（痰培養はできるだけ投与前に提出）

切断した指をそのまま氷水に浸すとふやけて使えなくなる

もし鋭利な刃物がついた機器などで指を完全に切断してしまった場合，再接着を目指すのであれば急いで形成外科的な手術を受ける必要がありますが，切断された指をどのようにして病院に持ち込むかによって成功率が大きく異なります．

正しい保存方法は 図1左 ですが，よく聞く間違いとして 図1右 のような保存方法があります。指が直接氷水に浸されていて，断端も含めてふやけてしまい，再建手術どころの状態ではなくなってしまいます．

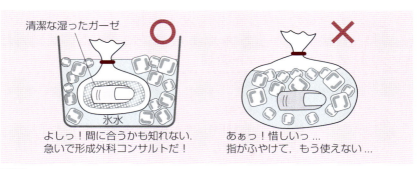

図1 再接着のための切断指の正しい保存方法と誤った保存方法

妊娠可能な年齢の女性のショックをみたら、他の診断がつくまで子宮外妊娠破裂を考えよ

妊娠可能年齢の女性には、なるべく全員に妊娠反応検査を行いましょう。妊娠反応陽性であれば、（経腟エコーでなくても）腹部エコーで子宮内に胎嚢を認めず、子宮内以外の場所に胎嚢や血腫像を認めたら子宮外妊娠を強く疑います（胎児心拍を認めたら診断は確定）。同時にダグラス窩、モリソン窩のエコーフリースペース（腹腔内出血）の有無もチェックしましょう。妊娠反応陽性で腹痛または性器出血があれば婦人科コンサルトします。

臨月の妊婦なら仰臥位低血圧症候群を疑って左側臥位にしてみるのも手です。

動物に噛まれた傷は縫合するな

ヒト咬傷であれ動物咬傷であれ、基本的に汚染傷です。初期に必要ならしっかり洗浄し、縫合せずに、むしろ排膿のためのドレナージとして、縫合糸を結んだ輪っかの部分を創内に入れて糸を周辺皮膚にステリテープで固定したりします。早期はできれば毎日受診してもらい創部を洗浄し、感染徴候のないことを確認してからドレナージ用の縫合糸を抜去します。

- 感染徴候なし
  ⇒ 予防投薬：**サワシリン®（アモキシシリン）1日3錠 分3 3～5日分**
  または オーグメンチン®（アモキシシリン・クラブラン酸）3～5日分処方
  もし傷が綺麗ならケフラール®（セファクロル）でもよい
- 感染徴候あり ⇒ 点滴治療：**ユナシン®S（スルタミシリン）3g 1日4回**

破傷風ワクチンを3回以上接種した人でも，最終発症から5年以上経過後に錆びた釘を踏んだら，破傷風トキソイド必要

　農作業中に足をザクっといったとか，汚い道路で滑って深い傷になったとか，錆びた釘を踏んで足に刺さったとか，野生の動物に噛まれたとか，明らかに汚さそうな創の人が救急外来に来たら，創洗浄やデブリや創処置だけでなく，破傷風予防をどうするかも考える必要があります．なお，1968年以前に生まれた人は，破傷風ワクチンが法定接種になる前の人たちなので，そもそも破傷風ワクチンを一度も打っていないおそれがあります．

- 破傷風を起こす可能性の高い創
    ⇒（ワクチン3回以上接種者で）最終接種から5年以上経過していれば破傷風トキソイドワクチン接種
- 破傷風を起こす可能性の低い創
    ⇒（ワクチン3回以上接種者で）最終接種から10年以上経過していれば破傷風トキソイドワクチン接種

　たとえ1968年以降に生まれた方でも，受傷して病院にきたタイミングで「ちょうど3年前に破傷風ワクチンの追加接種を受けたばかりなんですよ」という人は多くないでしょうから，**基本的には汚くて深い創の患者さんには破傷風トキソイドを検討する**というスタンスでよいのではないでしょうか．

　なお，そもそも破傷風ワクチンを受けたことすらない，もしくは3回しっかり受けたか不明，というケースでは破トキに加えて**破傷風グロブリン（テタノブリン®）**も適応があります．テタノブリン®を急速静注するとアナフィラキシーショックのおそれがあるので，生食か5%ブドウ糖液50ccにといて点滴，または**きわめて緩徐に静注**しましょう．

医療ケア関連肺炎（NHCAP）ではESBL産生菌が増えており，ユナシンSは効かないかも知れない

- 市中肺炎（CAP）＜医療ケア関連肺炎（NHCAP）＜院内肺炎（HAP）
    ※右に行くほど重症で，耐性菌の頻度も増す
    ※NHCAP: 介護施設入所中 or 介護 or 透析

- NHCAP の治療方針は基本的に HAP に準じるが，耐性菌のリスクによって，
  - 耐性菌リスク高い NHCAP ⇒ ゾシン®（タゾバクタム・ピペラシリン）
    ※ ESBL 産生菌であればカルバペネムを選択することもある
  - 耐性菌リスク低い NHCAP ⇒ ロセフィン®（セフトリアキソン），
    ユナシン® S（またはスルバシリン®）

　いずれにしても，抗菌薬開始前に培養検体（肺炎であれば喀痰，熱があれば血培 2 セットも）を提出し，感受性を治療経過中に確認することが大切です．**起因菌が判明したら de-escalation は怠らない**ようにしましょう．

 ちょっとした痛い処置（小手術）をしたいときは，ソセアタが素人向け．ソセゴン ＋ ドルミカム（3〜4mg）の場合は念のためアンビュー準備

ちょっとした痛い処置のとき眠らせたい

- ケタラール®（ケタミン）（鎮痛＋鎮静＋安全）
    ※一応麻薬指定だが，自発呼吸が残り安全
- ソセアタ（ソセゴン®＋アタラックス® P）は弱いので素人向け
    - 処置前の前投薬として気楽に使える
    - ソセゴン®（ペンタジン）は「鎮痛のみ」
    - アタラックス® P（ヒドロキシジン；抗ヒスタミン薬）の抗不安作用は弱め
    - 昔は処方箋なしで購入できた．気休め程度．睡眠導入にすらならない
- ラボナール®注（チオペンタール）やイソゾール®（チアミラール）は「鎮痛なし」（むしろ痛みの閾値下げる）
    - アメリカでは昔，死刑執行時の鎮静に使っていた
- ラボナ®錠（ペントバルビタール；バルビツール系）でも少しは眠るかも（脳波検査でよく使う）
- 「鎮痛＋鎮静」で**ソセゴン®＋ドルミカム®**という使い方もよくするが，ドルミカム®が効き過ぎると呼吸抑制のリスクがあり，念のためアンビューを準備する（たまに酸素吸入だけの状態でドルミカム® 10mg くらい i.v. する先生を見かけますが，危ないなと感じます．普通は**一度に投与する量は最大でも 3〜4mg 程度**にするとよいでしょう）．

鉄則 過換気症候群の患者さんのSpO₂が95%未満なら，診断は過換気症候群ではない

もし過換気症候群なら，SpO_2は室内気でも99〜100%のはずです．過換気症候群のふれこみで搬送されてきた患者さんのSpO_2が少なくとも95%以上なければ，何か怪しいと思ってください．重症筋無力症，ギランバレー，気胸，肺炎など紛れ込んでいるかも知れません．過換気症候群であれば，動脈血液ガスで「$PaCO_2$の低下および呼吸性アルカローシス」を認めるので鑑別も兼ねて行ってもよいかも知れません．ただし血液ガス検査の痛み自体が患者の不安をあおる場合もあり注意が必要です．なお，過換気症候群だけど「手の痺れ」「手が動かなくなった」「手足に力が入らない」などの麻痺を疑わせるような主訴で搬送されてくることもあります．「助産師の手」図2 になっていれば過換気のヒントになります．

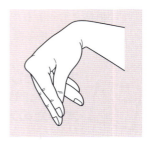
図2 助産師の手

禁忌 過換気症候群にペーパーバッグ法はもはや禁忌

では何をするのかと言うと，ゆっくり深呼吸させたり，問診とる振りをしながらお喋りしたりするだけでよいです．過呼吸では換気回数が50回/分くらいまで上昇しているので，お喋りさせるだけでも十分に効果があります．もし鎮静薬を使うのなら，点滴でもよいのですが，筋注で済ませてしまうことが多いです．

> **処方例**
> ① セルシン®（ジアゼパム）2.5mg か 5mg ほど筋注 ※ 10mg は多すぎ
> ② アタラックス®P（ヒドロキシジン）25mg 筋注 ※なぜか妊婦は禁忌

TIAを疑った場合，ABCD²スコアは「再発リスク」評価法であり，診断基準ではない

一過性脳虚血発作（TIA）後の脳梗塞再発リスクを評価するABCD²スコアという指標がありますが，TIAを「疑う根拠」としてABCD²スコアは使えま

せん．TIA を疑う根拠はあくまで，患者さんが話してくれるエピソードと，その時の診察所見です．くれぐれも，「ABCD^2 スコアが5点だから，TIA が疑わしい」のような使い方をしないで下さい．

ABCD^{2}スコア
- Age：60歳以上　1点
- Blood pressure（血圧）：140/90mmHg 以上　1点
- Clinical features（臨床症状）：片麻痺あれば2点，構音障害だけなら1点
- Duration（持続時間）：60分以上なら2点，10分以上なら1点
- Diabetes（糖尿病）：既往　1点

⇒ 4〜5 点だと，2日以内に 4.1％が脳梗塞になる
　6〜7 点だと，2日以内に 8.1％が脳梗塞になる

 脳梗塞を疑っても，まずは頭部 CT の撮影を優先する

第15章「脳卒中のプライマリケア」でも触れていますが，**超急性期における脳梗塞の診断は，突然発症の中等症以上の神経症状と脳出血の否定により行う**ものです．**血栓溶解療法，血栓除去術の適応となる脳梗塞症例を迅速に包括的脳卒中センターへ転送することが最重要事項**ですので，そのためには MRI にこだわることなく CT のみで転送の判断を行うことが必要です．誰の目にも明らかな神経症状が持続している症例であれば，「脳梗塞の証拠を得てから専門医に紹介しよう」などと考えて無理に MRI 撮影にこだわる必要はありません．

 開頭手術ができない病院で t-PA を開始するなら，開頭血腫除去術ができる転送先の病院を確保して，"drip and ship" の指示をもらってから

脳外科医のいない病院を脳梗塞超急性期の患者が受診して，t-PA 製剤の適用にあてはまっているという状況もありえます．そもそも田舎の病院では t-PA 製剤を置いていないことが多いのですが，最寄りの脳卒中専門病院まで救急車やヘリコプターで1時間というへき地の病院では，t-PA 製剤が置いてあれば搬送時に開始して drip and ship することを要求される場面もあるでしょう．**t-PA 製剤を使用する要件として，開頭血腫除去術などの脳外科的な**

処置が迅速にできることがありますので，転送先のあてもないのに独断でt-PA製剤を開始してしまうのでなく，開頭手術がいつでもできる体制の搬送先の確保を優先すべきです．**基本的に超急性期の症例は包括的脳卒中センターに集約すべき**で，地域医療を支える中規模〜小規模の病院がリスクを冒してまで無理をする必要はありません．搬送先が無事に決まって drip and ship をするかどうかは，搬送先の専門医に相談して「できれば t-PA を開始してから搬送して下さい」とお墨付きをもらってからにするとよいでしょう．

Drip and ship は基本的には，t-PA の最初の 10% も，残りの 90% の持続投与もシリンジポンプで計測しながら正確に投与します．Drip and ship の搬送中に出血してしまう場面もありうるので，t-PA 投与を中止する判断を車中で迅速に行うためにも，理想は医師が同乗すべきです．難しければ看護師さんに同乗してもらって血圧と NIHSS（p.179 参照）を観察してもらい，変化があれば医師に連絡してもらう体制を取っておきましょう．

若年性脳梗塞では専門的精査が必要な場合が多い

若年性脳梗塞では，通常の病型のほかに以下のような病態の除外が必要です．

- 椎骨動脈解離，脳動脈解離（高血圧のある喫煙者など）
- 抗リン脂質抗体症候群，プロテイン-C/S 欠乏，アンチトロンビンⅢ欠乏
- その他の膠原病（ベーチェット病などの血管炎）
- 脳静脈洞血栓塞栓症
- 経口避妊薬（ピル）の使用

いずれも診断過程や再発予防が通常の脳梗塞へのアプローチと異なりますので，専門医に相談して適切な精査と介入を依頼するのがよいでしょう．

両下肢の不全麻痺の症状でも，腰・仙髄ではなく頸・胸髄レベルの障害であることがある

脊髄の横断面では体部位局在が存在するのは有名なことです．たとえば，頸髄レベルの障害であっても，下肢に向かう神経路が局在している領域に病巣や圧迫が生じれば，下肢にだけ症状が出現して上肢は無症状という状況もありえます．神経症状から脊髄病変を疑った場合，**病巣が疑われる髄節レベルの前後だけでなく，それより上の大後頭孔までの脊髄に異常がある可能性**も忘れないようにしましょう．その日のうちに整形外科にコンサルトすべき症例か迅速に

判断したければ，放射線技師さんに相談して whole spine MRI で一度に脊髄全長をざっとスクリーニングしてみるのも手です．

 24 時間以内に自分が診察した患者でなければ，心肺停止で搬送されてきたら一応警察に一報を入れておく

クモ膜下出血（SAH）鑑別目的のルンバール針は警察の人が持ってきてくれます．患者さんは固くなっているので穿刺は難しいですが，頑張って下さい．たまに経腹壁で膀胱穿刺も依頼されます．おそらく睡眠薬やその他の薬物を飲んでいないか確認しているのだと思います．

これから高齢化社会で在宅介護が主流の時代になっていくなか，明らかな病死でもいちいち警察を呼んでいたら警察の皆さまにも迷惑ではないかなと心配になることがありますが，ここで手を抜いてしまうと，そこの裏をかこうとした事件が横行してしまうおそれもありますし，ルールはしっかり守りましょう．

24-2 急患・急変対応時に注意すべき禁忌事項

 アスピリン喘息の患者に，デカドロンやリンデロン以外のステロイドを点滴するな

アスピリン喘息（鼻茸，慢性副鼻腔炎の合併が多い）の患者さんにステロイドの点滴をする場合（パルス療法などで），コハク酸エステル型〔ソル・コーテフ®（ヒドロコルチゾン），ソル・メドロール®（メチルプレドニゾロン），ソル・メルコート®（メチルプレドニゾロン）など「ソル」で始まるものなど〕は禁忌である．

使えるのはリン酸エステル型のデカドロン®（デキサメタゾン）またはリンデロン®（ベタメタゾン）である．しかし，デカドロン®なら 100％安全とも限らないので，ゆっくりめで点滴した方がよい．

 Ca 拮抗薬やテグレトール服用中の患者は，グレープフルーツ禁忌

グレープフルーツ（およびジュース）禁忌は，Ca 拮抗薬，一部のスタチン系，テグレトール®（カルマバゼピン），シクロスポリン，タクロリムスである．

FOY，アレビアチン，セルシンなどを混注や希釈してはいけない

- 混注禁忌　　　⇒ FOY®（ガベキサート），アレビアチン®（フェニトイン）（これらは単独ルートで）
- 希釈すら禁忌　⇒ セルシン®（ジアゼパム）
- 混ぜるの禁忌　⇒ アミノレバン®（アミノ酸）とソルダクトン®（カンレノ酸）（白濁する）
- 基本的に単独ルート ⇒ 輸血製剤すべて

血圧が低めの患者にむやみに消炎鎮痛薬を投与してはいけない

　消炎解熱鎮痛薬は，すべて血圧低下のリスクあり．ボルタレン®坐薬（ジクロフェナク）も．よって，脱水傾向の人や，血圧調節機能が低下している患者には，ボルタレン®坐薬やアンヒバ®坐薬（アセトアミノフェン）は禁忌と考えてよい．アセトアミノフェンでも血圧低下は起きるし，アレルギーだってありうる．アセトアミノフェンでは他にも肝機能障害を覚えておくべきである．

蒸留水を点滴してはならない

　注射用水（蒸留水）を静脈投与すると，浸透圧ゼロなので溶血が進んで，命に関わるおそれすらある．高 Na^+ 低 K の状況で，本来使いたい5%ブドウ糖液をどうしても使えないときに誤って蒸留水を投与してしまう危険があるが，看護師さんが間違いを指摘してくれるとも限らないので，「蒸留水は点滴できない」ことは全員覚えておくべきである．

デパケン内服中の患者にメロペン禁忌

　メロペン®（メロペネム）によってデパケン®（バルプロ酸）の血中濃度が急に落ちて，けいれんが誘発されます．

妊婦に以下の薬剤は禁忌

妊婦に禁忌
- ワーファリン®（ワルファリン）
    - ※ヘパリンは OK（分子量 10,000 で胎盤通らない）
- NSAIDs　※特に妊娠後期において胎児の動脈管を収縮
    - ⇒ アセトアミノフェン（カロナール®，アセリオ®，アンヒバ®坐薬など），湿布ならセルタッチ
- PG 製剤〔オパルモン®（リマプロスト）など〕
- ACE 阻害薬，ARB
- スタチン系
- 生ワクチン
- 経口糖尿病薬　※インスリンは OK
- βブロッカー
- （妊娠 20 週未満なら）Ca 拮抗薬　※ 2019 年現在
- 大量のベンゾジアゼピン系薬（特に妊娠初期）
- セレネース®（ハロペリドール）
- 抗甲状腺薬のチアマゾール（MMI）(特に妊娠初期) ⇒ MMI 奇形症候群
- 多くの抗菌薬
- MS（多発性硬化症）の再発予防薬の IFN-βやイムセラ®（フィンゴリモド）〔コパキソン®（グラチラマー），ケタス®（イブジラスト），ステロイドは OK〕
- 大黄を含む漢方（子宮収縮作用）
    - ⇒ 妊婦の便秘には乳酸菌＋GFO 療法や，マグラックス®（酸化マグネシウム）なら OK
- アタラックス®P（ヒドロキシジン）

※ Ca 拮抗薬は，以前は無条件に妊婦禁忌とされていましたが，**妊娠 20 週以降では妊婦禁忌が解除になりました**．いまや妊娠 20 週以降の妊婦においてガイドラインで推奨すらされています．妊娠 20 週未満ではまだ禁忌ですが，将来的にどうなるのか気になります
※アタラックス®P が妊婦禁忌なのは，特に理由はないようです
※鍼灸治療の妊婦禁忌も，将来的にどうなるかは不明です
※片頭痛に対するトリプタンは有益性投与で，「禁忌」ではない
※シクロスポリン，タクロリムス，アザチオプリンなどの免疫抑制薬は，2017 年に妊婦禁忌が外れました．ただし，リスク・ベネフィットを専門家が見きわめて使います

50歳未満の女性が腹痛や嘔吐で受診したら，妊娠反応検査を忘れてはならない

「私，絶対に妊娠していません」は信用できません．26 章の 図1 でも触れますが，結局はただの急性胃腸炎であったとしてもその鑑別ステップにおいて腹部造影 CT が必要になるケースが少なくないので，やはり妊娠反応検査は全例であらかじめ調べておくべきです．なお，1 章でも述べましたが，卵巣腫瘍茎捻転でもしばしば嘔吐をきたします．この場合，妊娠反応は陰性のはずですが，診断のために腹部造影 CT を撮ると思いますので，やはり妊娠反応はあらかじめ必要ということに変わりありません．

尿道カテーテルのバルーンに生食や水道水を入れてはならない

尿道カテーテルのバルーンに水道水や，ましてや生理食塩水を入れては決していけません．結晶が析出して，バルーンの水が抜けなくなってしまいます．

Master the Primary Care **Chapter 25**

25 予測指示（実例）（五十音順）

　なお，ここに掲載した実例集はあくまで一例であり，実際に出すべき指示や注意書きに関しては症例ごとに柔軟に変える必要がありますので，あくまで参考程度にお考えいただければ幸いです．

アナフィラキシーを疑った場合
⇒ まず全身状態，バイタルサインの確認．また，抗原との接触も確認

皮膚症状のみ（全身状態良好）

① Dr call　　② プレドニゾロン散1％（20mg）分2　※数日続ける

③ β刺激薬の吸入（メプチン® 0.3mL＋注射用蒸留水3mL）

中等度以上の場合

① 緊急対応としてDr call

② ソルデム1号で末梢ライン確保（ライン確保困難の場合は下記ボスミン®を優先）

③ ボスミン®注（1mg/1mL）を0.2mg（0.2mL）大腿前外側45度に筋注

④ 症状が改善しない場合には5分後にボスミン®筋注を繰り返す（3回まで）
　　※重症：生食10倍希釈にて同量の静注も考慮

⑤ 水溶性プレドニン10mgを1日2回静注

⑥ β刺激薬の吸入（メプチン® 0.3mL＋注射用蒸留水3mL）

嘔気・嘔吐時

① ナウゼリン®坐薬 60mg 1個挿肛

② 点滴路があるなら，プリンペラン®注（10mg）1A　静注

胃瘻のある患者が，血の混じった吐物を吐いた場合

• Dr call，**絶食**，点滴，**胃瘻開放**（廃液を観察），**ガスター®注**などPPI（ただしガスター®の長期使用は汎血球減少のリスクなので，1週間程度で）

JCOPY 498-02082　　　　　　　　　　　　　　　　　　　予測指示（実例）■ 295

吃逆時

- 半夏瀉心湯（＝嚥下機能改善薬）
- 柿蒂湯（シテイトウ：柿のヘタエキス）
- コントミン®（25mg）1T 内服
- プリンペラン®
- 抗てんかん薬
- 筋弛緩薬（バクロフェン）

痙攣時 ⇒ 5 分以上続けば「重積」なので，必ず Dr call

末梢ラインがあるとき

- Dr call, 気道確保, 酸素投与しつつ，セルシン®注射液 5mg　緩徐静注 or 筋注（筋注だと効くまで数十分かかるので，基本はスロー i.v.）

末梢ラインがないとき

① ダイアップ®坐薬（10）1 個挿肛　（体重 20kg 未満なら半量）
② それでも続くなら，エスクレ®坐薬（250）1 個
③ それでも続くなら，Dr call

血圧指示 ⇒ SBP≧220 または SBP＜80 なら Dr call

低血圧時

- SBP＜80 なら下肢挙上．持続鎮痛薬や鎮静薬を投与中なら中止
  ライン確保の上で外液による補液を開始（心不全の有無によらず）
- 昇圧剤を用いる場合，
  ・敗血症による低血圧 ⇒ ノルアドレナリン（$\alpha > \beta$）持続投与
  ※1mg/mL アンプル 5 本＋生食 45cc ⇒ 1～5cc/hr(0.05～0.3γ)で開始
  　SBP 90mmHg 以上めざし 1cc/hr ずつアップ, MAX 10cc/hr まで OK
  　SBP 100mmHg 以上持続なら 1cc/hr ずつ減, 最終 OFF 可
- それ以外の低血圧 ⇒ ドパミン持続投与
  ※キット製剤：イノバン®，プレドパ®

高血圧時

- 末梢ラインあれば，Dr call のうえでペルジピン®ハーフ検討
- SBP≧160mmHg なら，フランドル®テープ 1 枚貼付（2 枚まで可）
  SBP＜120mmHg で 1 枚ずつ剝がす
- アダラート®（ニフェジピン 5mg）1cap 内服も可だが，舌下投与は禁止

プレドパ予測指示

- 血圧 90 以下持続するとき，1mL/hr ずつ増量可．10mL/hr まで
- 血圧 100 以上持続するとき，1mL/hr ずつ減量可．中止まで可

血糖指示（慢性期病棟バージョン）
⇒ 明日からインスリン投与増量．スライディングは変わりなし

インスリン投与指示

- 朝：ノボリン®R フレックスペン 26 単位　皮下注射
- 昼：ノボリン®R フレックスペン 26 単位　皮下注射
- 夕：ノボリン®R フレックスペン 16 単位　皮下注射

スライディングスケール（血糖測定を行ったときに適応）

- 血糖値　70 以下　　50%Glu 20mL 静脈注射
- 血糖値　71〜300　　経過観察
- 血糖値　301〜350　ノボリン®R フレックスペン 4 単位　追加投与
- 血糖値　351〜400　ノボリン®R フレックスペン 6 単位　追加投与
- 血糖値　401〜　　　ノボリン®R フレックスペン 8 単位　追加投与

血糖測定指示

- 毎週水曜日に血糖 4 検（朝，昼，夕，20 時）

血糖指示（急性期病棟バージョン）

低血糖

- 定時測定に加えて，低血糖症状（ふるえ，発汗，動悸，視力異常 etc）が出現したなら血糖測定を行い，80mg/dL 未満なら下記のいずれか施行し 30 分後再検
  - ① ブドウ糖（単糖類：グルコースサプライ）10g 服用あるいは
    砂糖（二糖類：ペットシュガー）10g 服用
    ※ α-GI（ベイスン®，グルコバイ®）服用者にはブドウ糖で
  - ② 50%ブドウ糖液 20mL i.v.
  - ③ 50%ブドウ糖液 20mL＋5%ブドウ糖液 50mL　全開 i.v.
  - ④ グルカゴン 1A 筋注
  - 就寝前なら上記いずれかに加えてカロリーメイト 1 個（1 個/晩まで）

食事あり，定時インスリンあり

① 各食前の血糖値に応じて，下記の量のインスリンを定時注射に追加（眠前のNは増量しない）
- ・～180　　 ：指示どおり（追加なし）
- ・181～220：定時指示量＋2単位
- ・221～500：定時指示量＋3単位
- ・501～　　：Dr call

② 食欲低下時は食前指示インスリンを食後注射とし，食事量により定時指示量を変更（合計1単位以下は省略可）
- ・7～10割　 ：定時指示量＋①の追加分
- ・4～6割　　：定時指示量の2/3（端数切り捨て）＋①の追加分
- ・1口～3割：定時指示量の1/3（〃）＋①の追加分
- ・食事なし　：定時指示分は中止，①の追加分のみ

食事あり，定時インスリンなし

- 各食前の血糖値に応じて，下記の量のインスリンを皮下注する（食前以外の高血糖は経過観察でよい）
  - ・　　 ～180：なし
  - ・181～220：ノボラピッド® 2単位
  - ・221～260：ノボラピッド® 3単位
  - ・261～300：ノボラピッド® 4単位
  - ・301～400：ノボラピッド® 6単位
  - ・401～500：ノボラピッド® 8単位
  - ・501～　　：Dr call

絶食時（シックデイこそDM患者は血糖が上がるのでスケール重要）

- 測定した血糖値に応じて，下記の量のインスリンを皮下注する
  - ・　　 ～180：なし
  - ・181～220：ノボラピッド® 2単位
  - ・221～500：ノボラピッド® 3単位
  - ・501～　　：Dr call
- 寝たきりの患者の場合 ⇒ ゆるく下記の一行でOK
  絶食時，BS≧300でノボラピッド® 2単位

ICUにおけるインスリン持続静注

- インスリン持続静注では1時間ごとの血糖測定が必要なので，基本的にはICUで
- 血糖値が2回続けて201mg/dL以上の場合，インスリン持続注射を下記から開始

ノボリン®R 注（100 単位/cc バイアル）0.5cc（50 単位）＋生食 49.5cc
⇒ 1 単位/cc になる ⇒ BS に応じて下記のペースで投与開始

- ・201～250：1cc/hr（1 単位/hr）で開始
- ・251～300：2cc/hr で開始
- ・301～350：3cc/hr で開始
- ・351～400：4cc/hr で開始
- ・401～　　：5cc/hr で開始
- その後，1 時間毎に血糖測定し，以下のスケールを適応（血糖目標：144～180）
  - ・110 未満　：Dr call してインスリン持続静注を中止
  - ・110～139：0.5cc/hr（0.5 単位/hr）減らす
  - ・140～199：そのまま
  - ・200～249：0.2cc/hr アップ
  - ・250～299：0.4cc/hr アップ
  - ・300～349：0.6cc/hr アップ
  - ・350～399：0.8cc/hr アップ
  - ・400～　　：1.0cc/hr アップして Dr call

酸素指示

- SpO_2 低下時，SpO_2＜94％（室内気）が続く場合，酸素投与開始
- O_2 鼻カヌラ 1L から開始，1～4L は鼻カヌラで，5～10L はフェイスマスク
- フェイスマスク 10L 以上でも SpO_2 維持できなければ，
  ⇒ リザーバー付きマスク 8L FiO_2 60％より開始 ⇒ MAX 100％まで可

人工呼吸器指示

重量式の場合の一例（神経難病の患者さん）

- ・機種名　　　：LTV 1200
- ・換気モード　：従量式，SIMV/CPAP モード
- ・一回換気量　：500mL
- ・換気回数　　：12bpm
- ・吸気圧　　　：$10cmH_2O$
- ・吸気時間　　：1.0 秒
- ・圧サポート　：$10cmH_2O$
- ・酸素濃度　　：40％
- ・感度　　　　：＿＿＿Lpm

- PEEP : $2cmH_2O$
- 吸気圧上限 : $50cmH_2O$
- 吸気圧下限 : $3cmH_2O$
- 分時換気量下限: 1L

重圧式の場合の一例

- 機種名 : LTV 1200
- 換気モード : 従圧式，SIMV/CPAP モード
- 一回換気量 : ___mL
- 換気回数 : 12bpm
- 吸気圧 : $15cmH_2O$
- 吸気時間 : 0.9 秒
- 圧サポート : $10cmH_2O$
- 酸素濃度 : 32%
- 感度 : 2Lpm
- PEEP : $5cmH_2O$
- 吸気圧上限 : $45cmH_2O$
- 吸気圧下限 : $5cmH_2O$
- 分時換気量下限: 1.5L

PaO_2＞90 を維持するよう適宜 FiO_2 0.30〜0.60 で調節可

- FiO_2 0.60 でも維持できない場合
- $PaCO_2$＞80 の場合
- pH＜7.3 の場合
    - ⇒ Dr call

頭痛時

- SG 顆粒 1P 頓用
- ロキソニン®，カロナール®でも可
- 片頭痛ならレルパックス®頓服

疼痛時 ⇒ 以下のいずれの対応をとる場合にも，まず血圧低下がないことを確認する

内服できる場合

- カロナール®（200mg）錠　1 錠 or 2 錠
    - ※ 4 時間以上あける．アセリオ®点滴とあわせて 1 日 4 回まで
    - ※肝機能障害がある場合にはなるべく避ける

- ロキソニン® 1 錠＋ムコスタ® 1 錠（高齢者では潰瘍が怖く，パリエット®
  など PPI で）
    ※ 4 時間以上あける．ロピオン®点滴と合わせて 1 日 4 回まで
- 潰瘍の既往や糖尿病がある場合 ⇒ カロナール® 1 包
    ※その他　ブルフェン® 1 錠頓服
    ※ NSAIDs との併用で保険適用あるのはサイトテック®やネキシウム®
    だが，実際にはムコスタ®やセルベックス®を処方する先生が多い．
    NSAIDs の空腹時の単独服用は避けよ

内服できない場合

- アセリオ®静注液 1,000mg 点滴 0.5 袋
  ※ 4 時間以上あける．カロナール®内服と合わせて 1 日 4 回まで
  ※肝機能障害がある場合にはなるべく避ける
- ボルタレン®坐薬（25mg, 50mg）やアンヒバ®坐薬（100mg, 200mg）
- ロピオン®1A＋生食 100cc を 30 分〜1 時間で点滴
  ※ 4 時間以上あける．ロキソニン®内服と合わせて 1 日 4 回まで
  ※ロピオン®は急速静注すると喘息を誘発する
- ソセゴン®注 15mg＋生食 100cc を 30 分〜1 時間で点滴
  ※ 4 時間以上あけて 1 日 3 回まで．麻薬使用時は拮抗するため不可
  ※眠前であればアタラックス®P 50mg 混注可
  ※ソセゴン®点滴による血圧低下や呼吸抑制が怖ければ筋注でも可

がんに伴う疼痛，呼吸苦の場合

- 内服できるなら，**ソラナックス®** 1 錠内服
- 内服困難なら，塩モヒ注 2mg 皮下注 or 塩モヒ 2mg＋生食 50cc（30 分）
  あるいは，フェントス®テープ（フェンタニルの貼付剤）
  ※比較的簡単に出しやすいのは，オプソ® 液やフェントス®テープ
  ※勤務病院の都道府県で麻薬使用許可をしっかり申請してあるか注意

尿量指示（24 時間バランスチェック中）

- バランス ≧ ＋800cc/day ならラシックス®1A i.v.
- バランス ＜ －1,000cc/day ならヴィーン®F 500cc を 5 時間で drip
- 尿量 200cc/3hr 以下のとき，尿比重を目視にて測定
    ・≧1.025 なら，ヴィーン®F 500cc
    ・≦1.024 なら，ラシックス®5mg＋生食 50cc
- 尿量が 0.5 ［cc/kg 体重/hr］ を下回ったら Dr call
  （緊急度も頻度も，「腎後性＞腎前性＞腎性」）

ネブライザー指示

痰が濃いとき
- ビソルボン®吸入液 2mL＋蒸留水 10mL　1日4回まで
  ＝蒸留水 10mL＋ブロムヘキシン吸入液 2mL

喘鳴時
- 蒸留水 3mL＋メプチン® 0.3mL

発熱時

- 38.0℃以上で SBP 100〜120mmHg 以上 ⇒ アンヒバ®坐剤 200mg 1個 挿肛（体重 20kg 未満では 100mg を1個　1日3回まで）
- 体温 38.5℃以上のとき　本人熱感あればクーリング
  ※悪寒で震えている場合は，むしろクーリングせず保温

皮疹悪化時

- ポララミン® 5mg＋生食 50cc を 5〜10 分で drip
- ソル・コーテフ® 100mg＋生食 50cc を 5〜10 分で drip

不穏・せん妄 ⇒ BZ 系はせん妄を悪化させるので使わない

経口可能なら
- DM なければ，**ジプレキサ®** 5mg 1錠服用や**セロクエル®**
- DM あれば，リスパダール® 1mg 舌下 or 内服

経口できなければ
- **セレネース®**注 2.5mg（0.5A）筋注 or 皮下注
  ※成人なら 5mg 筋注しても OK
  （ただしパーキンソン病患者ではセレネース®禁忌）
- それでも不十分なら，ヒルナミン® 0.5A を筋注 or 皮下注

暴れて自傷他害をしている現場
- まずセレネース® 1A 筋注で鎮静
  ・さらに サイレース® 1A（2mg/2cc）＋生食 10cc を slow i.v.
    ⇒ 眠ったら中止
    （スローに入れないと呼吸がすぐ止まる．傍らにアンビューを用意）
  ※間違って全量入れてリバース必要ならアネキセート® 0.5A を i.v.

Master the Primary Care **Chapter** 25

・効いたら病棟に搬送，セレネース®点滴 または ドルミカム®少量持続
（ドルミカム® 50mg/10cc ＋生食 40cc で 1mg/cc ⇒ 2cc/hr で開始，
MAX 5cc/hr）

びまん性レヴィー小体認知症のせん妄

- 定型 major tranquilizer は DLB のせん妄を悪化 ⇒ 非定型 major を使う
  ・定型：コントミン®，ヒルナミン®，セレネース®，レボトミン® etc
  ・非定型：セロクエル®，リスパダール®，ジプレキサ®，エビリファイ®，
  ルーラン® etc（非定型には 2019 年，点滴製剤がない）

> ※パーキンソン病や DLB ではリスパダール®で錐体外路症状が問題になり
> やすいので，まずはセロクエル®の使用がよいと考えられます．糖尿病
> によりセロクエル®が禁忌となる場合には，リスパダール® 0.5mg から
> 慎重に使い始めます

不眠・不安・焦燥 ⇒ マイナートランキライザー（BZ 系）

経口可

- レンドルミン® D 錠 0.25g 1 錠投与
- マイスリー® OD 錠 5mg 1 錠投与
  ※ただし急性狭隅角緑内障や重症筋無力症には禁忌

経口不可

- アタラックス® P 0.5〜1A　筋注 or 皮下注 or 生食 20cc にといて i.v.
  ※ただし妊婦には原則禁忌
  ※不眠の原因が午後以降のステロイド内服なら，服用を朝 1 回に変更
  ※催眠より抗不安を期待するなら，ワイパックス®
  ※ロゼレム®には催眠効果はない

便秘時 ⇒ まずは腸閉塞を除外

- ラキソベロン®（ピコスルファート）5〜15滴/日，適宜調節，Max 40滴/day
- テレミンソフト®坐剤 1 個（⇐ ラキソベロン®で 3 日排便ないとき）
- レシカルボン®坐剤（LEC）1 個　※挿肛後の血圧低下に注意
- グリセリン浣腸 60mL（⇐ ラキソベロン®で 3 日排便ないとき）
  ※浣腸後の血圧低下に注意
- スタッフの手が余っていれば，摘便してもよい．
- その他，ミルマグ®錠/液，センノシド® etc

26 見落としやすいその他の疾患 (五十音順)

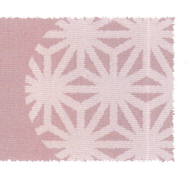

26-1 不十分な問診では見落としやすい疾患

医原性・薬剤性・中毒性・アレルギー性，その他の外因による疾患

病名（五十音順）	コメント
アスピリン喘息	NSAIDs 過敏喘息とも
悪性症候群，横紋筋融解症	抗パーキンソン病薬その他の薬剤の自己中断，脱水，運動，飲酒など
アルコール関連疾患	Wernicke 脳症ではビタミン B_1 の補充前にビタミン B_1 採血検査を
アルコール離脱, BZ（ベンゾジアゼピン）系の急な中断	BZ 系を急に中断すると痙攣をきたすことがある
アレルギー性気管支肺アスペルギルス症（ABPA）	アレルギー反応が主な病態なので，治療はステロイドが主体
胃切除術後の胆石症	
胃切除術後の貧血	
一酸化炭素（CO）中毒	急性症状から数日～1 ヶ月して生じることがある．間欠型では，意思疎通困難，行動異常（遅発性精神症状）や尿失禁から認知症と誤診される
外傷性	症状の発症機転を聴取しなければ分からない．骨折や外傷性血腫など
覚醒剤，麻薬中毒	尿中薬物簡易スクリーニングキットとして，Triage DOA や INSTANT-VIEW M-I などがある
過敏性肺炎	すりガラス影や粒状影（浸潤影ではない）．酪農，鳩，加湿器，キノコなどに注意
花粉症	

（次頁につづく）

病名（五十音順）	コメント
偽膜性腸炎	*Clostridium difficile* 腸炎．原因抗菌薬の中止を
行軍ヘモグロビン尿症	
好酸球性肺炎	初めての喫煙から数週間以内の若者など
シックハウス症候群	だるさ，めまい，頭痛，鼻水，のどの痛み，咳
食中毒	
食物依存性運動誘発アナフィラキシー	
腎性全身性線維症	腎不全に MRI の Gd 造影剤は禁忌．皮膚硬化や四肢関節拘縮をきたす
セロトニン症候群	抗うつ薬服用中に発熱，高血圧，神経・精神症状など
鉄過剰症	ヘモクロマトーシス
ピロリ除菌後の胃食道逆流症（GERD）	しばしば慢性咳嗽の原因となる
複合性局所疼痛症候群（CRPS）	外傷や手術の後，痛覚過敏，左右差ある皮膚変化
服用中の薬剤による副作用	服用開始からの期間は必ずしも否定する根拠にならない
腹部手術後の癒着性イレウス	
ブロム中毒	市販頭痛薬の乱用など．多彩な神経症状を呈する
ヘパリン起因性血小板減少症（HIT）	
放射線脊髄症，放射線肺臓炎	
マグネシウム中毒	Mg 製剤（下剤）の長期使用
ミルク・アルカリ症候群	Ca＋Mg 過剰摂取から高 Ca 血症（嘔吐，倦怠感，意識↓）
免疫再構築症候群	抗 HIV 療法後
薬剤性過敏症症候群（DIHS）	HHV6-IgG 上昇．発熱，紅斑，WBC↑，肝酵素↑，異形リンパ球，好酸球↑，リンパ節腫脹など．原因薬剤を中止しても 2 週間以上遷延する．抗てんかん薬，抗菌薬，抗不整脈薬などが原因となる
薬剤性パーキンソニズム（錐体外路症状）	抗精神病薬〔ドグマチール®（スルピリド）〕，プリンペラン®（メトクロプラミド），メチルドパ，レセルピン，Ca 拮抗薬，抗てんかん薬など．ナウゼリン®（ドンペリドン）も D_2拮抗薬だが BBB 不透過なので吐き気止めとして処方しやすい

(次頁につづく)

病名（五十音順）	コメント
薬剤性不整脈	特に注意が必要なものとして， ① マクロライド系，ニューキノロン系，ケトコナゾール，フルコナゾール，イトラコナゾールなどによる QT 延長を背景とした心室性不整脈 ② β ブロッカーによる徐脈や，非選択的 β ブロッカーによる気管支喘息の誘発 などが挙げられる
薬剤熱	比較的徐脈．原因として抗菌薬，抗てんかん薬，抗不整脈薬など．投与開始から 1 ヶ月以内が多い．半減期が長い薬では休薬後も遷延
リチウム中毒	躁病薬のリチウム製剤
Stevens-Johnson 症候群，TEN	

遺伝性疾患 （家族歴を聴取しなければ分からない．孤発性もあるので注意）

病名（五十音順）	コメント
アルポート症候群	難聴と慢性腎炎を呈する遺伝性疾患
遺伝性血管性浮腫 （HAE）	不定期に手が腫れたり，腸管浮腫に伴う腹痛がみられたりする．補体 C4 が低下．喉頭浮腫で突然死も．家族歴あり
遺伝性周期性発熱症候群	家族性地中海熱（FMF），TNF 受容体関連周期熱症候群（TRAPS），クリオピリン関連周期熱症候群 （CAPS），高 IgD 症候群など．FMF が最多で，周期性発熱＋漿膜炎をきたす遺伝性疾患．周期は数週間〜数ヶ月に 1 回．数日で解熱
オスラー病	遺伝性出血性末梢血管拡張症（HHT）．鼻出血，血痰，頭痛，貧血
多発性内分泌腫瘍症 （MEN）	
ファブリー病	心不全，腎不全，神経症状，皮膚・眼・耳・消化器症状．四肢痛，腹痛だけでなく脳梗塞に至るケースも．X 連鎖劣性だが，女性にも軽症例として発症しうる．
リンチ症候群	遺伝性非ポリポーシス大腸がん （HNPCC）．若年から主に右半結腸に大腸がんが多発する家系
MELAS	ミトコンドリア病の代表格．5〜15 歳で発症，低身長，糖尿病，けいれん

Master the Primary Care Chapter 26

26-2 レアだけど覚えておきたい感染性疾患

病名（五十音順）	コメント
オウム病クラミジア	マイコプラズマに似ているがヒト-ヒト感染なし
化膿性椎体炎	
カンジダ菌血症	眼科コンサルト必須．できれば心エコーも
感染性関節炎，化膿性関節炎	迅速に抗菌薬，切開洗浄術
感染性心内膜炎（IE）	血液培養が決め手．ときに感染性多発脳動脈瘤．疣腫が直径10mm以上では抗菌薬点滴だけでは効果不十分なことも多く，また脳梗塞などの塞栓症のリスクも高まる．弁破壊などあれば外科手術の適応
寄生虫	好酸球↑が手がかり
シガテラ中毒	渦鞭毛藻 ⇐ イシガキダイなど．主に西日本～沖縄
ジカ熱	海外渡航歴
粟粒結核	腎結核，結核性ブドウ膜炎，脊椎カリエス，結核性髄膜炎などを呈する．診断は難しいが，血液培養，PCR，眼底検査などをもとに診断する．結核菌の証明が難しいので疑ったら3回以上の結核菌検査（培養・PCR）を検討する
帯状疱疹	眼部帯状疱疹，頭部では髄膜炎になることも
ダニ刺咬	WBC，肝酵素，CRP上昇が手がかり．テトラサイクリン系で治療する ① ライム病（ボレリア ⇐ マダニ）長野県，北海道 ② ツツガムシ病（リケッチア ⇐ ツツガムシダニ） ③ 日本紅斑熱（リケッチア・ジャポニカ ⇐ マダニ） ④ 重症熱性血小板減少症候群（SFTS）（ウイルス ⇐ ダニ）： 　　主に西日本．症状がクリミア・コンゴ熱に似ていて，致死率は10～30％ほど
腸腰筋膿瘍	
デング熱	ウイルス ⇐ 蚊．発熱，頭痛，筋痛，皮疹，WBC↓，Alb↓
伝染性単核球症（IE）	EBウイルス，サイトメガロウイルス，HIV．思春期の患者に一過性の肝機能上昇をみたらIEを疑う
ニューモシスチス肺炎	免疫不全患者など
猫ひっかき病	猫の5～20％，子ども，WBC・CRP・肝酵素が↑，リンパ節腫脹，*Bartonella henselae* ペア血性

（次頁につづく）

見落としやすいその他の疾患 ■ 307

病名（五十音順）	コメント
梅毒	梅毒は great imitator で，多彩な症状を呈する．TPHA 法は陽性に 4 週間かかるが，陰転化せず，偽陽性もほとんどない
破傷風	潜伏は 3 日〜2 ヶ月 ⇐ 外傷，やけどなど．stiff-person 症候群と同様，脊髄での GABA 機能が悪くニューロン異常発火
非結核性抗酸菌感染症（肺 MAC 症など含む）	保菌者の隔離は不要 ・*Mycobacterium avium*（四肢や臀部に膿瘍，潰瘍．24 時間風呂や温泉で） ・*Mycobacterium marinum*（水槽肉芽腫，プール肉芽腫）
ボツリヌス毒素	1 歳未満の乳児にハチミツ禁忌．長期にわたり四肢麻痺，呼吸筋麻痺をきたす．抗毒素はウマ血清．芽胞は加熱しても除去できないが，毒素は加熱で失活．飯寿司，辛子蓮根，あずきばっとうなどの郷土料理
マラリア	
慢性副鼻腔炎	CT では脳実質だけでなく副鼻腔にも注目
溶連菌感染	丹毒，リウマチ熱（⇒ 僧帽弁狭窄），AGN，小児では猩紅熱などの病態をきたす．抗ストレプトリジン O 抗体（ASO）が感染 7 日〜3 ヶ月に上昇する
流行性筋痛症	夏〜秋，エンテロウイルス
レジオネラ肺炎	尿中抗原検査．ニューキノロンで治療
ワイル病	レプトスピラ ⇐ ネズミ．日本では沖縄など．軽症例もいるが致死率 20〜30％とも．重症では，黄疸，出血，腎障害
AIDS	カポジ肉腫，悪性リンパ腫，結核，ニューモシスチス肺炎，クリプトコッカス髄膜炎，トキソプラズマ脳症，CMV 網膜炎，HIV 脳症
H. ピロリ関連疾患	慢性萎縮性胃炎，胃がん，特発性血小板減少性紫斑病(ITP) など
HTLV-1 感染症	成人 T 細胞白血病(ATL)，HTLV-1 関連脊髄症(HAM)，HTLV-1 関連気道病変（HABA）など．発症は中年以降
Q 熱コクシエラ	ペット，家畜，野生動物．慢性化すると不明熱，心内膜炎の原因となる
Whipple 病	中年男性に長い経過で多関節炎＋下痢＋体重減少をきたす．細菌感染なので抗菌薬で治療．診断が難しい

26-3 レアではないが忘れられやすい疾患

病名（五十音順）	コメント
亜急性甲状腺炎，その他の甲状腺機能異常症	甲状腺クリーゼでは，意識障害，循環不全，不整脈，高熱などで時に致死的
アミロイドーシス	脳，心，腎，腸，手根管にタンパク崩れのゴミが浸み込んで蓄積する．基本的には高齢者の疾患 ① AL アミロイドーシス ⇐ 多発性骨髄腫（MM）など免疫グロブリン異常 ② AA アミロイドーシス ⇐ リウマチなど炎症性疾患 ③ FAP（家族性アミロイドポリニューロパチー） ④ 透析アミロイドーシス
下垂体機能不全	
下垂体卒中，下垂体腺腫	両耳側半盲に注意
肝性脳症	意識障害ではアンモニアも測る
門脈大循環シャント	有症状時に高アンモニア血症となる．画像検査が有効
カルニチン欠乏症	デパケン®（バルプロ酸）の副作用，慢性透析患者など
緩徐進行 1 型糖尿病（SPIDDM）	抗 GAD 抗体を調べる．基本的にはインスリン療法が必要．よく 2 型糖尿病と誤診される
冠攣縮性狭心症	プリンツメタル型，異型狭心症．男性，喫煙，安静時
吸収不良症候群	膵機能不全，クローン病，自己免疫性胃炎，薬剤性など
急性副腎不全	発熱，脱水，腹痛，だるさ，脱力，意識障害，ショック．しばしば急性腹症と誤診．治療遅れると致死的．血清 Na↓，K↑，血中コルチゾール↓，尿中 17-OHCS↓，原発性なら ACTH↑．治療は，即効性副腎皮質ホルモン投与，補液，電解質補正，原疾患の治療を行う
胸郭出口症候群	
虚血性腸炎，結腸憩室炎	
血管内リンパ腫	発熱，貧血，乾性咳嗽，体重減少，肝脾腫，血小板減少など．脳実質にも異常なリンパ球が浸み込んで認知機能障害．脳 MRI で左右非対称，大小不同の新旧混在する多発性脳梗塞．診断はランダム皮膚生検．診断がつくまで何度か繰り返してよい
血球貪食症候群	フェリチン↑，FBG↓，sIL2-R↑，TG↑，汎血球減少．骨髄生検が診断に有効
血栓性血小板減少性紫斑病（TTP）	ADAMTS13 欠乏症の合併を検討

（次頁につづく）

病名（五十音順）	コメント
原発性アルドステロン症	甘草による偽性アルドステロン症も鑑別
原発性腹膜がん	原発巣不明だが CA125 ↑
高浸透圧高血糖症候群	2 型糖尿病の高齢者．内因性インスリン分泌は保たれる
後鼻漏や胃食道逆流症（GERD）による慢性咳嗽	
サルコイドーシス	原因不明．大半は自然治癒するが，肺病変，心臓病変，脳病変などで致死性の経過を辿る症例もある
シェーグレン症候群	
重症筋無力症	
腫瘍熱	比較的徐脈，高熱でも元気，サイトカインが原因，NSAIDs で解熱
上大静脈症候群	
上腸間膜動脈（SMA）血栓症/腹部アンギーナ	食後 15〜30 分に腹痛・嘔気が生じる
食道アカラシア	内視鏡検査だけでは見落とされることも多い
心膜炎，胸膜炎	ときに心タンポナーデになる
スティル病	全身型若年性関節リウマチ
正常圧水頭症	
成人スティル病	不明熱（弛張熱），関節痛，前胸部皮疹など．血清のフェリチン上昇が診断のヒント
精巣捻転	たいてい嘔気・嘔吐も伴う
全身性エリテマトーデス（SLE），中枢神経ループス	
高安動脈炎（大動脈炎症候群）	早期診断は難しい．胸腹部造影 CT で大動脈壁が肥厚
多発性硬化症（MS）	小児における急性散在性脳脊髄炎（ADEM）も重要
椎骨動脈解離，脳動脈解離	若年発症の脳卒中で疑う．t-PA は避ける．一般的には抗血小板薬による治療を行う．降圧と禁煙も重要．診断には BPAS 画像と MRA の乖離や，CT アンギオが有用
糖尿病性ケトアシドーシス	嘔気，腹痛，脱水
特発性血小板減少性紫斑病(ITP)，Evans 症候群	
二次性高血圧	原発性アルドステロン症や腎血管性など
尿毒症性脳症	意識障害というより「拒食」と「活力低下」
ネフローゼ症候群	

（次頁につづく）

Master the Primary Care **Chapter 26**

病名（五十音順）	コメント
脳静脈洞血栓症	両側性の出血性脳梗塞など
肺塞栓	
播種性血管内凝固症候群（DIC）	悪性腫瘍に伴う Trousseau 症候群では多発脳梗塞
微小血管狭心症	女性ホルモンが関係か？
肥大型/拡張型心筋症	
びまん性汎細気管支炎（DPB）	慢性副鼻腔炎．エリスロマイシン少量長期投与
微量元素欠乏症	銅，亜鉛，鉄など
閉塞性動脈硬化症（ASO），血管性閉塞性血管炎（TAO）	TAO は Buerger 病ともいわれる．TAO は ASO より末梢で血管炎を伴い，喫煙する若年者に多い
弁膜症	動悸，息切れ，胸痛が進行してきたら鑑別に．リウマチ熱の後遺症としての僧帽弁狭窄症も有名
むずむず脚症候群	フェリチンと鉄の採血．禁酒・禁煙，鉄剤，ビシフロール®（プラミペキソール）
もやもや病	両側性の脳梗塞やてんかん，意識消失発作の鑑別として．病歴や MRA 画像から気づけるかどうか
緑内障による頭痛	
Behçet（ベーチェット）病	自己抗体はいずれも陰性
crowned dens 症候群	環軸関節の偽痛風．ピロリン酸 Ca が沈着．CT は骨条件でも確認すること
Cushing（クッシング）症候群	
Guillain-Barré（ギラン・バレー）症候群，Fisher 症候群，慢性炎症性脱髄性多発神経炎（CIDP）	Guillain-Barré 症候群は MG と並んで診断が難しい神経内科疾患
IgG4 関連疾患	涙腺，唾液腺，膵臓（⇒ 糖尿病）
IgM パラプロテイン血症	しばしばポリニューロパチーを呈する
RS3PE 症候群	"Remitting seronegative symmetrical synovitis with pitting edema" の略．高齢者，赤沈↑，CRP↑などがヒント．治療はリウマチ性多発筋痛症（PMR）に準じる．両手のむくみは対称性の滑膜炎か
Sweet 病	発熱，炎症像，好中球増多，膨起性紅斑

見落としやすいその他の疾患 ■ 311

26-4 婦人特有の内科的疾患

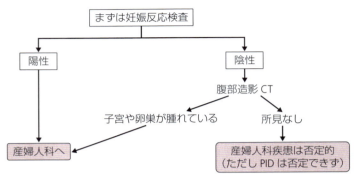

図1 妊娠可能年齢の女性が腹痛で受診した際のフローチャート

病名（五十音順）	コメント
異所性子宮内膜症	月経随伴性気胸を伴うことがある
希少部位子宮内膜症	月経のたびに様々な場所が痛む
クラミジア肝周囲炎	Fitz-Hugh-Cartis 症候群．男性でも稀に起こる．提出する項目や検体の種類を間違えやすいので不安なら産婦人科や泌尿器科に相談する
月経前症候群（PMS）	
抗 AQP4 抗体陽性 NMO（視神経脊髄炎）	抗 AQP4 抗体陽性例は男性では非常に稀
骨盤内炎症性疾患（PID）	性行為感染症（STD）が多い．クラミジア，淋菌など．性交渉があれば何歳でも起こりうるので，性交渉の問診が重要．不特定多数との性交渉歴など．典型的には腹痛，発熱（約半数），不正性器出血（半数以下）を伴うが，しばしば無症状で炎症所見が軽い場合もある．帯下増加がヒント．放置すると不妊症や腹膜炎の原因にもなる．造影 CT は有用だが，妊反が陰性であることを確認してから
妊婦の子宮内感染に伴う切迫早産	妊婦＋発熱＋腹痛で疑う
婦人科がん，乳がんにおける抗 Yo 抗体に伴う小脳失調	
成熟嚢胞性奇形腫に伴う抗NMDA受容体抗体脳炎	
卵巣腫瘍茎捻転	たいてい嘔気・嘔吐も伴う

Master the Primary Care **Chapter** 26

26-5 内科医が押さえておきたいその他の疾患

病名（五十音順）	コメント
亜急性連合性脊髄変性症	ビタミンB_{12}欠乏．胃切除術後の報告例あり．銅欠乏症とほぼ同じ臨床像．食料が十分な現代では稀．貧血・汎血球減少，進行性の痙性や失調，ニューロパチーをきたす
炎症性偽腫瘍（IPT）	小児・若年者の慢性炎症，長期にわたる発熱の反復
褐色細胞腫	起立性低血圧がみられやすい
肝肺症候群	低酸素 ⇐ 運動や飲酒 ⇐ 肝炎などで門脈圧亢進
菊池病	側頸部に数珠状の圧痛あるリンパ節炎（壊死性リンパ節炎）
木村病	30歳代に多い．炎症性肉芽
群発頭痛	睡眠を邪魔するほどひどい．ヒスタミン過剰のような症状．有名なわりに頻度はそれほど多くない
結節性多発動脈炎	不明熱，体重減少，筋痛・関節痛，四肢しびれ
抗リン脂質抗体症候群	若年再発性脳梗塞，習慣性流産．治療は低用量アスピリン．ワルファリンは避ける
コレステロール塞栓	好酸球↓，補体↓．腎不全，blue toe，リベド血管炎
再発性多発軟骨炎	特に耳の軟膏．気管軟骨炎から気道狭窄になることも．強膜炎は"red eye"とよばれる
鎖骨下動脈盗血症候群	
自己免疫性胃炎（A型胃炎）	萎縮性胃炎．抗壁細胞抗体，抗内因子抗体
周期性四肢麻痺	甲状腺機能亢進に伴う低カリウム性が多い
たこつぼ心筋症	
蛋白漏出胃腸症	浮腫や下痢をきたす．炎症性腸疾患，心不全など原因はさまざま．蛋白漏出シンチが診断に有用なことも
脳表ヘモジデリン沈着症	
傍腫瘍性辺縁系脳炎	肺がん，乳がん，子宮がん，精巣腫瘍，奇形腫，胸腺腫など
Bow-Hunter症候群	椎骨動脈解離，環軸椎脱臼，頸椎周囲組織による圧迫など
Castleman（キャッスルマン）病	散在するリンパ節腫脹からIL-6産生．原因不明の慢性炎症．しばしば多発性骨髄腫のようにみえる
Creutzfeldt-Jakob病	認知症が急速に進行し，寝たきりになる
Erdheim-Chester病	非LCHの組織球症
Henoch-Schönlein紫斑病	腎炎を伴うと「紫斑病性腎炎」とも．主に小児．紫斑，浮腫，腹痛・嘔吐，関節痛，腎炎．半数以上に先行感染あり

（次頁につづく）

病名（五十音順）	コメント
Isaacs 症候群	抗 VGKC 抗体関連疾患．睡眠を阻害するほどの不随意運動
Langerhans（ランゲルハンス）細胞組織球症（LCH）	骨・肺・皮膚・下垂体
Lemierre（レミエール）症候群	若年健常者の感染性血栓性頸静脈炎．致死率 10％
Mondor（モンドール）病	乳房や前胸壁の血栓性静脈炎で静脈が浮き出す．経過観察
POEMS 症候群（Crow-深瀬症候群）	"polyneuropathy", "organomegaly", "endocrinopathy", "M-protein", "skin change" の頭文字．病初期にはそろわない．血清 VEGF ≧ 2,000pg/mL．無治療では平均 3 年で死亡
SAPHO 症候群	皮膚疾患，にきび＋前胸部・仙腸関節の骨関節炎
TAFRO 症候群	原因不明の発熱，血小板減少，体液貯留（胸腹水，浮腫）．キャッスルマン症候群より経過が早い．IgG は 2,000 以下
Tietze（ティーツェ）症候群	胸骨部の無菌性の肋軟骨炎．NSAIDs で経過観察でよい
VIP 産生腫瘍（VIPoma）	WDHA 症候群：水様性下痢，低 K 血症，無胃酸症
Zollinger-Ellison 症候群	ガストリノーマ ⇒ 胃酸分泌↑．多発性内分泌腫瘍症 1 型（MEN1）．激しい腹痛，吐下血，下痢．治療は膵腫瘍摘出術

26-6 心因性および精神科関連

病名（五十音順）	コメント
うつ病	
過換気症候群，パニック障害発作	実に多彩な神経・精神症状を呈する．パニック障害はプライマリケア患者の 10％ 近くを占めるともいわれる．繰り返す自律神経症状や恐怖感など，症状が曖昧で鑑別が難しい
虐待，暴力，ネグレクト	
境界性人格障害	目まぐるしい陽性感情と逆転移で医者も振り回される．短期的には優等生タイプだが，そのうち衝動性を発揮して周囲をぶち壊す．治療者は懐の広い物腰で，心の余裕をもって淡々と接すること．情動の不安定性や衝動性の軽減にはデパケン®R（バルプロ酸）やテグレトール®（カルバマゼピン）が有効なことも
心因性非てんかん発作（PNES）	実に多彩な症候を呈する．意識障害のようにみえることも
神経症性不眠	

（次頁につづく）

Master the Primary Care **Chapter 26**

病名（五十音順）	コメント
身体症状症	以前の「身体表現性障害」．日本人成人の5〜7%といわれ，いわゆるドクターショッピングを起こしやすい．思い込むとその症状が出る
摂食障害	女性に多く，万引きがみられることも．拒食症では低栄養から死亡するケースも
ミュンヒハウゼン症候群	対象が本人の場合．対象が子どもなら代理ミュンヒハウゼン

26-7 他疾患の除外を先に行うべき疾患

病名（五十音順）	コメント
顎関節症による慢性頭痛	
頸肩腕症候群	パソコン症候群，キーパンチャー病，VDT症候群
周期性嘔吐症	自家中毒，アセトン血性嘔吐症．尿中ケトン体（＋）．難治でかつ診断も難しい．小児疾患だが成人例も
線維筋痛症（FM）	腱付着部の痛み
胆道ジスキネジー	30分〜数時間．夜間に悪化することも
脳脊髄液減少症	原因はビタミンA欠乏や髄液漏など．咳・くしゃみ，スポーツ，性交などの軽微な刺激でも起こる．立位で頭痛がひどい．脳神経麻痺．頑固な頭痛だけでなく，多彩な神経・精神症状，認知症状，意識障害もきたしうる．逆に頭蓋内圧亢進症では臥位，就寝時に頭痛がひどくなる
慢性疲労症候群	

見落としやすいその他の疾患 ■ 315

27

検査項目のチェックリスト

「あと何か出し忘れた検査あるっけ？」と不安になったときのための一覧です．むやみに不要な検査を出し過ぎてもいけませんし，明らかに不要な検査はレセプトを切られる恐れもあります．施設ごとのルールや保険診療の原則に配慮しながら，入院か外来か，休日か平日か，マンパワーは足りているかどうか，など場面に応じた適切な検査を選ぶセンスが問われます．根拠のない検査オーダーはレセプト審査で切られることがあるので，注意しましょう．

☑ 採血

- **血算** and **血液像，生化学**
    （CK: 筋疾患，BNP: 心不全，CK-MB，trop-T: 急性心筋梗塞，ChE: 肝機能と栄養状態，SAA: CRP より高感度，赤沈，補体 etc）
- **凝固**（PT-INR，APTT，FDP，D-dimer: DIC 診断）
    ※ D-dimer: 血栓，大動脈解離・瘤，悪性腫瘍，DIC，妊婦 etc
- **生活習慣病**（BS，HbA1c，75g-OGTT 負荷，TG，HDL-C，LDL-C，UA）
    空腹時血中 C-ペプチド（CPR）⇒ 低ければインスリン依存状態
    空腹時インスリン ⇒ インスリン抵抗性の指標
    尿中 Na と尿中 Cre ⇒ 1 日推定塩分摂取量が分かる
- **甲状腺機能**（TSH，FT3，FT4），**副甲状腺機能**（PTH，PTH-intact）
- **副腎機能**（ACTH，コルチゾール）⇐ コルチゾール異常なら必ず ACTH も
- **更年期**: E2，FSH，LH
- **その他，下垂体**: 成長ホルモン，バソプレシン（AVP あるいは ADH）
    ※バソプレシン（抗利尿ホルモン）は生体内で最強の昇圧剤！
    ⇒ SIADH では高値，中枢性尿崩症や心因性多飲症では低値
- **肺胞上皮障害**（KL-6，SP-A，SP-D）⇒ 間質での炎症を示唆
- **RAA axis 機能**〔レニン活性（PRA），アルドステロン〕
    ※レニンは嘔吐や熱中症による脱水でも簡単に上昇
    ⇒ Na 再吸収，FE_{Na}＜1％

Master the Primary Care **Chapter** 27

- **腎機能**（**シスタチン C**：早期の腎障害，**エリスロポエチン**：腎性貧血）
- **ビタミン，微量元素**（ビタミン B_1，ビタミン B_{12}，鉄，フェリチン，亜鉛，銅，セレン，クロム，マンガン etc）
- **感染症**

  血清プロカルシトニン（PCT），

  結核菌 IFN-γ 測定（QFT あるいは T-SPOT），

  PRP/TPHA，肝炎ウイルス抗原＆抗体，HIV，

  ヘルペス IgM・IgG，ムンプス IgM・IgG，麻疹 IgM・IgG，

  風疹 IgM・IgG，水痘 IgM・IgG，マイコプラズマ IgM・IgG，EBV-EA/VCA，

  抗ストレプトリジン O 抗体（ASO），β-D-グルカン

  > ※**抗ストレプトリジン O 抗体**は溶連菌感染後 7 日〜3 ヶ月に上昇する中和抗体

  > ※ β-D-グルカンはクリプトコッカスやムコール（接合菌）では陰性

「ペア血清」とは？

ウイルスの抗体価が「上昇しているだけ」では，それが今回のエピソードのものなのか，何年も前の既感染を示唆するものなのかは分からない．そこで，まず急性期と回復期（14〜21 日後）に 2 回のタイミングで抗体価を測定する（理想的には IgM も IgG も）．回復期の抗体価が，急性期の 4 倍以上に上昇していれば，そのウイルスが今回のエピソードの原因であったと考えられる！

- **血中薬物濃度モニタリング（TDM）**

  ※薬物性過敏症症候群（DIHS）疑いなら，HHV6 ペア血性で IgG↑
- **血清中自己抗体（膠原病）**

  RF/抗 CCP 抗体，ANA（抗 ds-DNA 抗体），抗 Jo-1 抗体，抗 Scl-70 抗体，

  抗 RNP 抗体，c-ANCA，p-ANCA，抗 SS-A 抗体，抗 SS-B 抗体，

  抗セントロメア抗体（CREST 症候群：SSc の一病型），

  抗ミトコンドリア抗体（原発性胆汁性肝硬変：PBC），

  ループスアンチコアグラント，抗リン脂質抗体，HLA サブタイプ，

  抗 GAD 抗体（1 型糖尿病，てんかん，stiff-person 症候群），

  抗 IA-2 抗体
- **アレルギー検査**：total IgE（最低でも 3 桁），MAST-36

  ※アトピー性皮膚炎の重症度は TARC（外注）
- **腫瘍マーカー**：CEA，SCC，CA19-9，CA-125，PSA，AFP，PIVKA-Ⅱ，CYFRA，ProGRP，可溶性 IL-2 受容体 など
- **敗血症マーカー**：プロカルシトニン（PCT），プレセプシン（P-SEP）
- **IgG4**：異常の目安は 300 以上．IgG の 10％以上を占めていれば有意

- **HLA サブタイプ**：検査会社に直接電話．約 1 万 5 千円〜3 万円
    - ※混合診療にならないよう，保険適用疾患を確認してから提出すること
        ⇒ 保険適用外の疾患で調べると，医療機関側の全額負担になる
- 蛋白の**免疫電気泳動** 図1 と**尿中 Bence Jones 蛋白**（M 蛋白）
    - ※ 尿中 BJP は骨髄腫（60％），原発性マクログロブリン血症（20％），MGUS など
    - ※ M 蛋白は形質細胞のがん化を示唆するが，膠原病，慢性肝疾患，健常者でも
    - ※ M 蛋白で，抗体の遊離軽鎖（L 鎖）の破片である κ 鎖と λ 鎖の存在比率は κ 鎖 ≦ λ 鎖のことが多く，κ/λ 比は 1 よりちょっと小さいくらいのことが多いのですが，このバランスが大きく崩れて κ/λ 比が著増 or 著減していれば，多発性骨髄腫も疑われます

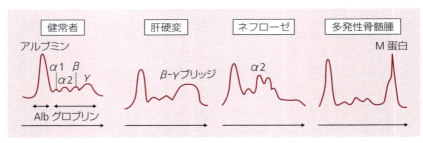

図1 血清蛋白分画の代表的な分画パターン

☑尿検査

- **尿一般，尿沈査，尿中 NAG，尿中肺炎球菌/レジオネラ抗原**
    - ※**尿中 NAG** 上昇は早期の腎尿細管障害を示唆
    - ※硝子円柱は健常者でも出る．**顆粒円柱はマズい** 図2

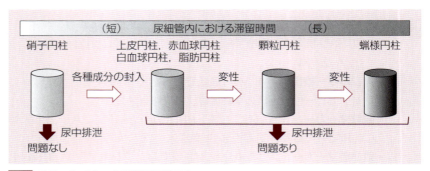

図2 スルーしてよいのは硝子円柱のみ

※尿中の何らかの濃度をスポットでみるときは**尿 Cre** で補正

※塩分推定摂取量［g］＝尿中 Na［mEq/日］÷17［g/mEq］

- **薬物中毒尿検査キット**（トライエージ DOA など）
- **妊娠反応検査**（尿中 hCG）⇒ 陽性なら妊娠 or 流産 or 胞状奇胎

☑ 動脈血ガス分析（乳酸，$PaCO_2$，CO-Hb）

- Anion gap（12 ± 2）＝$Na^+ - (Cl^- + HCO_3^-)$
  - ・AG 増加するアシドーシス：腎不全，糖尿病性ケトアシ，乳酸アシ，敗血症 etc
  - ・AG 増加しないアシドーシス（多い）：下痢，麻痺性イレウス，尿細管性アシドーシス etc
- $A\text{-}aDO_2$＝肺胞気 O_2分圧（P_AO_2）－動脈血 O_2分圧（PaO_2）
  - ・ガス交換能の指標（正常：15Torr 以下）
- $Lac \geq 8mM/L$（72mg/dL）だと致死率 90％以上

- **1 型呼吸不全**（$PaO_2 < 60$，$PaCO_2 \leq 45$）＝ガス交換の障害（$A\text{-}aDO_2$開大）

  ⇒ 肺炎，肺水腫，ARDS，無気肺，肺塞栓 ⇒ **酸素投与**を！

  ※低酸素血症ではあるが，とりあえず CO_2は「ハケて」いる状態

- **2 型呼吸不全**（$PaO_2 < 60$，$PaCO_2 > 45$）＝そもそも Air 入り不足

  （$A\text{-}aDO_2$正常）

  ⇒ MG や GBS など呼吸筋麻痺，窒息，脳卒中や薬剤による呼吸中枢抑制

  ⇒ 酸素投与しても肺まで届かないので，**レスピレーター管理**を！

  ※低酸素血症であり，そもそも「ハケて」すらいない状態

☑ 便検査

- 便潜血
- 便中 CD 毒素
- 便中ピロリ菌抗原

☑ 培養検査，迅速キット

- 血液培養，咽頭ぬぐい，喀痰，創部，髄液培養，尿培養，結核菌培養 etc
- インフルエンザ迅速，溶連菌迅速，RS 迅速，ノロ迅速，マイコプラズマ迅速 etc

☑ 組織診・細胞診（悪性腫瘍）

- 摘出検体，喀痰，尿，髄液 etc

☑ 画像，超音波，内視鏡検査

- 胸部レントゲン，腹部レントゲン
- **超音波検査**（体幹，甲状腺，頸動脈ドプラー，下肢深部静脈 etc）
- 胃透視，注腸検査
- 胃・大腸内視鏡
- カプセル内視鏡（小腸）
- 単純・造影 CT，単純・造影 MRI（脳，**脊髄**，胸部，体幹部）
  ⇒ 脳 MRI で VSRAD 解析から Z-score
- 脳血流 SPECT（⇒ eZIS）
- PET 検査（腫瘍検索）
- **MIBG 心筋シンチ**（パーキンソン病，DLB），DAT スキャン
  ※糖尿病，陳旧性心筋梗塞，三環系抗うつ薬は結果に影響
- 骨シンチ，心筋シンチ，蛋白漏出胃腸症シンチ
- 骨密度検査（二重 X 線吸収法: DXA 法）

☑ 骨髄穿刺

- 血液内科にコンサルト

☑ 安静/負荷心電図，CV-RR 解析，ホルター心電図，加算平均心電図

- 負荷: シングルマスタ 1 分 30 秒，ダブル 3 分．トレッドミル，エルゴメータなどもある
- 負荷心電図の禁忌: 急性冠症候群，重度大動脈弁狭窄，非代償性心不全etc
- 加算平均心電図: 心室遅延電位（VLP）は 心室頻拍を有する例で検出率が高く，心臓突然死の予測に有用
- CV-RR 変動係数: [健常者] 30〜59 歳 3.4，60 歳以上 2.8
  [糖尿病] 30〜59 歳 2.2，60 歳以上 1.7
  [PD] 1.8　　[脊髄小脳変性症] 1.7
  [Shy-Drager] 0.9

☑ 呼吸機能検査

- スパイロメトリ（正常は，FEV1.0％≧70％かつ％VC≧80％）
  ※ $\dot{V}50/\dot{V}25$ 比≧3.0 では末梢気道抵抗の上昇を示唆
  - ・拘束性: 間質性肺炎，肺線維症，肺結核後遺症，胸膜炎 etc
  - ・閉塞性: COPD，気管支喘息 びまん性汎細気管支炎，気管の異物や腫瘍
  - ・混合性: 肺結核後遺症，進行 COPD，肺水腫，気管支拡張症 etc

※フローボリューム曲線 図3

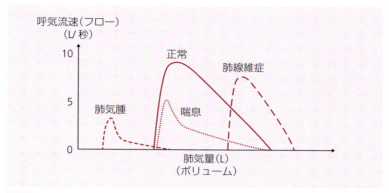

図3 フローボリューム曲線

☑ ピロリ菌 各種検査（内視鏡で胃炎を確認してから）

- 尿素呼気試験
- 糞便中 *H.* ピロリ抗原検査
- 血中・尿中ピロリ菌抗体測定
- 内視鏡検査下ならば，迅速ウレアーゼ試験，鏡検法，培養法

☑ PWV 検査（脈波伝播速度）/CAVI, ABI

☑ 神経関連検査

- 髄液検査（髄液一般，髄液培養，髄液細胞診，髄液 HSV-PCR）
- 簡易認知機能検査（HDS-R, MMSE, MoCA-J）
- 前頭葉機能検査（FAB）
- 知能検査（WAIS-Ⅲ），高次脳機能障害の評価

28 その他の個別項目

 嚥下障害を簡単にスクリーニングする検査として，反復唾液嚥下テスト（RSST）

　患者さんの喉に指を当てて，30秒間に何回つばを飲み込めるか調べます．2回以下は異常で，誤嚥を感度98％，特異度66％で診断できるとされます．
　なお，胃瘻（PEG）造設が誤嚥性肺炎を減らすというエビデンスはありません．おそらく，口腔ケア不足や胃内容逆流からの不顕性誤嚥のためです．

発症から嚥下障害まで
- パーキンソン病：10年　●多系統萎縮症：5年　●進行性核上性麻痺：3年

嚥下障害に有効かも知れない薬剤（ドパミン低下仮説）
- シンメトレル®（アマンタジン）
- ACE阻害薬
- 半夏厚朴湯
- プレタール®（シロスタゾール）

 下肢DVTの程度は診察室のエコーでも分かる

① 大腿静脈（鼠径部前面から左右それぞれ表在エコー）
② 膝窩静脈（持ち上げた膝のウラから左右それぞれ表在エコー）
⇒ 左右計4ヶ所

　まずA（動脈）とV（静脈）を横に並べて描出し「圧迫してない状態」の写真と，「圧迫してVだけつぶれた状態」の写真を撮ります．**しっかりVがつぶれているなら，少なくとも描出断面に巨大な血栓は詰まっていないと考えられ**

ます．
　次にドップラー画面にして V の血流を見ながら，

> ・大腿静脈では，ふくらはぎをギュッと介助者に握ってもらう
> ・膝窩静脈では，足首をぐいっと介助者に背屈させてもらう

という他動により，V の血流が瞬間的に増えて色が変わることを確認します．これにより，プローベ断面の遠位は巨大な血栓で閉塞していないだろうと予想できます．
　これらをエコーで確認して，足背動脈も良好に触れるなら，まず心配しなくて大丈夫でしょう．D-dimer の結果が正常なことを後日確認できれば一安心です．

 鑑別は頻度の高いものと，見落とすとまずいものを，すばやくリストアップ

　鑑別の原則は，3～5 個程度の鑑別疾患で，可能性のほぼ **100％を網羅**し，**正解が含まれている**ものです．多くても 7 個以内に絞らないと外来で時間が足りません．

鑑別疾患を考えるときは，VINDICATE!!! ＋P

V: vascular〔脳梗塞，脳出血，心筋梗塞，大動脈解離，肺塞栓，上腸間膜動脈（SMA）塞栓，血管炎，川崎病 etc〕
I: infection（結核，感染性心内膜炎 etc）
N: neoplasm
D: degenerative　※栄養素不足を含む
I: intoxication（薬剤性）
C: congenital
A: autoimmune
T: trauma
E: endocrinopathy（内分泌腺…甲状腺，副腎 etc）
I: iatrogenic（医原性）
I: idiopathic（特発性）
I: inheritance（遺伝性）
P: psychogenic（精神・心因性）

腹痛・胸痛の問診では，OPQRST

O：onset（発症様式）

P：position & progression（場所，移動），palliative（増悪・寛解因子）

Q：quality（症状の性質，ひどさ）

R：radiation

S：severity, (associated) symptomes（随伴症状）

T：time course（時間経過）

（参考）5-killer chest pain

- 急性冠症候群
- 大動脈解離
- 緊張性気胸
- 肺塞栓
- 食道破裂

カルテ記載項目のヒント

あ：アレルギー

い：犬，猫，ペット

う：うんこ（排便・排尿習慣）

え：えっち，妊娠（可能性），つわり

お：重くなった，軽くなった（体重変化）

か：家族歴

き：既往歴

く：薬

け：健康診断

こ：最近の海外渡航（と「こ」う）

さ：さけ，タバコ

し：職業，食欲

す：睡眠

せ：性（月経，更年期）

そ：その他

医療面接のバイタルサイン

食欲，便通，睡眠，体重変化

イライラ，セカセカしている人では，バセドウ病を鑑別に

躁病とバセドー病はしばしば酷似します．イライラ，セカセカしている患者さんではこちらもペースを乱してさっさと帰宅させてしまいがちですが，じっくり甲状腺の診察や採血検査を忘れずにできるかどうか，内科医の腕の見せ所です．ごく稀に覚醒剤中毒とか混じっていますのでご注意ください．

甲状腺疾患の治療適応の判断は，遊離T3や遊離T4よりもTSHに注目

甲状腺疾患のスクリーニングで遊離T3，遊離T4，TSH（甲状腺刺激ホルモン）が採血されると思いますが，診断および治療適応判断をするうえで3つとも全て重要な指標です．

たとえば甲状腺機能亢進症の代表格であるバセドー病では一般的には遊離T3と遊離T4が異常高値（特にT3優位の上昇）を呈すると思いますが，それにも増してTSHが異常低値（多くは測定感度以下）であることがバセドー病を疑う決め手となります．

一方，甲状腺機能低下症の代表格である橋本病の診断においても，遊離T3と遊離T4が低値であることにも増してTSHの異常高値が重要です．具体的には，遊離T3や遊離T4が基準範囲内であっても，TSHが10 μU/mLを持続性に超える「潜在性甲状腺機能低下症（subclinical hypothyroidism）」には甲状腺ホルモン補充療法が推奨されます．特に，脂質異常症や動脈硬化性疾患を伴っている場合には，TSHが5 μU/mLでホルモン補充療法を開始すべきという意見もあります．潜在性甲状腺機能低下症の患者さんの数パーセントが毎年顕性化する[1]とされ，ホルモン補充療法開始の根拠とされますが，それによって顕性化をどれだけ抑制できるのかは不明なため，顕性化してから治療を開始しても遅くないと考える先生もいるようです．

上記の潜在性甲状腺機能低下症とは逆に，遊離T3や遊離T4が多少低くても，TSHが正常範囲内であれば治療は必要ないと判断されることが多いようです．

もし上記3つの採血項目でも診断に悩むケースでは，以下に述べる血清中の自己抗体（TRAb，抗TG抗体，抗TPO抗体）を調べることで診断の補助になるかも知れません．内科医が押さえておくべき知識として，眼症状（主に複

---
[1] Cooper DS, et al. Subclinical thyroid disease. Lancet. 2012; 379: 1142-54

視）がある患者さんで，遊離T3，遊離T4，TSHがすべて正常なのにTRAbやTSAbだけが陽性となる場合があります．これを"euthyroid ophthalmopathy"と呼びます．おそらく，甲状腺ホルモンとは関係なく，自己抗体そのものが外眼筋に影響するのでしょう．

甲状腺疾患で登場する自己抗体
- バセドー病…抗TSH受容体抗体（TRAb），甲状腺刺激抗体（TSAb）
- 橋本病（バセドー病）…抗サイログロブリン（TG）抗体，抗甲状腺ペルオキシダーゼ（TPO）抗体
- 橋本脳症…抗N末端αエノラーゼ（NAE）抗体

 夏場に40℃以上の高熱患者が搬送されてきたら，脇が湿っているか確認する．乾いていれば熱射病として補液とクーリングを開始する

腎機能とCK値も忘れずに採血でチェックしましょう．舌や脇が乾いていれば，熱中症だろうが感染症だろうが，補液するのは当然です．

 好酸球増多ではがんも鑑別に挙げる

好酸球増多（目安：≧500程度）の鑑別
- アレルギー性疾患（喘息，蕁麻疹，好酸球性肺炎，クインケ浮腫 etc）
- 皮膚疾患
- 好酸球性胃腸炎
- 木村病
- 寄生虫，HIV，カリニ肺炎
- アジソン病，甲状腺機能亢進症
- 各種自己免疫疾患（膠原病）
- 悪性腫瘍（悪性リンパ腫，固形がん）

Master the Primary Care Chapter 28

 汎血球減少では膠原病や薬剤性も鑑別に挙げる

汎血球減少の鑑別
- 再生不良性貧血
- 発作性夜間ヘモグロビン尿症
- 骨髄異形成症候群
- 巨赤芽球性貧血
- 骨髄線維症
- がんの骨髄転移
- 脾機能亢進
- SLE
- 血球貪食症候群
- 重症感染症
- 薬剤

 疲労では副腎ホルモン，甲状腺ホルモン，希死念慮などを確認する

疲労/倦怠感の鑑別
- 心不全，心内膜炎
- 甲状腺機能亢進/低下
- 鉄欠乏性貧血
- がん
- 亜鉛欠乏
- 肝炎，肝硬変，脂肪肝
- 更年期
- COPD
- SAS
- うつ病
- 慢性腎臓病
- アルコール依存症のビタミン B_1 欠乏
- 糖尿病
- アジソン病（副腎不全）
- 低血圧
- 慢性感染（結核，梅毒，寄生虫，EBV）
- 重症筋無力症
- 発達障害
- 薬剤性，BZ薬

 高齢者が突然動かなくなったら，PMR，DLB，CSH，脳卒中などをまず除外せよ

高齢者が突然動かなくなった
- PMR（リウマチ性多発筋痛症）
- DLB（びまん性レヴィー小体型認知症）
- 感染症
- 低活動型せん妄（まず薬剤性を除外せよ）
- その他〔脳梗塞，慢性硬膜下血腫（CSH），水頭症 etc〕

　いずれにせよ，まず採血して炎症をチェックし，頭部単純CTを撮影します．水頭症では脳室が拡大しているのに頭頂部は脳がパンパンに詰まっています（DESH像）．

禁煙外来の成功率は 50％程度

　言葉は悪いですが，患者層は基本的に「他人の言うことを聞かない頑固な人たち」なので，双方とも忍耐との勝負です．実際，エントリーした患者さんの約半数は 12 週目まで完遂できません．「もう大丈夫」といって途中から来なくなった人はだいたい禁煙に失敗しています．エントリーの段階で「**最後の外来までしっかり通い続けることが大事です**」と伝えましょう．

　禁煙を始めて最初のころ，肺に溜まっていた汚くて臭いタール混じりの痰がドロドロ出てきます．これを嫌がって脱落する人も多いので，あらかじめ「**しばらくはタール混じりの臭い痰が出てきますが，出し切った方がよいので我慢してください**」と伝えましょう．

　禁煙すると味覚も改善するので，ご飯が美味しくなって 2～3kg 太ります．これも不愉快に思う人がいて脱落の原因になるので，あらかじめ「**ご飯が美味しくなるので体重は 2～3kg 増える人が多いです**」と伝えておきましょう．

 ## 経管栄養を長期にわたって続けるなら，ナトリウムの補充は必須

　経管栄養を長期にわたり行うと低 Na 血症になるので，定期的にチェックしながら塩化ナトリウムを 1 日 3～4g 程度補充してもよいです．なお，中心静脈栄養（TPN）から経管・経口に戻す橋渡しとして GFO 療法もお勧めです．

 ## 抗てんかん薬，ジギタリス，免疫抑制薬などでは定期的に TDM を

血中薬物濃度モニタリング（TDM）
- ジギタリス
- テオフィリン製剤
- 抗てんかん薬 ⇒ できればトラフ値でみた方がよい
- 一部の抗不整脈薬
- 抗菌薬・抗真菌薬（特にアミノグリコシド系，ニューキノロン系）
  ⇒ アミノグリコシド系以外の抗菌薬はトラフ値のみでよい
  　アミノグリコシド系はトラフもピークも重要なので，2 点で測定を
- 免疫抑制薬

- 抗がん薬
- ハロペリドール
- リチウム
- アセトアミノフェン，サリチル酸

　たまに，躁病でリーマス®（炭酸リチウム）を飲み続けている人でリチウム中毒による意識障害とか，下剤で酸化 Mg を大量に飲んでいる人でマグネシウム中毒とか，います．

女性で E2＜10，FSH≧20 なら更年期を疑え！

　更年期障害を疑う場合，採血ではエストロゲン（E2）だけでなく，LH や FSH も測定しておくことが望まれます．採血検査より先に，臨床症状から更年期障害らしさを判断したい場合には，クッパーマン更年期指数 表1 （次頁）や簡易更年期指数（SMI）が有用です．クッパーマンは国際標準ですが日本人のデータではないので，日本人用に開発されさらに簡便になったのが SMI です．更年期障害が強く疑われる場合，一部のケースではホルモン補充療法が必要になることもあるので，念のため婦人科外来にいちど紹介するとよいでしょう．

男性でテストステロン＜8.5 なら男性更年期の可能性もある？

　図1 の通り，テストステロン（男性ホルモン）は 20 歳代でピークを迎え，

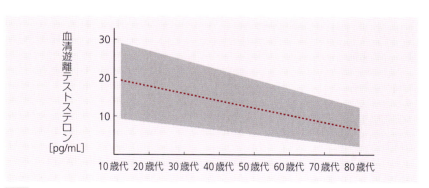

図1　**各年代別のテストステロン値**
（岩本晃明．日泌会誌．2004；95：751）

表1 クッパーマン更年期指数

更年期障害の症状として 11 項目に分類し，その評価（factor）により 3 段階の点数を割り当てている．さらにその症状の重症度により，4 段階に分類し，11 症状の評価と各症状の最高の重症度との積を加算してクッパーマン更年期指数とする．16〜20: 軽度，21〜34: 中等度，35 以上: 高度の更年期障害とする

症状					症状群 (symptom)	評価 (factor)
種類	重症度（severity）					
	強（3）(marked)	中（2）(moderate)	弱（1）(slight)	無（0）(none)		
顔が熱くなる（ほてる） 汗をかきやすい 腰や手足が冷える 息切れがする	☐ ☐ ☐ ☐	☐ ☐ ☐ ☐	☐ ☐ ☐ ☐	☐ ☐ ☐ ☐	1. 血管運動神経障害様症状	4
手足がしびれる 手足の感覚が鈍い	☐ ☐	☐ ☐	☐ ☐	☐ ☐	2. 知覚障害様症状	2
夜なかなか寝つかれない 夜眠っていてもすぐ目を覚ましやすい	☐ ☐	☐ ☐	☐ ☐	☐ ☐	3. 不眠	2
興奮しやすい 神経質である	☐ ☐	☐ ☐	☐ ☐	☐ ☐	4. 神経質	2
つまらないことにクヨクヨする（憂うつになることが多い）	☐	☐	☐	☐	5. 憂うつ	1
めまいや吐き気がある	☐	☐	☐	☐	6. めまい	1
疲れやすい	☐	☐	☐	☐	7. 全身倦怠感	1
肩こり，腰痛，手足の節々の痛みがある	☐	☐	☐	☐	8. 関節痛・筋肉痛	1
頭が痛い	☐	☐	☐	☐	9. 頭痛	1
心臓の動悸がある	☐	☐	☐	☐	10. 心悸亢進	1
皮膚をアリがはうような感じがある	☐	☐	☐	☐	11. 蟻走感	1

その後はまっすぐ低下傾向となります．40歳代～60歳代でさまざまな不調を呈し，症状は女性の更年期と同じでさまざまです．「男性更年期」は概念としてまだ決着していませんが，あらゆる内科疾患を除外した後の鑑別として考慮する余地はあるかも知れません．

 多発性硬化症の発症は 50 歳未満

 PMR，MM，アミロイドーシスなどは高齢者の疾患．IgG4 関連疾患もやや高齢か？

　抗アクアポリン 4 抗体に関連した視神経脊髄炎（NMO）と違って，多発性硬化症（MS）は 20 歳代～30 歳代に多く発症します．やや女性に多いです．50 歳以降になって MS を発症するケースは，100 人に 1 人もいません．おそらく誤診です．

　逆に，PMR（リウマチ性多発筋痛症），MM（多発性骨髄腫），アミロイドーシスは基本的には高齢者の疾患です．IgG4 関連疾患も高齢男性に多いですが，ピークとしては 50 歳代～60 歳代，場合によっては 40 歳代という説もあるので「IgG4 はやや高齢」程度の表現にとどめておきます．なお，疑うなら IgG4 が 300 は欲しいところです．あと，骨髄の老化と考えられる「骨髄異形成症候群」も当然，高齢者に多いです．

　ちなみに，関節リウマチというと高齢者の疾患というイメージをもたれがちですが，発症年齢のピークは 40 歳代です．

> **発症年齢のピーク**
> - PMR，多発性骨髄腫，COPD，IgG4 ⇒ 40～50 歳以上
> - MS，強直性脊椎炎 ⇒ 40 歳代以下

 アミロイドーシスと血管内リンパ腫は「浸み込む」病気

　アミロイドーシスでは，タンパク質崩れのゴミ（アミロイド）が全身の諸臓器に浸み込みます．特に血管が大好きです．血管内リンパ腫（IVL）も「浸み込む」系の病気です．きめ細かいリンパ球が血液脳関門もすり抜けて，多彩な中枢神経症状を呈します．全身に「浸み込む」病気なので，ランダムに皮膚生検して診断しますが，もちろんランダムに脳生検したって所見が得られるはず

です．

　浸み込むという観点でいうと，脳外科領域のグリオブラストーマ（膠芽腫）も浸み込む病気で，非常に性質が悪いです．だいたい1年くらいで亡くなります．喩えとして，「濡れたスポンジ（脳）にインク（がん細胞）を垂らした状態」といわれます．垂らした直後には1ヶ所にとどまっているように見えますが，実はもう垂れた時点で濡れたスポンジ（脳）全体に行きわたってしまっています．

CVカテ刺入の深さは，首や鎖骨下ならサーティーン（13cm），大腿ならサーティ（30cm）

　私が研修医のころはブラインドで刺していましたが，いまはエコー直視下にCV（中心静脈）カテを刺入する時代になったようです．ただ，いずれにせよ絶対に刺入前にエコーでA（動脈）とV（静脈）の走行は，必ずチェックしておくべきです．狙うVの上にAが乗っかっているような状態でも刺す先生を何名か見かけましたが，例外なく全員Aを刺して大出血していました．ましてや**事前にエコーで確認せずに刺すなどもってのほか**です．

　さて，CVカテ刺入時の事故として多いのは，以下のパターンです．

CVカテ刺入時の事故パターン
- 内頸静脈…表層の静脈を貫通して動脈を刺し，血腫から窒息
- 内頸・鎖骨下…肺や胸腔，縦隔に達して，気胸や縦隔気腫
- 内頸・鎖骨下…ガイドワイヤーを30cm近く進めてしまって，右心房穿破から心タンポナーデで死亡．あるいは不整脈誘発して死亡

CVカテ挿入の長さ（目安）
- 鎖骨下静脈…13〜15cm（それ以上では心房や心室に到達してしまう）
- 内頸静脈…同上
- 大腿静脈…30〜50cm

SLEや糸球体腎炎では補体は低下する

　血清補体価（CH50）は，古典経路（C1〜C9）の総合的な活性を示す指標です．

- **CH50 の上昇**：感染症（特に全身症状の激しい重篤な感染症），悪性腫瘍（がん腫），多発血管炎性肉芽腫症（GPA：旧 Wegener 肉芽腫），ホジキンリンパ腫
- **CH50 の減少**：**SLE（特に腎炎活動期）**，膜性増殖性糸球体腎炎，先天性補体成分欠損症（低下症），急性糸球体腎炎，関節リウマチ（特に関節外症状，血管炎の著しいもの），遺伝性血管神経性浮腫（HANE）の一部，Partial Lipodystrophy，慢性肝疾患（肝硬変症）

低補体血症を示す腎炎
① AGN（急性糸球体腎炎）
② ループス腎炎急性期
③ MPGN（膜性増殖性糸球体腎炎）　※ RPGN（急速進行性）ではない！

特に SLE では C4 が最も鋭敏に低下します．C3 は正常なことが多いです．遺伝性血管性浮腫（HAE）でも C4 低値が重要です．

高齢者特有の病態がある

　老年医学の分野では，若年者では頻度が少ない以下のような病態がみられるので，これからさらなる超高齢化社会の到来を迎えるにあたり，各病態の概念を大まかに理解しておく必要があります．**サルコペニア（筋肉量減少）**は原発性と二次性（低活動性，併存症，低栄養など）に分けられますが，いずれにせよ身体機能の低下から ADL 低下や転倒リスクにつながるため，早期からの運動療法および栄養療法が重要になります．一方，**フレイル（frailty：虚弱・脆弱）**は身体的フレイルのみならず，精神心理的フレイルや，社会的フレイルなども含有したとても広い概念です．フレイルがまだ軽度で可逆性のうちに適切な介入を行わないと，いずれ disability（身体機能障害）に移行し，徐々に不可逆的になっていきます．**日ごろからよく食べて，よく歩くことが重要**なのですね．

（例）
- サルコペニア
- フレイル
- ロコモティブシンドローム
- ポリファーマシー（⇒ 1 年に 1 度は内服薬の整理を）
- 廃用症候群

- 夜間せん妄
- 誤嚥性肺炎（高齢者の肺炎の7割を占める）⇒ 口腔ケアの徹底を
- 褥瘡 ⇒ 皮膚の治療だけでなく，低栄養（低 Alb）の治療も

高齢者で副作用に特に注意が必要な薬剤
- 制吐剤
- 抗精神病薬，抗うつ薬
- 排尿障害治療薬
- 抗 PD 薬
- 抗不安・睡眠薬
- βブロッカー
- $α_1$ブロッカー
- メトグルコ®（メトホルミン）
- フロセミド
- NSAIDs（消化性潰瘍）

高齢者に特徴的な臨床徴候は「多病性」と「非典型性」

　高齢者を診療する際に忘れてはならないのは，**複合疾患の合併（polypathology：多病性）**と，**症状の非典型性（atypical）**です．これに多くのケースでポリファーマシー（多剤併用）の問題も加わります．以下に，臨床現場でよく遭遇する，高齢者の非典型的な臨床症状の例をお示しします．

(例)
- 浮腫のない心不全
- 腹痛のない胆嚢炎
- 熱発のない腎盂腎炎
- 貧血所見のない消化管出血
- むせのない不顕性誤嚥
- 胸痛のない心筋梗塞

寝たきりの患者では袋（胆嚢，腎盂，膀胱）の中に石ができやすい

　慢性期病棟でウルソ®がよく処方されている理由はこれです．ウルソ®は胆汁の流れを良くし，胆石を少しは溶かす効果も期待されています．慢性期病棟で寝たきりの患者さんはよく胆嚢や腎盂，膀胱に石ができやすいです．こういう理由からか，機序は不明ですがビリルビンや肝酵素がよく消長します．こういう患者さんに慢性的にウルソ®を投与します．なお，尿路結石へのクランベリージュースは根拠がありません．

移動する関節炎では，感染性心内膜炎やB型肝炎を鑑別に

移動する関節炎の鑑別
淋菌，リウマチ熱，ライム病，ウイルス性（風疹，HBV，エコー，コクサッキー），亜急性感染性心内膜炎，サルコイドーシス，SLE

　長野県や北海道の人では，ライム病も真剣に考えた方がよいでしょう．もちろん，長野や北海道以外の人がライム病になることもあります．

副腎疲労を疑ったら，コルチゾールに加えてACTHと甲状腺ホルモン，成長ホルモンも測定しておく

　コルチゾールが異常に低いと，朝から疲労がたまって仕事になりません．鑑別としてACTHは併せて測定しましょう．ACTHが高いなら副腎の問題（脳は「コルチゾール作れ」と困っている），ACTHが低いなら脳の問題（脳が「コルチゾール作れ」と言っていない）です．もし視野障害などの神経症状を伴っているなら，脳MRIを撮影すべきでしょう．

　ただし，「副腎疲労」という疾患概念に関しては賛否が分かれており，欧米のジャーナルでは「副腎疲労など存在しない」とするレビューも出ています[2]．明確な疾患概念としてすでに確立している「副腎不全」と，本章で触れた「副腎疲労」は違う，という認識は必要です．

　ちなみに成人でも成長ホルモンが不足すると，筋肉量低下，内臓脂肪増加，糖尿病リスク上昇，動脈硬化促進（心筋梗塞，狭心症）などのリスクになるので，補充するケースがあります．

尿路感染を繰り返す女性では，お尻を拭くときに両足の間から拭いていないか確認

　結構います，足の間を通して前方からお尻拭く人．これは大腸菌がそのまま尿道孔に入りますので，間違いなく尿路感染のリスクです．女の赤ちゃんのお尻を拭くときも注意です．大腸菌が尿路方向に拡がるので，「前から後ろ」に拭くのが鉄則です．それでも尿路感染による熱発を繰り返すようなら，尿路奇形

---

[2] Cadegiani, et al. Adrenal fatigue does not exist. a systematic review. BMC Endocr Disord. 2016; 16: 48

も疑って一度小児科にコンサルトしましょう．

Kissing disease（伝単）の重要な所見はEBNA「陰性」であること

　普通は小児期にEBウイルスへの感染は済みますが，ナイーブのまま思春期になって，恋人とキスしてEBウイルスに初感染すると，咽頭炎やリンパ節腫脹に加えて肝炎を呈します．これが伝単です．EBNAが「陰性」であること，つまりこれまでEBウイルスに感染していなかったことが重要です．

パーキンソン病疑いの患者さんのお薬手帳に「スルピリド」という文字列を見かけたら，薬剤性も疑う

　よく外来診療では原発性のパーキンソン病（Parkinson's disease）とパーキンソニズム（parkinsonism）が混同されていることがありますが，厳密には両者は区別する必要があります．パーキンソン病は神経変性疾患の一つですが，パーキンソニズム（パーキンソン症候群）は必ずしも神経変性をベースにして起こるとは限りません．たとえば薬剤性パーキンソニズムが有名で，特に抗ドパミン作用を有する抗精神病薬の使用歴に気付けるかどうかが鍵になります．よく遭遇する具体例として，お薬手帳のリストの中に「スルピリド」という文字列を見かけたら薬剤性パーキンソニズムをピンと思い浮かべられるかどうかが重要です．医者になって何年か経つと徐々に薬剤名しか使わなくなって薬の一般名を忘れていきます．そんな中でも，スルピリドのように一般名の登場頻度が高くて覚えておかないと恥をかくことがある薬剤というのが確かに存在します．以下にその一部をリスト化しましたので，お役に立てば幸いです．

一般名を覚えておくべき薬剤一覧
- 「ファモチジン」＝ガスター®（抗ヒス）
- 「モサプリド」＝ガスモチン®
- 「メトクロプラミド」＝プリンペラン®（中枢にも届く抗ドパミン薬）
- 「ドンペリドン」＝ナウゼリン®（中枢に届かない抗ドパミン薬）
- 「レバミピド」＝ムコスタ®（胃薬）
- 「L-カルボシステイン」＝ムコダイン®（痰きり）
- 「セフカペンピボキシル」＝フロモックス®
- 「スルピリド」＝ドグマチール®（抗ドパミン作用）
- 「ジアゼパム」＝セルシン®，ホリゾン®

- 「フルニトラゼパム」＝サイレース®，ロヒプノール®
- 「ドパミン」＝イノバン®，カコージン®，カタボン®
- 「アドレナリン」（アナフィラキシー，蘇生）＝ボスミン®
    ※アドレナリンは，「ボスミン®」だけ覚えればよい

突然の片側の感音難聴を経過観察してはいけない

　突然発症の感音性難聴（片側性）を放置してはいけません．Bell麻痺も放置してはいけないが，突難を放置する方がもっと重罪です．
　突難では不可逆性の聴力障害を防ぐためにも，**即座にステロイド40〜60mg/dayの投与を見切りで開始**し，すぐ耳鼻科にコンサルトすべきです．難聴が重度の場合や，めまいを伴う場合，聴力予後は不良とされます．医師によってはヘルペスも疑って抗ヘルペス薬を併用することもあります．なお，暗黙の了解としてステロイド40〜60mg/dayを1〜2週間ほど投与しますが，実はエビデンスはありません．

CTを読影する場合，画像の条件をいじると見えなくなる病変があることを認識しておく

読影の注意点
- 正常と言える勇気をもつ（「正常」が正しく分かればプロ）
- 左右対称な病変もある
- 画像の条件（コントラストetc）を変えると見えなくなる病変もある

胸部CT ⇒「浸潤影」か「結節影」か「すりガラス影」か
- 浸潤影（コンソリデーション）＝肺炎型（慢性好酸球性肺炎）
- 結節影/腫瘤影＝肺がん型
- すりガラス影＝特殊肺炎型，心不全型
    （⇒ 間質性肺炎，過敏性肺炎，うっ血性心不全，ARDS，肺胞蛋白症 etc）
- いずれの像もありうる ⇒ 肺がん，肺結核

延命治療中の患者のレスピを止めるのは，家族の強い希望があっても殺人罪 (2019年3月現在)

- 対策①：緊急時の挿管だけして，家族の意思確認ができるまでアンビューで押し続ける
- 対策②：人工呼吸器につないでしまった後なら，レスピの酸素濃度の上限を決めて，それ以上酸素濃度を上げないようにする

眼球の結膜下出血はぎょっとするけど放置で OK

眼科の麦粒腫（ものもらい）や結膜下出血は放置で OK．
網膜緊急症として要注意は「新たな飛蚊症」と「突然のピカッ」は速やかに眼科へ．

急激に視力を失う危険のある代表的な疾患（基本的に片眼だけの症状）
- 網膜剥離
- 網膜出血
- 硝子体出血
- 視神経炎
- 網膜動脈閉塞症
- 網膜静脈閉塞症

パルス療法で mPSL や DEX を使う理由は，鉱質コルチコイド作用がないから

　　　　ステロイドを経口で内服する場合，普通プレドニゾロン（プレドニン®錠：PSL）を使いますが，点滴でパルス療法をするときは「メチル」プレドニゾロン（mPSL）かデキサメタゾン（DEX）ですよね？　何が違うんでしょう．ここで，経口内服とパルス療法で使うステロイドの用量を考えてみましょう．経口なら膠原病とかでも慢性期にはせいぜい 5mg/day とか 10mg/day とかですよね？　20mg/day とかになってくると，他の免疫抑制薬でも併用してステロイドの用量をスペアして副作用を軽減しようと思いますよね？　つまりせいぜい 5 とか 10 の話で神経をとがらせているわけです．一方，点滴のステロイドパルス療法では，プレドニン換算で 1,000mg/day を 3 日間投与するのが通常で，しかもそれを症状が改善するまで 2 クールも 3 クールも行うことがあります．たとえセミパルス療法だったとしても 500mg/day を 3 日間です．経口なら 5 だの 6 だので揉めているところ，パルス療法は 1,000 とか 2,000 とかの話をしているのです．ここで何が問題になるかというと，プレドニゾロン

（PSL）には期待している糖質コルチコイド作用に加えて，余計な鉱質コルチコイド作用も混ざっています **表2**．

> • 糖質コルチコイド作用…抗炎症（期待しているのはコチラ）
> • 鉱質コルチコイド作用…Na 貯留効果，水貯留効果（余計な作用）

表2 主なステロイド製剤の特徴

	半減期 （hr）	糖コ 作用	鉱コ 作用	アスピ 喘息	製剤
ヒドロコルチゾン （コルチゾール）	1〜2	1	1	×	コートリル®，ソル・コーテ フ®，サクシゾン®など
コルチゾン	1〜2	0.7	0.7	×	
プレドニゾロン（PSL）	2〜3	4	0.8	×	プレドニン®
メチルプレドニゾロン （mPSL）	2〜3	5	0	×	ソル・メドロール®，ソル・ メルコート®
デキサメタゾン ベタメタゾン	3〜4	25	0	○	デカドロン® リンデロン®

パルス療法の使い分け
- **第 1 位　mPSL パルス**

    （例）ソル・メルコート® 1,000mg＋ソリタ® T3 200cc（日中 1〜3 時間）
    3 日間

    （例）ソル・メルコート® 500mg＋生食 100cc（日中 1〜2 時間）3 日間

    ※ソル・メドロール®でもいい．1〜3 クール
- **第 2 位　コルチゾールパルス**

    （例）ソル・コーテフ® 1,000mg＋ソリタ® T3 500cc（日中 2〜3 時間）
    3 日間

    ※ mPSL より糖質作用↓，鉱質作用↑なので，劣る
- **第 3 位　デキサメタゾンパルス**

    （例）デカドロン® 40mg＋ソリタ® T3 500cc（日中 1〜2 時間）3 日間
    ※アスピリン喘息の患者なら，DEX パルスしかない

**パルス後の後療法が必要かどうかは病態による．
ステロイドは，夕方以降は飲ませるな**

　ステロイドパルス療法後に何週間か経口でステロイド後療法を行って漸減させることが多いと思いますが，後療法をすべきかどうかは病態の背景に慢性的な炎症が存在するかどうかによって異なります．例えば多発性硬化症再発ではステロイドは急性期の症状を早く和らげる作用はありますが，最終的な障害度は下げないといわれており，パルス後に後療法をすることは滅多にありません．一方，サルコイドーシスのように慢性的な炎症が背景にあるなら後療法を50mg/day くらいで開始するのが一般的です．後療法を開始する場合，5mg/day とか 10mg/day で開始しても全く意味ないので，開始用量は最低でも20mg/day（多ければ 80mg/day）を目安に決めて下さい．

　ちなみにひと昔前は，後療法は隔日投与が一般的でした．例えば，初日：30mg，2日目：0mg，3日目：30mg，4日目：0mg…みたいな感じです．連日 15mg/day 服用させるのと比べ，**トータルの用量は一緒なのに隔日投与の方が副作用が少ない**とされます．

　あと，パルス療法や後療法においてステロイドの副作用として消化管潰瘍が心配な場合（消化管潰瘍や潰瘍出血の既往がある場合など）には，ガスター®やタケプロン®を併用してもよいでしょう．実はエビデンスありませんが．

　ちなみにパルス療法にしろ，プレドニン®による後療法にしろ，**ステロイドの副作用にイライラや睡眠障害があり，夕食後や睡眠前に飲むとイライラして寝付けなくなります**．ステロイドを処方するときは必ず朝食後1回か，せいぜい朝食後＋昼食後の2回分服にしましょう．

 **病棟で針刺し事故が起こったら，患者のウイルス感染状況と
受傷者の抗体保有状況を迅速に調べる**

　病棟で看護師さんが針刺し事故を起こしてしまったら，**直ちに流水と石けんで十分に洗浄**しながら可能な範囲で血液を絞り出させつつ，リスクマネージャーや休日当直師長に報告します．そして患者に承諾を得たうえで，とりあえず当日は以下の採血検査を迅速に行います．

> ・患者　：HIV 抗体，HBs 抗原，HCV 抗体
> ・受傷者：HIV 抗体，HBs 抗原，**HBs 抗体**，HCV 抗体，AST，ALT

　施設によっては両者の HTLV-1 抗体も調べるようです．「針刺し用セット」として事前にセット登録されている施設もあります．

基本的に患者側で上記 3 つとも陰性なら焦る必要はなく，3 ヶ月後くらいに受傷者から念のため再度同じ項目を採血フォローすれば十分です．

もし患者側の 3 つのいずれかが陽性であった場合，受傷者側の既感染状況および抗体保有状況に応じて対応が異なります．各施設の感染管理マニュアルを参照して下さい．ポイントとしては，B 型肝炎と HIV には予防薬があるので，新たに感染する恐れがある場合には迅速に（可能ならその日のうちに）治療可能な病院に紹介する必要があります．一方，C 型肝炎には 2019 年現在，治療薬はあってもワクチンや予防薬がありませんので，感染が成立しないことを祈りつつ月単位で採血フォローするしかありません．とはいえ，インターフェロンを用いないインターフェロンフリー療法としての経口直接作用型抗ウイルス剤（direct acting antivirals: DAAs）の登場で，ウイルス排除率は 98〜100% を達成できるようになりましたので，HCV に感染してしまっても治療によりウイルスを排除できる場合がほとんどです．HCV 抗体検査ではウインドウピリオドとして約 3 ヶ月みた方がよいので，受傷 1 ヶ月後だけでなく 3 ヶ月以降もフォローするのを忘れないようにしましょう．患者が HIV 陽性であった場合，受傷した看護師に抗 HIV 薬を開始する前に念のため妊娠反応検査も調べておくとよいでしょう．

なお，針刺し事故が起きた状況や針の種類によっても感染の成立しやすさが変わります．受傷者側が手袋をつけていたかどうか，針刺しの深さはどの程度か，採血針（針の中に患者血液が残りやすい）か縫合針かによっても，受傷者の血液に入るウイルス量が大きく変わります．

29 おまけ　統計

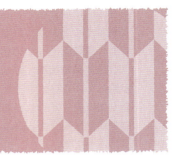

統計の鉄則 10 箇条

① 統計は「手段」である．「目的」に応じて適切な「手段」（検定法）を選ぶ．
　・扱う変数（身長，体重，成績…）は延べ何種類？
　・変数のタイプは？（数値？　段階？　Yes/No？）
　・データの分布型は？（正規分布かどうか）
　・目的（群間の比較？　変数間の相関？　ビッグデータの把握 or 探索？）

② 人数を各セルに記した分割表の群間比較は主に χ^2 検定で行う．

③ 1 種類の変数だけに注目して群間比較するのは「単変量解析」．2 種類なら「相関」．3 種類以上の変数を同時に解析するのが「多変量解析」．

④ **多変量解析は基本的には探索的なメソッド**で，命題の証明には向かない．

⑤ 多変量解析では**調べる変数の種類数をはるかに凌駕（5〜10 倍以上）するサンプルサイズ（人数）が必要**．単変量解析でも研究開始前に集めるべきサンプルサイズを計算しておくこと．

⑥ 得られた解析結果は，新しく入手した別なデータセットだと再現できないことも少なくない．真逆の結果が出ることもある．**あくまで手元のデータでの結論に過ぎない．**

⑦ 1 つの研究の中で同時にいくつもの事項を比較（検定）する場合，採用する p 値の水準は 0.05 を事項数で割った厳しい値を採用する（**ボンフェローニ補正**）．

⑧ 回帰（単回帰，重回帰，ロジスティック回帰）を考える場合，説明変数（原因）は，目的変数（結果）よりも時間的に先行しているものを選ぶ．また，多変量の回帰においては説明変数どうしの相関係数が高いと**多重共線性（マルチコ）**の問題が出るので，なるべく相互に相関していない説明変数の選択に努める．

⑨ 共変量からの交絡バイアスによる影響が調整可能な手法として，
　・**偏相関分析** ⇒ 相関の検証

- **共分散分析**（ANCOVA）⇒ 多群間比較（2群以上）
- **Cox比例ハザードモデル** ⇒ 生存分析（KM曲線，log-rank検定）
- **傾向スコア割り付け法** ⇒ 臨床研究での患者割り付けを覚えておく

⑩「相関関係」があっても「因果関係」があるとは限らない．

統計学の3本柱は，「記述」と「検定」と「推定」

　まず，医学研究を最も大きくざっくり分けるなら，培養細胞やモデル動物などを用いて実験室で行う**「基礎研究」**と，実際のヒトを対象とした**「臨床研究」**に分かれます．それとは別の切り口として，ただ事象の発生の有無を成り行きに任せて観察する**「観察研究」**と，何らかの治療や侵襲的な介入をしてどのような変化が起こるか調べる**「介入研究」**に分けることもできるでしょう．さらには別の切り口として，被検者をある一度の時点だけ調査する**「横断研究」**と，経時的に何度か繰り返し観察する**「縦断研究」**という分け方もできます．さらに臨床研究では，**「コホート研究」**なのか**「症例対照研究」**なのか，という分け方も重要です．何か研究を始めたり，あるいは読んだりする場合，これらの分け方の視点をもって，その研究がどういうタイプの医学研究に該当するのか念頭に置いてから作業を進める必要があります．

　さて，研究によって得られたデータをどのように扱うか，というツールとして登場するのが「統計学」です．統計学を構成する3つの大きな柱は，**「記述」**

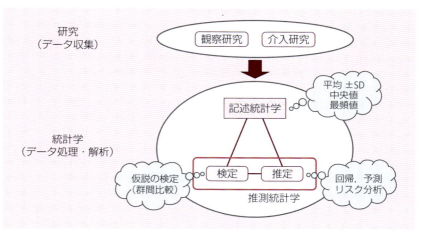

図1 医学研究と統計学の種類・目的をできるだけ単純化した概念図

「検定」「推定」です．「記述」は，バラバラで把握に時間がかかる膨大な個々のデータを平均値や中央値，標準偏差などの要約統計量（代表値）にまとめあげてシンプルに表現します．「検定」はおなじみの「A 群と B 群で差があるかないか比較する」的なイメージです．「推定」はたとえば「オッズ比の 95％信頼区間は 1.52〜3.06 であった」のような区間推定や，いくつかの変量をもとにした分布においてよりフィットした回帰式を探る回帰分析などがあり，最終的にはリスク分析などにも応用できます 図1．

比較する検定法は，変数の分布形状と，何群間での比較かによって選択する

ある変数を群間で比較する際に用いる代表的な検定法を 表1 に載せます．得られたデータの母集団がだいたい左右対称な正規分布に従っていると考えられる場合にはパラメトリック手法の検定が使えますが，そうでない分布の場合にはすべてノンパラメトリック手法を選択します．各群における割合（頻度内訳）を比較したい場合は，基本的には χ^2 検定です．何らかのアウトカムが発生するまでの時間を群間で比較する場合は，各群の生存曲線を並べて描き，log-rank 検定か Wilcoxon 検定を行います 表1．

表1 データの種類と目的に応じた検定法の使い分け

データの種類	指標（例）	2 群比較（対応なし）	前後比較（対応あり）	多群比較
パラメトリック（正規分布）	平均値	student's t 検定（異分散: Welch's t 検定）	対応のある t 検定	ANOVA ANCOVA
ノンパラメトリック（正規分布以外）	中央値	Mann-Whitney U 検定（異分散: Brunner-Munzel 検定）	Wilcoxon 符号付順位和検定	独立多群: Kruskal-Wallis H 検定 関連多群: Friedman 検定
	頻度（分割表）	χ^2 検定（過少標本: Fisher 直接検定）	McNemar 検定	χ^2 検定
アウトカム発生までの時間	ハザード（瞬間発生率）	log-rank 検定（早期より後の差に重み） 一般化 Wilcoxon 検定（超早期の差に重み）		

「多変量解析」は，同時に3種類以上の変数を扱う．目的変数（アウトカム）を1つ選んで設定する場合と，何も設定しない場合がある

　たとえば「成人男性の身長［cm］を，A県とB県とC県で比較する」という場合，1種類の変数を3群間で比較するので**単変量の「多群比較」**（この場合，3群比較）です．一方，「ある集団において，身長，体重，成績，年収，睡眠時間を集計しました」という場合，5種類もの変数を同時に扱っていますので**「多変量解析」**です 図2 ．5つの変数の中から目的変数を1つだけ選んで，他の4つの変数からの回帰式を求める場合（**「目的変数あり」**）や，目的変数を設定せずに5つの変数どうしの関係を調べたり，5つの変数のパターンから集団をいくつかにクラスター化したりする（**「目的変数なし」**）などの多変量解析法があります 表2 ．

　医学系の研究で最も多く使う多変量解析といえば，間違いなく**ロジスティック回帰分析**でしょう 表2 ．目的変数（結果）として「死亡（1）」or「生存（0）」や，「再発あり（1）」or「再発なし（0）」のような数量データでないアウ

単変量解析		二変量解析 （相関分析）			多変量解析					
	身長		身長	体重		身長	体重	年齢	性別	喫煙本数	1日歩数
Aさん	175cm	Aさん	175cm	66kg	Aさん	175cm	66kg	27	男	5	6,300
Bさん	164cm	Bさん	164cm	59kg	Bさん	164cm	59kg	24	女	0	7,000
Cさん	183cm	Cさん	183cm	90kg	Cさん	183cm	90kg	33	男	13	6,500
Dさん	176cm	Dさん	176cm	61kg	Dさん	176cm	61kg	28	男	0	9,500
Eさん	169cm	Eさん	169cm	77kg	Eさん	169cm	77kg	42	男	20	5,800

図2　単変量・二変量・多変量解析

表2　変数のタイプと，解析の目的に応じた，多変量解析手法の使い分け

目的変数 （結果）		多変量解析の目的	説明変数（原因）	
			量的	質的
設定する	量的	回帰式で予測する ⇒「量の推定」に応用	重回帰分析 正準相関分析	数量化理論Ⅰ類
	質的	標本を判別する ⇒「質・結果の推定」に応用	ロジスティック回帰分析 判別分析	数量化理論Ⅱ類
設定しない		変数の統合（全体像を知る） 変数の分解（本質を知る） ⇒「データの特徴を推定」	主成分分析	数量化理論Ⅲ類
			因子分析	数量化理論Ⅳ類
		親近性・類似度でグループ化 ⇒「データの分類」に応用	主成分分析 クラスター分析	クラスター分析 （数量化分析Ⅳ類）

トカムを用いる場合がほとんどだからです．主成分分析やクラスター分析はあくまで「探索的」なメソッドです．

ROC曲線は，検査法の性能（感度，特異度）を評価・比較するためのもの

図3 で，疾患のスクリーニング法として最も適しているのは，AUC（area under curve），つまり曲線下面積が最大となる検査法A（曲線①）が優れていることが分かります．

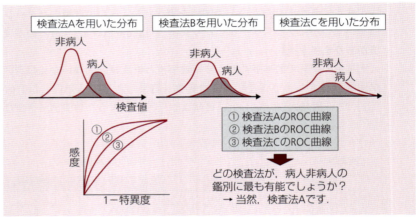

図3 いくつかの検査法の有能性を比較したい場合

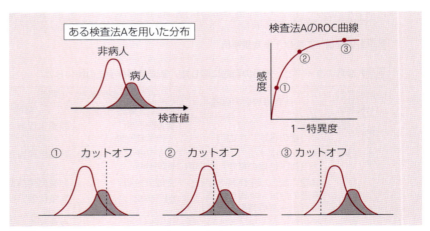

図4 ある検査法のカットオフを定めたい場合

さて，検査法 A を採用したとして，カットオフ値をどこに設定するかですが，最も簡単な考え方として，ROC 曲線のグラフ用紙の左上角から最も近い場所，図4 でいえば②あたりが最も適切なカットオフ値といえます．

生存分析で，Kaplan-Meier 法は生存曲線の描き方，log-rank 検定は群間の生存曲線の比較，Cox 比例ハザードモデルは説明変数のハザード度合を比較

　生存分析が苦手という先生が多いですが，Kaplan-Meier 曲線と log-rank 検定と Cox 比例ハザードモデルの概念がごっちゃになっているのが原因と考えられます．KM 法とはあくまで生存曲線を描くための手法のことです 図5．「途中で死んだ人はこうプロットしましょうね」とか「アウトカムが発生したらカクンと下げましょうね」とかいう取り決めのことです．log-rank 検定とは，2 群間で生存曲線に差があるかどうかの比較方法です．一般化 Wilcoxon 検定でもいいです．Cox 比例ハザードモデルとは，ある一定の条件下において，いくつかの共変量ごとにハザード比を算出して比較し，アウトカム発生にどの説明変数（着目している薬剤，体重，喫煙本数，性別，重症度 etc）がそれぞれどれくらい寄与しているのか（アウトカム発生を加速させるのか）比べることができます．

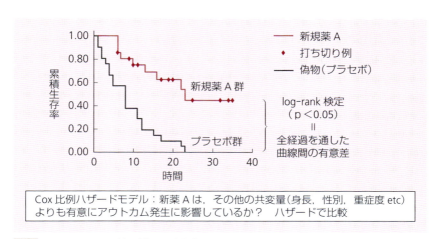

図5　Kaplan-Meier 法で描いた生存曲線

索　引

あ

悪性リンパ腫	143, 145
アスピリン喘息	291
アデノウイルス	215
アデホス®	80
アドレナリン	2
アナフィラキシー	295
アナフィラキシーショック	13
アフェレーシス	123
アミロイドーシス	309, 331
アルプラゾラム	274
アルメタ®	233

い

胃食道逆流症（GERD）	97
イクセロン®パッチ	270
イクラ所見	213
イーケプラ®	203
1-3-6-12 ルール	186
一過性脳虚血発作（TIA）	187
イノバン®	4
医療ケア関連肺炎（NHCAP）	286
インスリン	55, 57
インターフェロンフリー治療	97
インフルエンザ	213

う

植込み型除細動器	82
うつ病	160

え

エアリークテスト	10
エピペン®	29
エリスロポエチン	119
嚥下障害	322
エンドトキシン吸着療法	126

お

嘔吐	31
横紋筋融解	48

か

介護保険	262
疥癬	235, 236
過換気症候群	288
拡散強調画像	183
葛根湯	238, 240
過敏性腸症候群（IBS）	241
カプノサイトファーガ属	173
花粉症	30
加味逍遙散	243
仮面高血圧	134
川崎病	219
環軸椎偽痛風	24
カンジダ菌血症	253
環指徴候	194
緩徐進行 1 型糖尿病（SPIDDM）	309
乾癬	235
感染性関節炎	23
漢方薬	238
顔面神経麻痺	43
冠攣縮性狭心症	89

き

菊池病	313
偽性心室頻拍	81
偽痛風	22, 23
偽膜性腸炎	249
虐待	228
急性心筋梗塞（AMI）	88
急性腎障害（AKI）	113
急性前骨髄球性白血病（APL）	144
急性脳血管症候群（ACVS）	187
急性白血病	143
急性腹症	22
急性副腎不全	309
境界性人格障害（BPD）	164
仰臥位低血圧症候群	3, 285
胸郭出口症候群	156
強迫神経症	167
虚血性心疾患	88
虚血性腸炎	96

ギラン・バレー症候群	198
禁煙外来	328
緊張型頭痛	196

く

グレープフルーツジュース	291
クロイツフェルト・ヤコブ病	257

け

経管栄養	328
経口血糖降下薬	54
経口第三世代セフェム	247
桂枝茯苓丸	243
頸髄症	147
頸性めまい	149
頸椎症	147
けいれん重積	5
血液透析	123
血液培養	254
結核	105
結核菌 PCR	106
血管内リンパ腫	309, 331
結節性多発動脈炎	110
血栓性血小板減少性紫斑病（TTP）	146
血中薬物濃度モニタリング（TDM）	328
結腸憩室炎	96
血糖指示	297
結膜下出血	338
ケフラール®	248
下痢	31
嫌気性菌	252
検尿（小児）	231

こ

抗 CCP 抗体	112
抗 GAD 抗体	56
抗 IA-2 抗体	56
口角炎	236
抗凝固療法	184
高血圧	130
高血圧緊急症	137
抗血小板薬	184
膠原病	109
好酸球性食道炎	98
好酸球増多	326
甲状腺疾患	325
抗真菌薬	253

口内炎	236
高尿酸血症	70
更年期障害	329
高齢者の活動低下	327
牛車腎気丸	240
骨髄異形成症候群（MDS）	145
骨粗鬆症	71
骨盤内炎症性疾患（PID）	312
五苓散	243
混注禁忌	292

さ

再開通現象	187
柴胡加竜骨牡蠣湯	242
柴苓湯	243
サルコイドーシス	310
サルコペニア	333
サワシリン®	248
酸素指示	299

し

ジアゼパム	5
シェーグレン症候群	109
子宮外妊娠破裂	285
自己血糖測定	68
自殺	161
脂質異常症	48
ジスキネジア	259
持続的血液濾過透析（CHDF）	125
市中肺炎	248
シックデイ	63
失神	188
痺れ	197
ジプレキサ®	277
脂肪肝	50
若年性脳梗塞	290
小児喘息	104
生薬	244
助産師の手	288
ショートラン	86
心因性非てんかん発作（PNES）	314
心筋梗塞の 2 次予防	91
神経症性不眠	274
神経診察	190
人工呼吸器	11
指示例	299
進行性核上性麻痺（PSP）	257

心室期外収縮（PVC）	86
心室細動（VF）	2
心静止	2
腎性貧血	119
腎代替療法	123
心房細動	75
蕁麻疹	26, 233
小児	224

す

錐体外路症状	196
垂直マットレス縫合	171
髄膜炎	250
頭痛	196
スライディングスケール	297

せ

成人スティル病	110
精巣捻転	21
脊髄ショック	155
摂食障害	168
接触性皮膚炎	234
セルシン®	5
セレネース®	166, 278, 281
セロクエル®	277
全身性強皮症（SSc）	112
喘息	100
治療	103
喘息発作	
小児	104, 224
成人	104

そ

挿管	7
ソセアタ（ソセゴン®＋アタラックス®）	
	287
ソラナックス®	274

た

帯状疱疹	38
大腿ヘルニア嵌頓	174
大動脈炎症候群	110
大脳皮質基底核変性症（CBS）	257
多系統萎縮症（MSA）	257
脱臼	154
ダニ刺咬	307
多発性肝嚢胞（PCLD）	96

多発性硬化症（MS）	331
多発性骨髄腫（MM）	143, 331
男性更年期	329
胆嚢炎	250
蛋白尿	113

ち

致死性不整脈	82
注意欠如・多動性障害（ADHD）	164
中耳炎	217
中心静脈カテ	332
虫垂炎	176
肘内障	153
腸重積	226
腸閉塞	94
直接経口抗凝固薬（DOAC）	185

つ

椎間板ヘルニア	149
椎体すべり	155
痛風	70

て

低活動型せん妄	275
低補体血症	333
デパケン®	203
デルマトーム	193
てんかん	201
伝染性単核球症	46, 336

と

当帰芍薬散	243
統合失調症	163
疼痛治療薬	34
糖尿病	53
頭部外傷（小児）	223
動物咬傷	173, 285
特発性血小板減少性紫斑病（ITP）	146
突発性難聴	200, 337
ドパミン	4
ドパミンアゴニスト	258, 259
ドルミカム®	8

に

二次性高血圧	132
ニュープロ®パッチ	261
尿管結石	282

尿中 Na 排泄分画	114
尿中尿素排泄分画	114
尿閉	42
尿路感染	250
妊娠反応検査	26
認知症	262
妊婦に禁忌の薬剤	293

ね

熱性けいれん	221
ネブライザー	101
ネフローゼ症候群	120

の

脳梗塞	178
ノロウイルス	33, 216

は

パーキンソン病	258
肺がん	107
敗血症	3, 16
肺血栓塞栓症（PE）	84
排尿障害	40
白衣高血圧	134
白癬	234, 235
播種性血管内凝固症候群（DIC）	16, 142
破傷風菌	173
破傷風トキソイド	173, 286
破傷風ワクチン	286
ハチ刺症	28
発達障害	163, 168
パニック障害	167
針刺し事故	340
パルス療法	338
バルプロ酸	203
ハロペリドール	166
半夏厚朴湯	240
汎血球減少	327
ハンチントン舞踏病	257
反復唾液嚥下テスト（RSST）	322

ひ

皮脂欠乏性湿疹	235
鼻出血	37
皮膚縫合	170
ビムパット®	208
ヒルナミン®	166, 278

疲労/倦怠感	327
ピロリ	98
貧血	141
頻脈性の不整脈	74

ふ

不安	303
不穏・せん妄	271, 302
腹膜透析	125
不随意運動	194
舞踏運動	196
不眠	271, 303
フレイル	333
フロセミド	19
プロポフォール	8

へ

閉鎖孔ヘルニア	95, 176
ペースメーカー	82
ベーチェット病	110
ペルジピン® ハーフ	139
ヘルパンギーナ	220
変形性膝関節症	157
片頭痛	196
ベンゾジアゼピン系薬	159
扁桃周囲膿瘍	216
扁桃腺炎	45, 250
便秘	303
小児	230

ほ

ホクナリン®テープ	225
ボスミン®	2
補中益気湯	241
発作性上室頻拍（PSVT）	75
発作性心房細動（PAF）	76
ポララミン	27
ポリニューロパチー	198
ポリファーマシー	334
ホルター心電図	83

ま

マイコプラズマ	215
マイザー®	233
麻黄湯	241
麻子仁丸	241
麻疹	227

マルチプルモノニューロパチー	198
慢性白血病	143
慢性腎臓病（CKD）	115
慢性閉塞性肺疾患（COPD）	100

み

ミオクローヌス	196
ミダゾラム	8

む

むずむず脚症候群	311
無痛性心筋虚血	91
無脈性心室頻拍（VT）	2
無脈性電気活動（PEA）	2

め

メタボリックシンドローム	73
メトグルコ®	61

も

もやもや病	311

や

薬剤性ジスキネジア	262
薬剤性パーキンソニズム	336
薬物乱用頭痛	197

ゆ

輸液チャレンジ	4
輸血	142
癒着性イレウス	175
指ブロック	171

よ

腰部脊柱管狭窄	151
抑肝散	242

ら

ラコサミド	208
ラシックス®	19
卵巣腫瘍茎捻転	22, 312

り

リウマチ性多発筋痛症（PMR）	22, 331
リストカット	167
リスパダール®	277
利尿薬	18

良性発作性頭位めまい症（BPPV）	150, 199

れ

レビー小体型認知症	281
レベチラセタム	203

ろ

老年医学	333
ロゼレム®	159, 274

わ

ワクチン（小児）	229
ワセリン	232
ワソラン	74

A

$ABCD^2$スコア	288
ACOS（asthma-COPD overlap syndrome）	101
ACVS（acute cerebrovascular syndrome）	187
Adams-Stokes 症候群	81
ADHD	164
AKI（acute kidney injury）	113
Alzheimer 型認知症	256
AMI（acute myocardial infarction）	88
APL（acute promyelocytic leukemia）	144
asystole	2
AV ブロック	87

B

Bell 麻痺	43
BPD（borderline personality disorder）	164
BPPV（benign paroxysmal positional vertigo）	150, 199
Brugada 症候群	80
BZ 系薬	159

C

CBS（corticobasal degeneration）	257
Centor score	45
cervical line	193
$CHADS_2$スコア	76
Charcot 3 徴	177

CHDF 125
cheiro-oral syndrome 188
CKD ステージ 115
COPD（chronic obstructive
pulmonary disease） 100
crowned-dens 症候群 24
C ペプチドインデックス 56

D

DAPT（dual antiplatelet therapy） 186
DIC（disseminated intravascular
coagulation） 16, 142
Dix-Hallpike 法 199
DLB（diffuse Lewy body disease）
256, 281
DNAR（do not attempt
resuscitation） 1
DOAC（direct oral anticoagulants）
185
DPP-4 阻害薬 62
drip and ship 289
DWI 183

E

early CT sign 181
eGFR 115
Epley 法 199
EPO 119
ESBL 産生菌 246, 251

F

FE_{Na} 114
FE_{urea} 114
Forrester 分類 93

G

GERD（gastroesophageal reflux
disease） 97, 98
GLP-1 受容体作動薬 61

H

HDS-R 262
HOMA-R 56
hyperintense vessel sign 183

I

IBS（irritable bowel syndrome） 241

IgA 腎症 121
IgG4 関連疾患 331
IGRA 検査 106
ITP（idiopathic thrombocytopenic
purpura） 146

K

Kent 束 81

L

L-DOPA 製剤 259
LDL/HDL 比 49
Lewy 小体型認知症（DLB） 256

M

MDS（myelodysplastic syndrome）
145
MM（multiple myeloma） 331
MMP-3 112
MMSE 262
MRSA 246
MS（multiple sclerosis） 331
MSA（multiple system atrophy） 257
M 蛋白 114

N

NHCAP（nursing and healthcare
associated pneumonia） 286
NIHSS（National Institutes of
Health Stroke Scale） 179

O

OPQRST 324

P

PAF（paroxysmal atrial fibrillation）
76
PCLD（polycystic liver disease） 96
PE（pulmonary embolism） 84
PEA（pulseless electrical activity） 2
PERC ルール 85
PID（pelvic inflammatory disease）
312
PMR（polymyalgia rheumatica）
22, 331
PNES（psychogenic non-epileptic
seizures） 314

POEMS 症候群	314
POUND スコア	196
pseudo VT	81
PSP（progressive supranuclear palsy）	257
PSVT（paroxysmal supraventricular tachycardia）	75
pulseless VT	2
PVC（premature ventricular contraction）	86

Q

QFT	106
QT 延長	80, 82

R

Ramsay-Hunt 症候群	44
Reynolds 5 徴	177
ring-finger splitting	194
RS3PE 症候群	23, 311
RSST（repetitive saliva swallowing test）	322

S

SAPHO 症候群	314
SGLT-2 阻害薬	60, 61
sIL2-R	145

SIRS（systemic inflammatory response syndrome）	16
SPIDDM	309
SSc（systemic sclerosis）	112
SSS-TOAST 分類	182
ST 合剤	253

T

t-PA 製剤	180
T-SPOT	106
TAFRO 症候群	314
TDM（therapeutic drug monitoring）	328
TIA（transient ischemic attack）	187
TOS（thoracic outlet syndrome）	156
treatable dementia	267
TTP（thrombotic thrombocytopenic purpura）	146

V

$\dot{V}50/\dot{V}25$ 比	103
VF（ventricular fibrillation）	2
VINDICATE!!!＋P	323

W

Wintrobe の赤血球指数	141
WPW 症候群	80

◆監修者

石井　正 （いしい　ただし）　東北大学病院総合地域医療教育支援部　教授

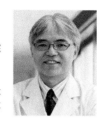

1989年 東北大学医学部卒業後，東北大学第二外科（現先進外科）入局．
1998年 東北大学医学部大学院修了．その後，外科医として石巻赤十字病院勤務中の2011年2月，宮城県災害医療コーディネーターを委嘱され，東日本大震災では石巻医療圏の災害救護活動を統括した．
2012年10月 東北大学病院総合地域医療教育支援部教授．被災地等の医療体制の再構築，総合診療医や地域医療人材の育成，災害医療関係の仕事に従事している．
日本外科学会 専門医・指導医，日本消化器外科学会 専門医・指導医，
日本プライマリ・ケア連合学会 認定指導医，日本DMAT 統括DMAT

◆編著者

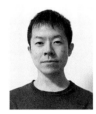

赤石哲也 （あかいし　てつや）　東北大学病院総合地域医療教育支援部

2010年 東北大学卒業，NTT東日本関東病院
2012年 東北大学神経内科入局
2017年 大学院卒業，国立米沢病院神経内科
2018年 東北大学総合診療部・総合地域医療教育支援部．神経内科専門医
共著の皆さま，これまでご指導くださった先生方に，心から御礼申し上げます．この本を読んでくださった方の診療に少しでも貢献できたなら光栄です．

阿部倫明 （あべ　みちあき）　東北大学病院総合地域医療教育支援部　准教授

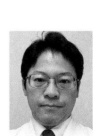

1994年 東北大学医学部卒業
2000年 東北大学院内科学医学博士号取得
2000年 岩手県立宮古病院
2002年 東北大学病院腎・高血圧・内分泌科
2003年 ウィスコンシン医科大学生理学講座
2005年 東北大学院医学系研究科内科学講座腎高血圧内分泌科
2009年 仙台社会保険病院腎センター内科部長
2011年 東北大学病院腎高血圧内分泌科講師
2012年 東北メディカル・メガバンク機構地域医療支援部門准教授
2014年 東北大学病院 総合地域医療教育支援部 総合診療科准教授/副部長
日本内科学会 内科認定医・総合内科専門医，日本腎臓学会 専門医，日本透析医学会 専門医，
日本高血圧学会 専門医，日本社会医学系 専門医，日本プライマリ・ケア学会 認定医

◆執筆協力者（五十音順）

岩田朋晃（いわた ともあき）　東北大学病院消化器内科

2010年　　　東北大学医学部医学科卒業
2010～2012年　大崎市民病院初期臨床研修
2012～2016年　東北大学大学院医学系研究科消化器病態学分野博士課程
2017年～　　東北大学消化器内科

現在は臨床を行いながら，臨床研究，基礎研究を行っております．この度は稚拙ながら肝臓領域の執筆を担当いたしました．至らない点が多々あると思いますが，少しでも御参考にしていただければ光栄です．

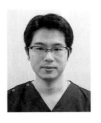

岩本隆志（いわもと たかし）　気仙沼市立本吉病院　総合医

山口県出身．成蹊大学経済学部を卒業，社会人として数年間働いたのちに再受験し，2008年に香川大学医学部卒業．千葉県立病院群プログラムで初期研修，千葉県立東金病院で内科レジデント．
2013年より気仙沼市立本吉病院で研修し，日本プライマリ・ケア連合学会の家庭医療専門医を取得．
同病院で地域医療を実践すべく日々診療にあたっています．

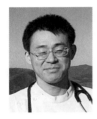

大竹高行（おおたけ たかゆき）　大竹整形外科医院　院長

1994年　金沢医科大学大学卒業
1996年　東北大学整形外科入局
以後，盛岡/陸前高田/仙台/原町(現南相馬市)/佐沼/一関の病院に勤務
2010年　父の跡を継ぎ実家である仙台の大竹整形外科医院へ．副院長として就任
2012年4月　同病院院長となり現在に至る．

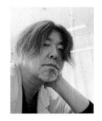

小野寺 浩（おのでら こう）　東北大学地域総合診療医育成寄付講座　准教授

1989年東北大卒．国立水戸病院外科で研修．
現在，東北大学大学院・地域総合診療医育成寄附講座．
最近外科より総合診療医に転じ，大学および宮城県北部の登米市民病院で診療に従事しています．総合診療外来は驚きの発見の連続で，推理小説のような面白さがあると感じています．昔と比べて検査も治療もかなり進歩しており，まだまだ学ぶべきことが多いなと感じる今日この頃です．

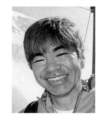

小林潤平（こばやし じゅんぺい）
東北大学病院神経内科/国立病院機構米沢病院神経内科

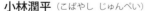

2005年　東北大学医学部卒業
2008年　都立神経病院脳神経内科後期研修医
2011年　国立循環器病研究センター脳血管内科レジデント
2014年　東北大学神経内科
2018年　国立病院機構米沢病院神経内科

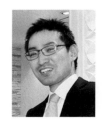

齊藤稔哲（さいとう としあき）　気仙沼市立本吉病院 総合医

1992年東北大学医学部卒業．小児科医として7年間活動．
1999年から島根県弥栄村で農業研修．
2001年から農業を実践しつつ医療に復帰し，浜田市国保診療所連合体で地域医療と行政に従事．
東日本大震災を契機に，2012年からは気仙沼市立本吉病院で勤務．

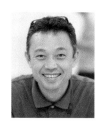

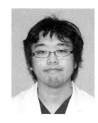

白木達也（しらき たつや）　東北大学病院精神科/三峰病院精神科

2010年 東北大学医学部卒業，仙台赤十字病院初期研修医
2012年 東北大学病院精神科
2014年 東北薬科大学病院精神科
2015年 仙台市立病院精神科
2016年 東北大学病院精神科
2018年 移川哲仁会三峰病院

菅原知広（すがわら ともひろ）　栗原市立若柳病院 院長

1984年秋田大学医学部卒業後，東北大学医学部第二内科（現血液免疫科）に入局．
大崎市民病院内科部長，同救命救急センター長を経て，2015年より現職．
医学博士．

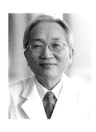

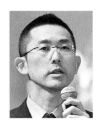

高山 真（たかやま しん）
東北大学病院総合地域医療教育支援部，漢方内科 准教授

1997年 宮崎医科大学医学部医科学科卒業，山形市立病院済生館 研修医
1999年 山形県立新庄病院内科
2001年 石巻赤十字病院循環器科
2010年 東北大学大学院医学系研究科 医学博士課程修了，
　　　　 ミュンヘン大学麻酔科ペインクリニック
2011年 東北大学大学院医学系研究科先進漢方治療医学講座 講師
2012年 同総合地域医療研修センター　准教授
2013年 東北大学病院総合地域医療教育支援部・漢方内科（兼務）
2015年 東北大学病院総合地域医療教育支援部 准教授，副部長／漢方内科副診療科長

日本内科学会 総合内科専門医，日本循環器学会 専門医，日本東洋医学会 指導医，日本温泉気候物理医学会 専門医，日本プライマリ・ケア連合学会 指導医，全日本鍼灸学会 監査委員

◆謝辞

内科領域をご査収いただきました田中淳一先生（東北大学病院総合診療部），漢方内科および産婦人科領域をご査収いただきました大澤 稔先生（東北大学産婦人科学分野），神経領域をご査収いただきました千田圭二先生（国立病院機構岩手病院），皮膚科領域をご査収いただきました照井 仁先生（東北大学病院皮膚科学分野）に深く御礼申し上げます．

プライマリ・ケアを極める　　　　　　　©

| 発　　行 | 2019 年 5 月 1 日 | 1 版 1 刷 |
| | 2019 年 7 月 15 日 | 1 版 2 刷 |

監修者　石　井　　　正

編著者　赤　石　哲　也

　　　　阿　部　倫　明

発行者　株式会社　中外医学社

　　　　代表取締役　青　木　　　滋

　　　　〒 162-0805　東京都新宿区矢来町 62

　　　　電　　話　　03-3268-2701（代）

　　　　振替口座　　00190-1-98814 番

印刷・製本/三報社印刷（株）　　　　　　　　　〈HI・KN〉
ISBN 978-4-498-02082-5　　　　　　　　　Printed in Japan

JCOPY ＜（社）出版者著作権管理機構　委託出版物＞

本書の無断複製は著作権法上での例外を除き禁じられています．
複製される場合は，そのつど事前に，（社）出版者著作権管理機構
（電話 03-5244-5088，FAX 03-5244-5089，e-mail: info@jcopy.
or.jp）の許諾を得てください．